科普中国行动·家庭医生丛书

5

高血压那些事

主　　编　李建平
本册主编　窦　攀

营养食谱篇

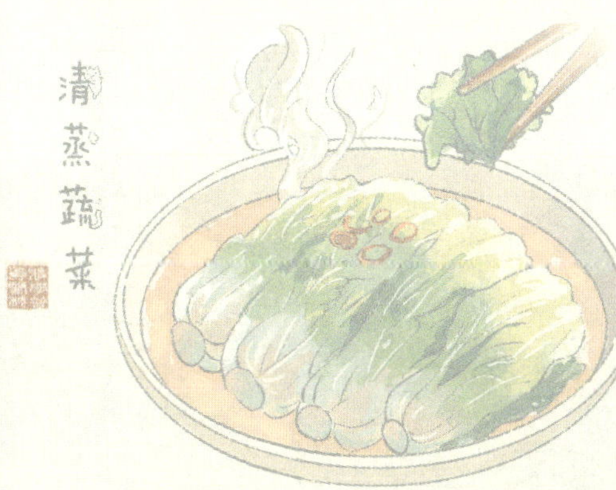

天津出版传媒集团
天津科学技术出版社

以医学科普，济世救人

序

党的二十大报告将“健康中国”作为我国2035年发展总体目标的一个重要方面，提出“把保障人民健康放在优先发展的战略位置，完善人民健康促进政策”。

当前我国心脑血管疾病发病持续处于攀升阶段，全面防治心脑血管疾病是实现“健康中国2030”的重要部分。要对心脑血管病加以治疗和预防就要先从预防治疗高血压开始。

为了响应国家号召，为“健康中国”行动添点柴加点油，我们组织了全国各地三甲医院、各地医学院的同仁，编写出版了这套丛书。

整部丛书涵盖了高血压病的全周期，分别单独成册，组成一个内容联系紧密的系列丛书。丛书由7本书组成，分别是《高血压那些事·常识篇》《高血压那些事·诊断治疗篇》《高血压那些事·预防保健篇》《高血压那些事·中医治疗篇》《高血压那些事·营养食谱篇》《高血压那些事·病例详解篇》《高血压那些事·患者500问》。

在撰写这套丛书时，我们始终秉持着一个简单而明确的目标：用通俗易懂的语言，让读者轻松了解高血压的复杂性，学会如何在日常生活中有效管理疾病。我们深知，高血压不仅仅是一个血压数值的变化，它更是我们身体是否健康的一个警示信号。掌握有关高血压的科学知识，不仅能帮助我们更好地控制血压，还能预防许多严重的心脑血管疾病，提升生活质量。

本丛书从高血压的各种基本概念入手，配以各种可爱优美的漫画，以浅显直白的语言逐步深入探讨高血压疾病的各个方面。无论您是刚刚被诊断为高血压，还是已经与之共处多年的患者，本书都能为您提供科学、实用的建议，帮助您走出诊疗误区，找到适合自己的健康管理之道。

本丛书不仅适用于高血压患者本人，也能为医务工作者特别是基层一线的医务工作者提供有益的参考。

愿本丛书能成为您健康之路上的一盏明灯，照亮您人生健康长寿的方向。

记住，高血压并不可怕！科学的管理和正确的生活方式将让您享有长久的健康与幸福。

北京大学第一医院副院长
北京大学第一医院主任医师
北京大学医学部博士生导师
美国哈佛大学医学博士后
国家健康科普专家库成员

——[signature]

前言

高血压是一种常见的心血管疾病，据国家心血管病中心调查显示，我国现有高血压患者共2.7亿人，并且呈现出逐步年轻化的趋势，因高血压致残或致命者每年均有数百万人。不仅如此，高血压并发症也在慢慢侵害着人体，虽然它来时悄无声息，却总能给人们的健康带来不可磨灭的影响，像脑出血、冠心病、心肌梗死、肾功能衰竭等严重的并发症，在引起死亡的各类疾病中都占有很大的比重。

虽然高血压的发病率很高，但我们并不需要惧怕，因为它是我们在生活中可防可治的一种慢性疾病。在流行病学调查结果中，饮食方式不当在高血压的发病原因中占据了很大一部分：饮食习惯油腻或口味偏重的人群患病率要远高于口味清淡、油脂摄入较少的人群；饮酒过量也与高血压病密切相关；在营养摄入时，经常食用含高钙、镁、钾食物以及膳食纤维的中老年人，患有高血压的概率同样低于摄入较少的人群。

高血压患者改善饮食结构的意义重大，如果患者能合理调节饮食结构，可减少诸多患病危险因素，进而促使血压水平下降。当然，饮食结构的变化也要结合每个人的实际情况针对性调整，不能随波逐流；想要成功克服高血压也并非一朝一夕之功，只有不断增加对疾病的认知，利用好科学的膳食知识，才能使日常饮食逐步趋于合理，让平稳降压变得触手可及。

本书以实用性为目的，结合了营养学、中医学、临床医学知识，采用通俗易懂的语言，为中老年人群介绍了各种预防以及调节高血压的食疗方法。从介绍高血压的一般常识，到分门别类，从不同季节角度出发，结合蔬菜、水果、肉类、杂粮，对怎样用饮食调控血压做了详细的养生说明。另一方面，本书科学系统地介绍了高血压患者的饮食宜忌，对每一个饮食方的原材料、制作方法、食用功效做了详细的阐述，相信详细而科学的饮食指导，能够为高血压患者分忧解愁，帮助高血压患者在饮食生活中轻松降压。

俗话讲“饮食者，人之命脉也”，想拥有健康的身体，首先就要学会如何科学饮食。高血压不是一生都摆脱不了的病，在日常生活中树立正确的饮食观念，采取科学的膳食搭配，仔细学习书中内容进行自我调治，定会踏上一条健康之路，早日享受高质量人生。

编写委员会

主编

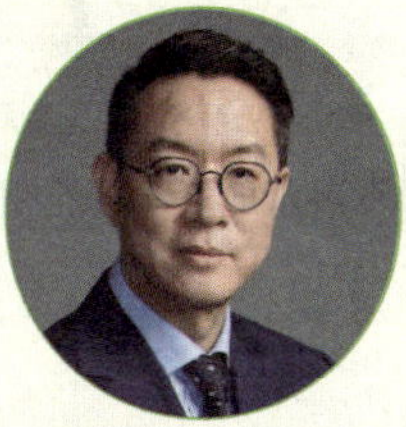

李建平

北京大学第一医院副院长、北京大学第一医院主任医师、北京大学医学部博士生导师、美国哈佛大学医学博士后、国家健康科普专家库成员。

分册主编

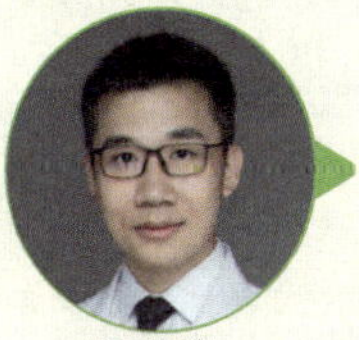

翁浩宇

《高血压那些事 · 常识篇》主编

《高血压那些事 · 预防保健篇》主编

《高血压那些事 · 病例详解篇》主编

北京大学第一医院心血管内科副主任医师，北京大学医学部博士。临床擅长冠心病、冠心病介入治疗、心脏瓣膜病、肺动脉高压等疾病的诊治。

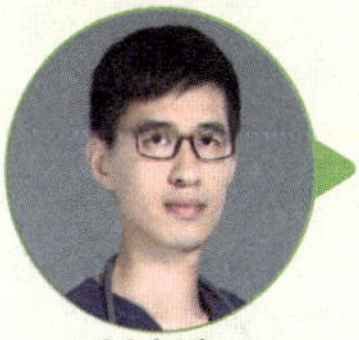

刘志浩

《高血压那些事 · 诊断治疗篇》主编

《高血压那些事 · 患者 500 问》主编

北京大学第一医院主治医师，北京大学临床医学博士、博士后。擅长冠心病介入治疗，以及高血压、心律失常、心力衰竭、心肌病等疾病的诊治。

张学智

《高血压那些事 · 中医治疗篇》主编

岐黄学者，医学博士、教授、主任医师、博士生导师。现任北京大学中西医结合研究所所长，北京大学中西医结合学系副主任，北京市中西医结合临床研究所常务副所长。国家重点专科中医老年病学术带头人，北京市复合型中医药学术带头人。北京地区首届群众喜爱的中青年名中医。

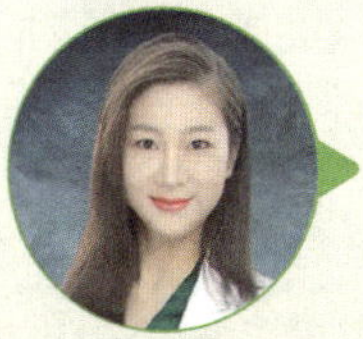

窦 攀

《高血压那些事 · 营养食谱篇》主编

北京大学第一医院临床营养科副主任医师，中国营养学会理事，北京医学会临床营养分会委员，北京市健康科普专家，中国科协“青年人才托举工程”托举人才，第七届“敬佑生命 · 荣耀医者”科普人文奖获得者。

编委（按姓氏笔画排序）

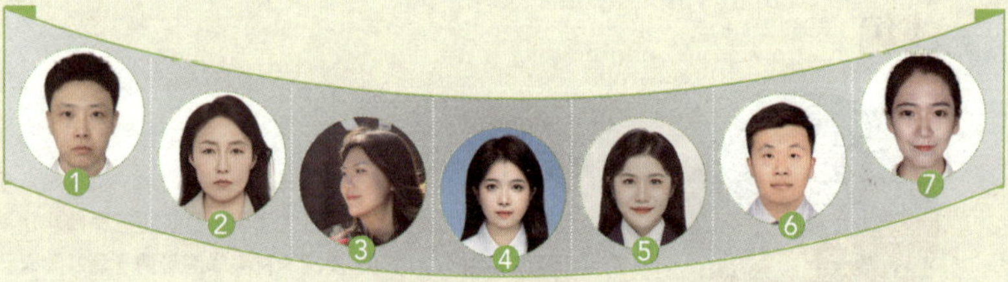

❶ 王晓岑

男，医师，天津市心脏学会体外循环专业委员会委员。本科毕业于青岛大学临床医学系，硕士毕业于河北北方学院人体解剖与组织胚胎学专业。从事临床工作 8 年，曾就职于北京丰台右安门医院心脏介入科，并于中国人民解放军总医院（301 医院）完成进修。现就职于中国人民武装警察部特色医学中心胸心血管外科，主要擅长心脏大血管的诊疗。

❷ 齐彩芝

女，北京中医药大学中医学中药专业。

❸ 闫悦

女，英国爱丁堡大学医学院公共卫生硕士。专注于高血压及心脑血管领域的科普创作，擅长将复杂的医学知识用通俗易懂的语言传递给大众，致力于提升全民健康意识与疾病预防能力。

❹ 陈彦宇

女，医师，毕业于福建医科大学临床医学系，从事临床工作 5 年。

❺ 陈梦云

女，北京协和医学院医学硕士，本科毕业于郑州大学临床医学系。

❻ 徐家宝

男，养生保健医生，天津中医药大学中医学硕士，长期专注于中西医结合临床营养治疗，擅长高血压及各种老年病的日常保健。

❼ 徐巧茜

徐巧茜，女，医师，广西中医药大学中西医结合临床专业心血管内科方向医学硕士，长期从事血管疾病的中医、中西医结合临床、科研以及药膳研发工作。

目录

第一章 一次性了解高血压

第二章 牢记 5 大规则，血压轻松降

第三章 因季制宜，合理规划，养生食疗巧降压

第四章 高血压禁忌食物大全

第五章 中医药膳——助您攻克降压难关

第六章 并发症，要注意，合理饮食需谨记

第七章 高血压特殊人群饮食调养

第一章 一次性了解高血压

高血压是当今社会人尽皆知的一种慢性疾病，人们在茶余饭后经常会谈起它，但又说不清楚具体的专业概念，不了解相关的健康常识，甚至有些人明明已经患上了高血压病，却还一次血压都没有测量过，于是错过了治疗的最佳时机，一直拖到病情恶化，导致多脏器出现损害。那么如何才能看清高血压的“真面目”，并且及时预防呢？接下来，就让我们从三个知识点入手，用专业的医学内容，带大家深入了解高血压。

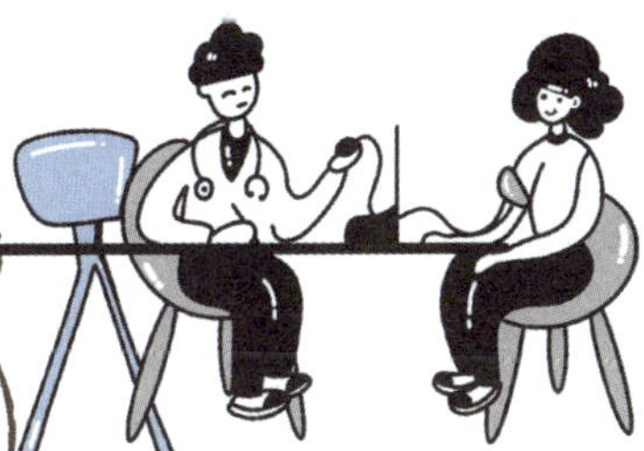

知识一：高血压不仅是血压高

（一）什么是高血压?

我们身体中的血液在流动过程中，对血管壁产生了一定压力，这个压力被称为血压，高血压则是收缩压或舒张压升高时出现的临床症状。如果成人收缩压大于或等于140mmHg、舒张压大于或等于90mmHg，则可定义为高血压。医学研究表明，血压与个体和性别差异的关系密切，正常来讲，肥胖人群较普通体重人群血压稍高，女性在更年期前会比同龄男性血压略低，而更年期后，女性血压则会有较明显的升高。

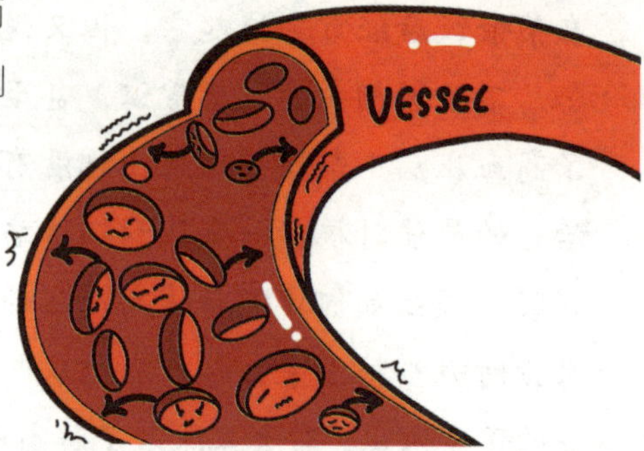

（二）高血压的隐匿危害

高血压作为一种全身性疾病，往往不单指血压的升高，还代表着由它引起的心、脑、肾脏等重要脏器的损害，倘若高血压长期未得到有效控制，则会出现诸多并发症，这就是高血压之所以被称为“隐形杀手”的由来，是因为在疾病早期，除了血压高，基本没有其他症状。据统计资料证明，血压处于正常高值(收缩压为130～139mmHg，舒张压为85～89mmHg)的人中，有41%在4年内发展为高血压，所以对血压的早期防控尤为重要。

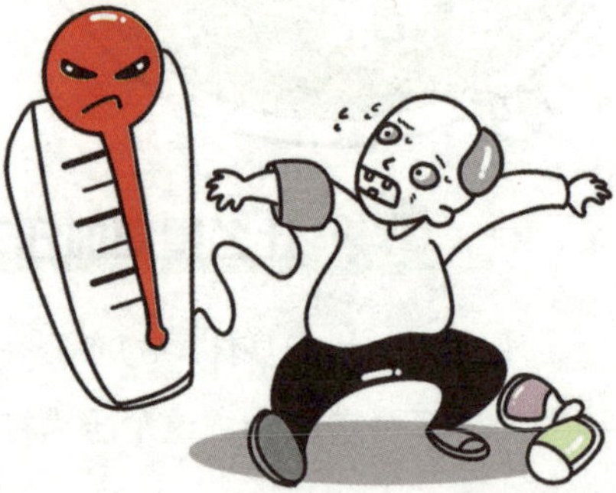

(三) 高血压分级及危险分层

根据血压的测量结果，我们可将高血压分为三个等级，一级高血压收缩压为140～159mmHg，舒张压为90～99mmHg；二级高血压收缩压为160～179mmHg，舒张压为100～109mmHg；三级高血压收缩压≥180mmHg，舒张压≥110mmHg。另外，如果患者测量时收缩压≥140mmHg，舒张压<90mmHg，即为单纯收缩期高血压。

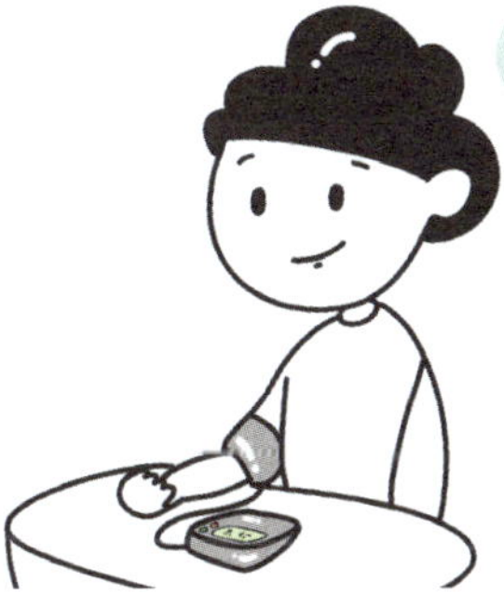

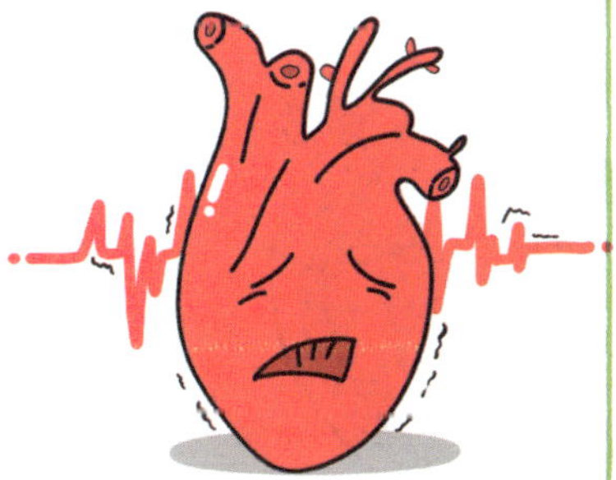

关于本病的危险分层，则需根据高血压等级、危险因素、靶器官损害，以及临床合并症来具体判定，可以分为低危、中危、高危和极高危四个等级。而危险因素一般包括年龄（男性>55岁，女性>65岁）、吸烟、血脂异常、肥胖（BMI指数≥28）、家族病史（一级亲属发病年龄<50岁）等等。

其次，如果患者出现了靶器官损害或相关合并症，往往说明病情处于高危甚至极高危状态，常见损害包括：左心室肥厚、颈动脉斑块、血肌酐升高、蛋白尿等；临床合并的疾病有：心脑血管疾病，例如脑卒中、缺血性或出血性的冠心病、心梗，或者是有糖尿病肾病、肾功能不全、外周血管病变，以及视网膜的病变等。在临床判定时，危险分层级别越高，说明将来发生心血管意外事件的概率会越大，因此更应积极的控制血压。

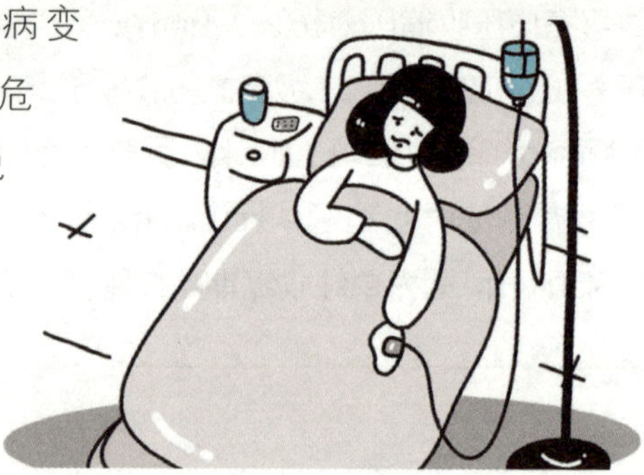

知识二：高血压初期常见症状

高血压初期症状不明显，通常由患者自行体检或测量血压时发现，而我们在临床中发现，最常见的早期症状有以下几种：

1 头晕

头晕是高血压初期最为多见的症状，常于患者在突然下蹲或起立时出现，可伴有失去平衡感，一般为一过性，但有时会持续一段时间，女性出现的概率大于男性。

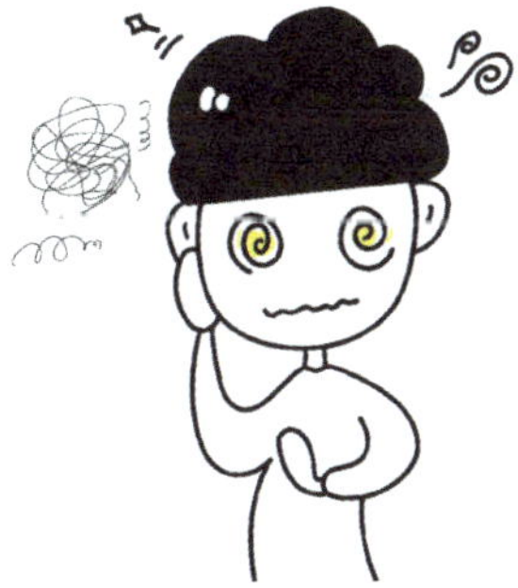

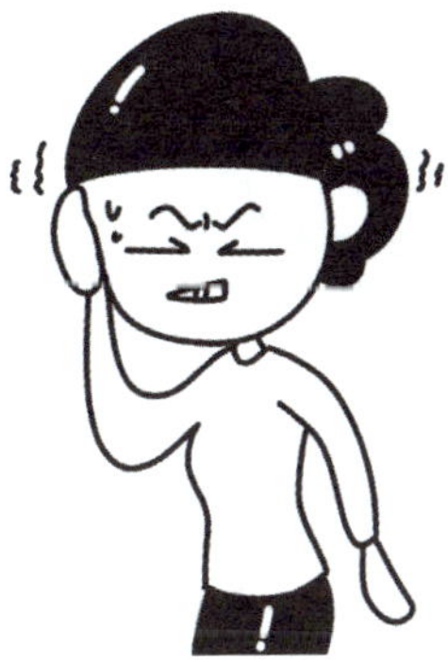

头痛、头胀 2

高血压头痛常为持续性钝痛或搏动性胀痛，疼痛部位不固定，多以前额、枕后、全头部为主，很多患者会在晨起出现头部沉闷不适感，严重者可引起恶心、呕吐。

3 心悸

出现胸闷心悸，说明患者的心脏受到了高血压的影响，长此以往可导致左心室扩大或心肌肥厚，迫使心脏的负担增重，带来心律失常或心肌缺血的风险。

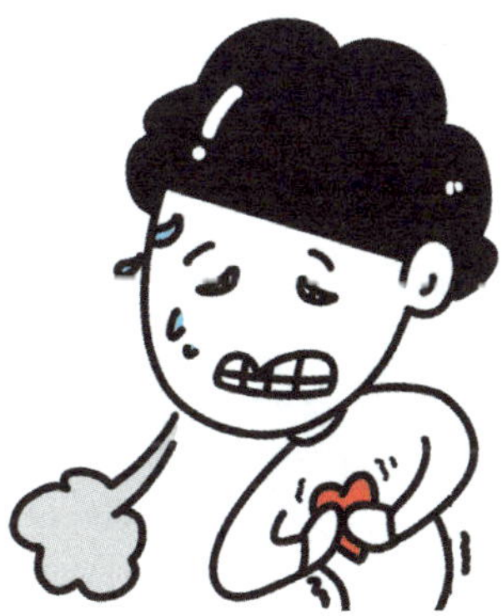

4 失眠

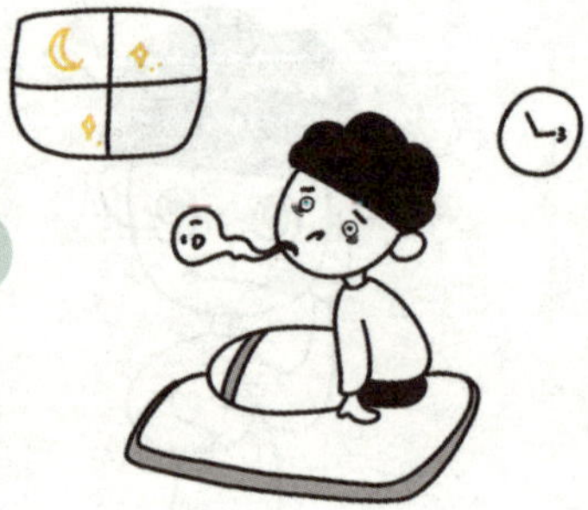

由于血压升高，大脑皮层较为活跃，神经功能兴奋，高血压患者常常会被失眠所困扰，频繁出现入睡困难或醒后难以入睡、睡眠不踏实、做噩梦、易惊醒等情况，需要及时测量血压。

5 记忆力减退

许多高血压患者会出现注意力涣散或记忆力下降，很难记住最近发生的事情，该症状在疾病后期尤为明显。

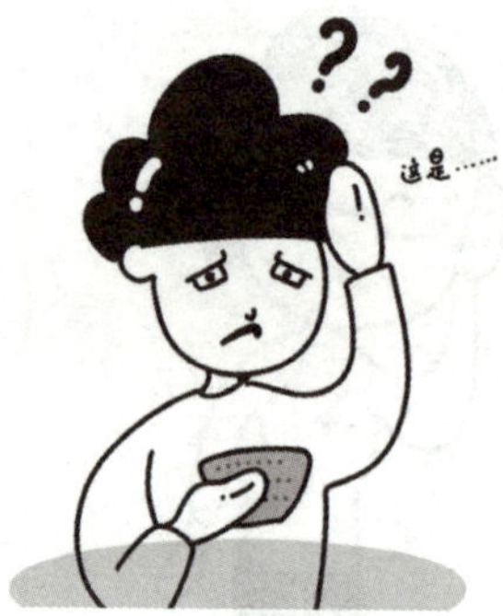

6 肢体麻木

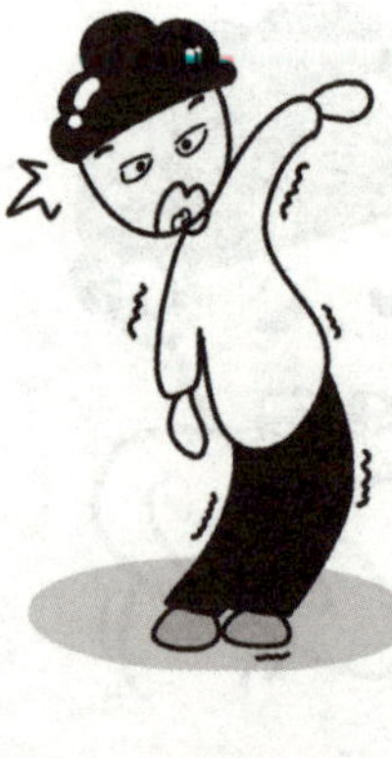

大部分患者在疾病进行的过程中，会出现手指、脚趾麻木，皮肤似虫蚁爬行感，抑或颈项、背部酸痛麻木，一般在活动后可缓解，但如果上述症状较为顽固，且持续时间长，则需警惕脑卒中的出现，应及时到医院就诊。

知识三：高血压的影响因素有哪些

① 遗传因素

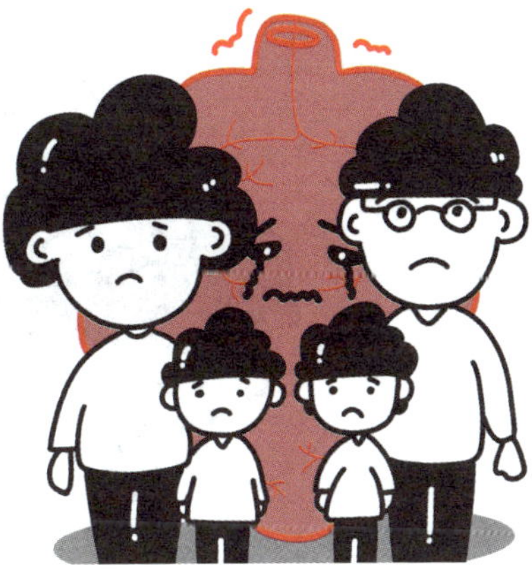

父母均患有高血压的子女，高血压病的发生率可高达46%，超过一半的患者有高血压病家族史，虽然具体的遗传方式尚未明确，但只要我们掌握了正确的生活方式，平时清淡饮食、勤加锻炼、正常作息，也可以有效的控制血压，打破高血压体质的束缚。

② 性别和年龄

随着年龄增长，高血压的发病率具有逐年增高的趋势，其中，40岁以上男性表现得尤为明显。而女性更年期前患病率低于男性，更年期后则高于男性。

③ 饮食不合理

高血压的发病率与饮食习惯密切相关，例如食盐、脂肪的过量摄入，都有可能成为高血压侵害人体的重要环节，我们可以通过限制食盐摄入来达到控制部分高血压的效果。另外，脂肪摄入量的不同会导致其他膳食因素的改变，而高血压患者尤其要注意限制膳食脂肪和胆固醇摄入。但值得一提的是，增加多不饱和脂肪酸的摄入，可有利于血压下降。

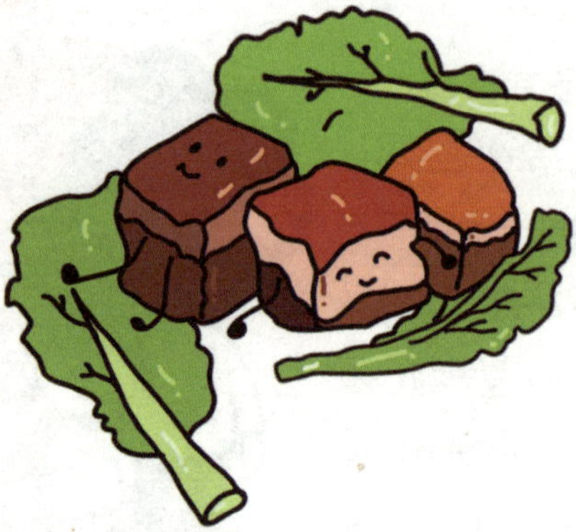

④ 超重及肥胖

身体脂肪含量与血压水平呈正相关。皮下脂肪较厚的患者，毛细血管会不断扩充，增加血液容量，于是心脏输出量便增多，血管的血量增加，导致血压升高。与此同时，脂肪的分布也与高血压密切相关，腹部脂肪堆积越多，血压水平就越高。

5 吸烟

吸烟是导致高血压的重要危险因子，烟草中的烟碱和微量元素镉，不仅会使心跳加快，血压升高，还会促进肾上腺素和去甲肾上腺素的分泌。长期吸烟还会使小动脉持续性收缩，形成动脉硬化，造成高血压病。

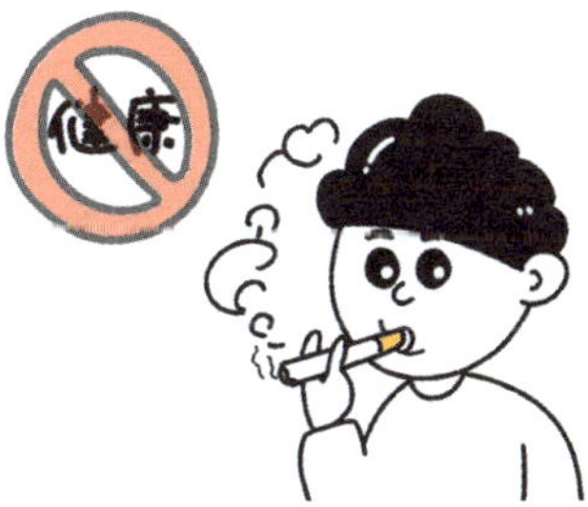

6 情绪波动大

性格差异与健康的关系很大，与高血压亦是如此。在发怒、急躁时，血管收缩激素分泌旺盛，血液对于管壁的压力增大，引起的血压升高，诱发高血压病。而在当今的社会环境中，长期的精神高负荷也成了高血压病的常见诱因，在从事高度紧张工作的人群中，高血压病患病率较高，且药物疗效时常不满意。所以在防治高血压的过程中，必须重视起心理健康的管理。

7 体能活动较少

适量的体力活动对心血管系统的健康有重要影响，不仅能够缓解交感神经紧张，亦能改善血管内皮功能，促进新陈代谢，长期坚持适量的有氧运动还能够调节血压、预防心脑疾病的发生。

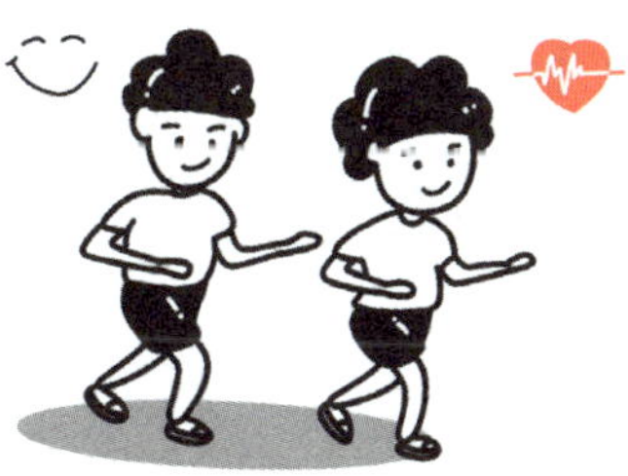

第二章 牢记5大规则，血压轻松降

在我国中老年人群中，高血压是心脑血管疾病发病的最主要危险因素。如果患上高血压，应该充分重视，积极控制血压，不仅要谨遵医嘱按时服药，更应当了解食物多样性及平衡膳食的原则，高血压患者可依照自身的详细情况，对饮食进行有针对性的改善和调整。本章以指导高血压饮食为出发点，详细列出5大规则，帮助您在家形成良好的饮食习惯，轻松防治高血压，让您的生活质量更上一层楼。

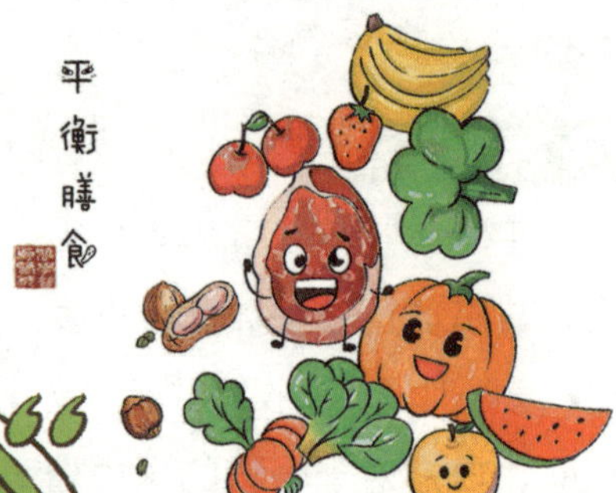

规则一：揭秘“清晨一杯水”之谜

一个健康的成年人，每天都要喝7～8杯水，1.5～1.7升，那为何我们要强调早上起来的第一杯水呢？

那是因为经过一夜的睡眠，我们的身体通过皮肤、尿液、呼吸消耗了大量的水分与营养，晨起往往处于一种较为缺水的生理性状态。早起一杯水能够肃清肠道，清洁人体器官，补充在夜间丢失的水分，将血液稀释，降低心血管疾病的发生率。对于饮水量，可以控制在250～350毫升，水温宜在25℃左右，若水温过高，容易引起黏膜损伤，加速血液循环，进一步增加心脏负担。而太凉的水易使胃肠道的血管受到影响而收缩，并反射性地引起心脑血管的收缩，出现脑供血不足。而对于高血压的患者来说，清晨一杯温水还能够减少脑血栓、脑梗死的发生，对晨起血压高也有一定的调节作用。

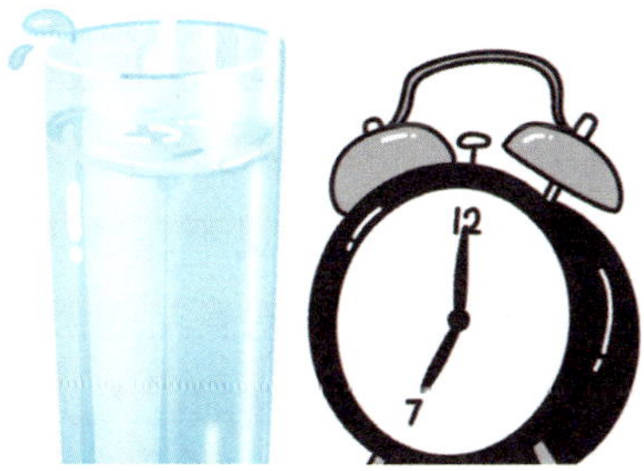

规则二：认识钠的危害，改变用盐习惯

在调查中显示，因过量摄入食盐导致的高血压患者，占据了我国高血压人群的60%。我们都知道，食盐的主要成分是钠，当人体摄入盐过多时，神经中枢会传达口渴的信号，进而饮水量增加，而为了维持身体中钠元素的平衡，身体会发出指令，使肾脏减少排尿，这就使存留在体内的水分增加，血管也会因此扩张，

管壁压力增大，血压激增。此外，随着体内钠离子的增加，血管外围阻力的加强也会使血压上升。

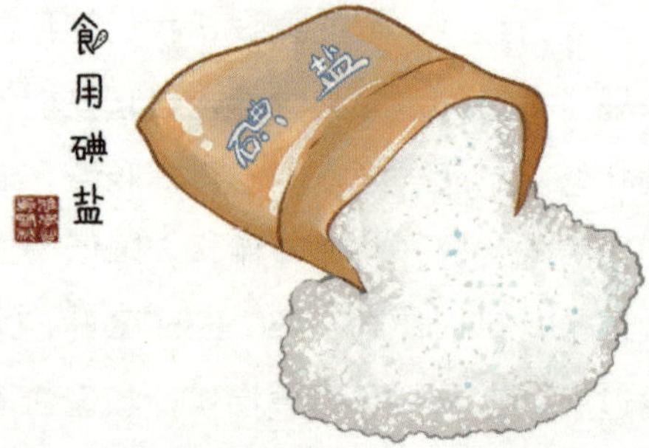
食用碘盐
碘盐

所以，少吃盐是高血压治疗过程中的关键，很多患者在通过严格限制食盐摄入后，血压可明显下降。由于地域差异和饮食习惯的不同，我国北方家庭使用食盐的量都比较高，每天对于盐分的摄入甚至达到了每人20克的标准，而世界卫生组织建议，每人每日食盐量不超过5克。但低盐饮食并不是一天形成的，如果突然停掉对食盐的摄入，将会破坏体液平衡，出现脱水，使血压黏稠度增加。因此，我们可以逐渐递减食盐的使用量，以帮助我们平稳的减低血压。生活中，可以通过使用电子秤或者控盐勺，来逐步限制我们对钠的摄入，达到阶梯式降压的效果。

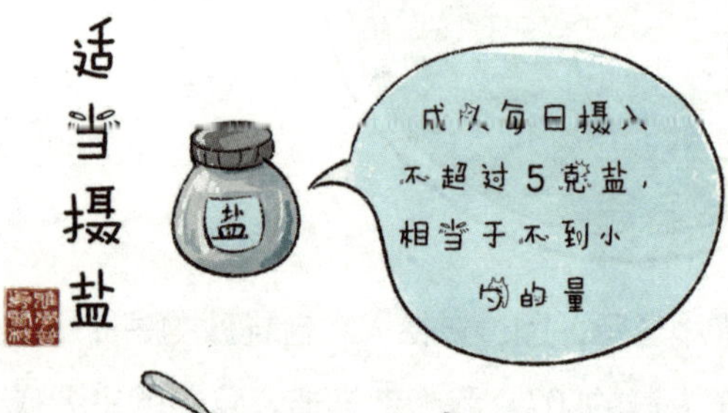
适当摄盐
盐
成人每日摄入
不超过5克盐，
相当于不到小
勺的量
≈
≈

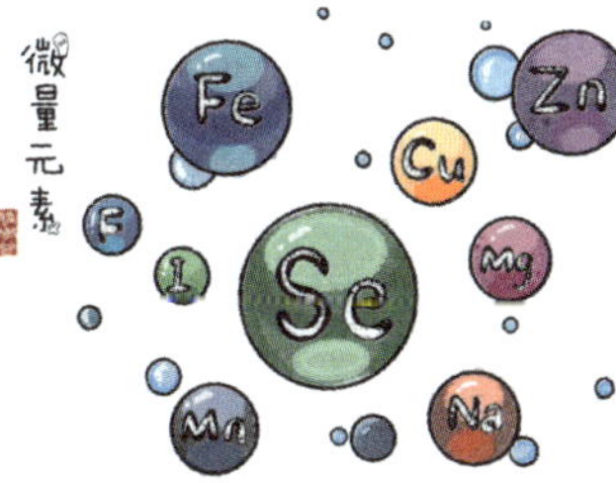

规则三：13种营养素，助力平稳血压

微量元素在维持身体健康中有着不可替代的作用，对于高血压患者而言，同样如此，有时甚至会成为治疗高血压的“一把手”。而对付高血压所需的营养素，恰好隐藏在最常见的食物中。了解这些营养素，在日常饮食中适量摄入对应的食物，才能够更加有效地控制血压。

（一）钙（每日推荐摄入量：800毫克）

钙元素具有降低血脂，防止血栓的功能，同时可以强化、扩张血管，如果身体中的钙含量降低，通常会导致血管病变。而研究中也表明，钙的膳食摄入量与血压呈负相关，也就是说，血液中的钙元素越丰富，患有高血压的风险就相对较小。

代表食物：芹菜、油菜、毛豆、芥蓝、空心菜、木耳菜、紫菜、杏仁、黄豆、芝麻、香菇、乳酪、酸奶、虾皮、鹌鹑蛋、三文鱼等。

（二）钾（每日推荐摄入量：2000毫克）

钠的过度摄入会使血管的渗透压增加，在人体上则表现为水肿、血容量增加、血压升高等等。钾具有直接扩血管的作用，有助于钠的代谢与排出，具有调节血压的功效，而低钾膳食还有导致血压升高的风险。因此，对于高盐膳食的人群，适量摄入含钾的食物，是调节血压不错的选择。

代表食物：香菜、胡萝卜、茶树菇、菠菜、茼蒿、牛油果、阳桃、番石榴、西瓜、椰子、红薯、黑豆、黄豆、猪肉等。

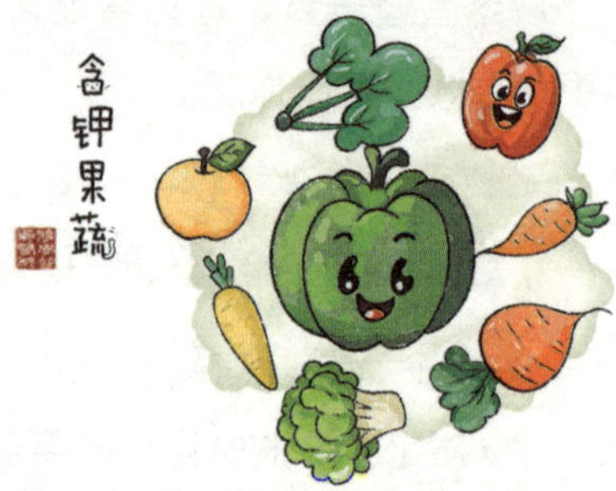

（三）镁（每日推荐摄入量：300毫克）

心脏的正常运作离不开镁元素，它在维持心跳正常节律中起着不可忽视的作用，同时，镁也能促进钙的吸收，有助于控制血压，降压效果不佳的人群可以试着补充一些镁元素。

代表食物：无花果、香蕉、葡萄柚、糙米、燕麦、花生、紫菜、松子、榛子、核桃仁、巴旦木、鸭肉、鲤鱼、鳕鱼等。

（四）硒（每日推荐摄入量：70毫克）

流行病学调查中显示，缺硒地区心脑血管疾病的患病率要高于富硒地区至少三倍。硒是人体必需的微量元素，具有抗氧化和保护细胞膜的作用，人体缺硒可引起某些重要器官的功能失调，导致许多严重疾病发生。许多心血管疾病的防治，例如心肌病、冠心病、高血压等都与硒元素密不可分。适度补硒有利于减少患者症状，提高患者的抗病能力，对减少血栓形成、预防心肌梗死、改善血管粥样硬化也有一定作用。

代表食物：芦笋、口蘑、西蓝花、小麦胚芽、南瓜、大蒜、虾仁、鱿鱼、牛肉、动物肾脏等。

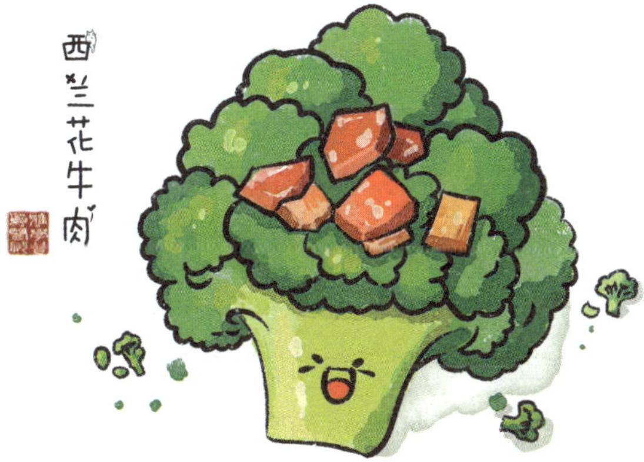

（五）黄酮（每日推荐摄入量：190毫克）

黄酮被人们誉为“天然的降压药”，不仅能够扩张血管、降低血压，作为天然的心血管保护剂，还可通过不同途径防治心血管疾病的发生发展，改善脂质代谢，对高血压中的肥胖群体具有很好的血压调节效果。

代表食物：草莓、橙子、苹果、辣椒、洋葱、玉米、花生、黑豆、黄豆、黑芝麻、牛奶等。

（六）烟酸（每日推荐摄入量：15毫克）

烟酸（维生素B_3）是对身体非常重要的营养素，补充烟酸能够调节异常的脂质代谢，改善血管内皮功能，并具有抗氧化的特性，对于甘油三酯和一些“有害”的胆固醇能够起到抑制效果，进而在调控血压方面发挥正面作用。

代表食物：西蓝花、花生、豌豆、全麦、青稞、玉米、马铃薯、金枪鱼、鸡胸肉、猪肝等。

（七）芦丁（每日推荐摄入量：200毫克）

芦丁存在于许多水果中，是一种常见的营养素，适量摄入有助于增加血管壁弹性，更好地保护细小血管，进而使血液流通更加通畅，预防高血压及其引起的各种并发症。

代表食物：茄子、芦笋、苋菜、无花果、柑橘、樱桃、青提、荞麦等。

（八）胆碱（每日推荐摄入量：400毫克）

在脂肪代谢的过程中，胆碱（维生素B_4）扮演了重要角色，不仅参与脂肪的分解，还能够防止胆固醇的积聚，使脂肪更容易被人体利用。在保护血管方面，胆碱能够分解血液中的同型半胱氨酸，预防动脉硬化，降低血压。

代表食物：香菇、藜麦、大豆、黑豆、鸡蛋、羊肉、鸡肝、鲑鱼等。

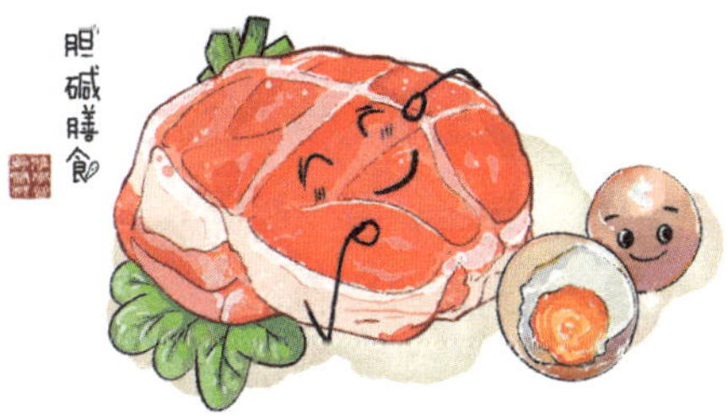

（九）牛磺酸（每日推荐摄入量：600毫克）

牛磺酸具有保护心肌、抗氧化、调节免疫等功效，可通过抑制肾上腺素分泌与交感神经兴奋，使血管扩张，从而达到降低血压的作用。

代表食物：贻贝、牡蛎、金枪鱼、罗非鱼、章鱼、海藻、牛肉、鸡肉等。

（十）膳食纤维（每日推荐摄入量：30克）

提高膳食纤维摄入能显著降低心血管疾病风险，水溶性膳食纤维可降低体内胆固醇含量，非水溶性膳食纤维能抑制脂肪的吸收，二者共同发挥作用，可预防动脉硬化，降低血压。

代表食物：竹笋、菜心、菠菜、苦瓜、秋葵、胡萝卜、红枣、山楂、香蕉、开心果、花生、黑芝麻、绿豆等。

（十一）维生素C（每日推荐摄入量：75毫克）

维生素C有降低血压的效果，它能够促进身体合成氮氧化物，促进血管扩张，还能将胆固醇变成胆酸排出，减少胆固醇沉积，血管血流畅通，血压便能得到良好控制。

代表食物：沙棘、柠檬、杧果、凤梨、甜椒、苜蓿、白菜、芥菜、水萝卜、豆角、发菜、香菇等。

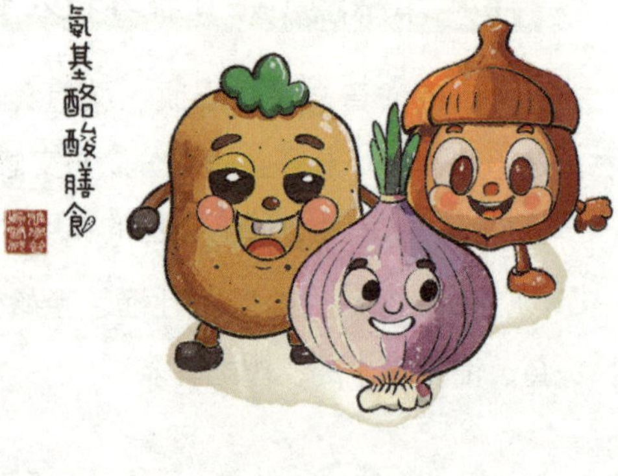

（十二）γ-氨基丁酸（每日推荐摄入量：10毫克）

γ-氨基丁酸主要是通过调节中枢神经，有效地促进血管扩张，从而达到降低血压的效果。另一方面，γ-氨基丁酸还能通过缓解焦虑、烦躁等负面情绪，提高睡眠质量，降低神经元活性等方式来达到抑制血压的效果。

代表食物：洋葱、栗子、马铃薯、糙米、胚芽米、 纳豆等。

（十三）次亚麻油酸（也就是通常所说的亚油酸，每日推荐摄入量：200～600毫克）

次亚麻油酸是一种多不饱和脂肪酸，也是参与合成前列腺素的重要物质，在多项人体重要代谢与循环工作中起着不可忽视的作用。而其参与合成的前列腺素可维持血液流通顺畅、降低动脉血压。

代表食物：黄豆、燕麦、橄榄油、月见草油、葵花籽油等。

规则四：精选烹调方式，健康美味我都要

对高血压患者而言，饮食少油、少盐，有利于对体重、血压的控制，所以高血压患者在做饭时可以“偷点懒”，避免重油重盐的烹饪方法，尽量选择清淡少油、简单易上手的烹饪方式，利用食材的原味搭配出美味佳肴。

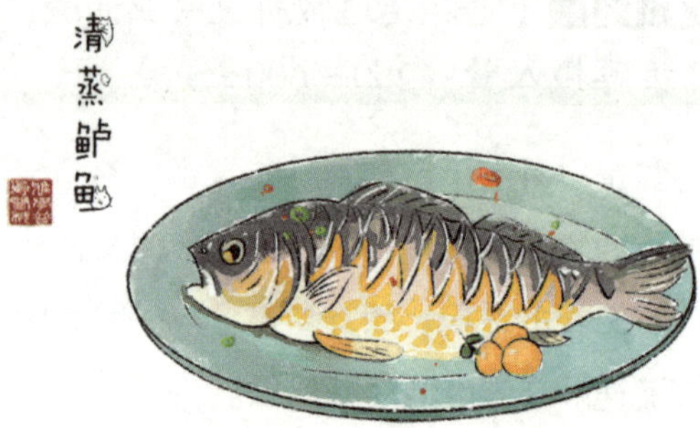

（一）清蒸

清蒸能最大程度保留食物中的营养，被认为是最适合高血压患者的烹饪方法之一，几乎对任何食物都适用，包括对水溶性维生素。许多人对蒸菜的做法不太了解，但其实无论是荤菜、素菜都可以拿来蒸。在蒸制绿叶蔬菜时时间要短，尽量保证蔬菜的翠绿。应该把菜平铺在瓷盘或蒸笼上，尽量铺平一些，让蒸汽更多与食材接触，并且按菜量多少，调整火力大小与蒸的时间，一般3～5分钟即可。

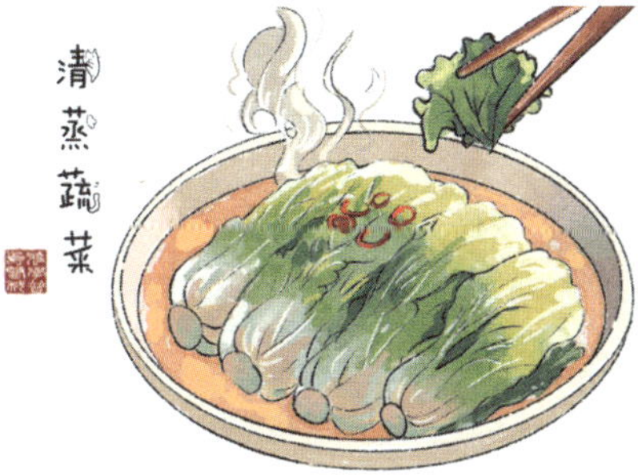

（二）水煮

水煮的烹调方法以其操作简单、无油烟、营养损失少、食用安全等优势受到许多人的欢迎。通过水煮的方式，我们也可以去除掉食材中的一些抗营养成分，改善食材的涩味。在制作的过程中几乎用不到油脂，热量较低，对于减肥人群也十分友好。

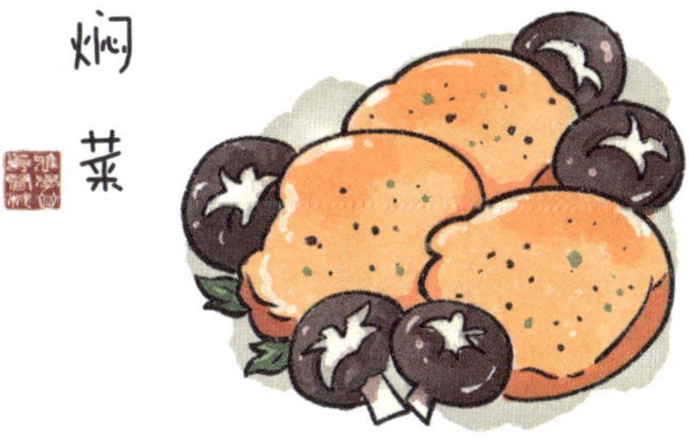

（三）焖菜

这种烹饪方式能够让食材中的结缔组织进行分解，进而使口感变得更加鲜嫩、酥烂，易于消化，适合一些脾胃虚弱或牙口不好的患者。另外，焖菜的操作也比较简单，调料使用单一，受到很多中老年人的喜爱。

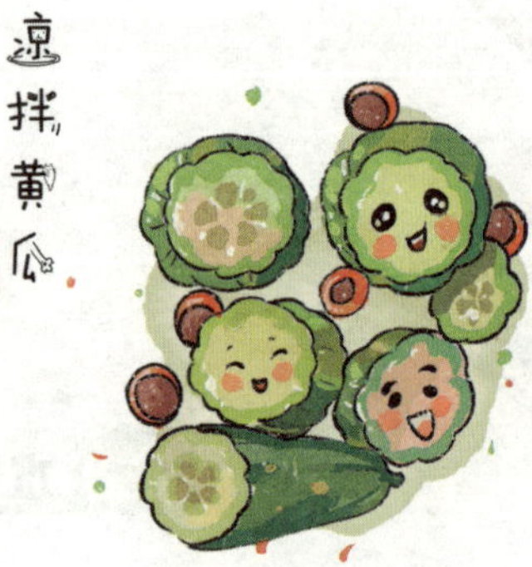

（四）凉拌

有些营养素，例如维生素C、维生素B等等，在加热的过程中很容易受到破坏，而凉拌菜大多为生食，能够减少营养的流失，与煎、炒、烹、炸等烹饪方式相比，凉拌菜更加的爽口解腻，清淡少盐，非常适合夏天食欲不振的高血压人群食用。

规则五：低脂生活，从挑选食用油开始

市面上的植物油种类非常丰富，而它们的成分功效也大有不同，对于高血压患者来说，选对食用油对于健康的守护极其重要，植物油当中含有大量的不饱和脂肪酸，在缓解胆固醇升高、保护心脑血管方面都有一定效果，下面为您推荐几种适合高血压人群的家庭用油，以供您在生活中选择。

植物油

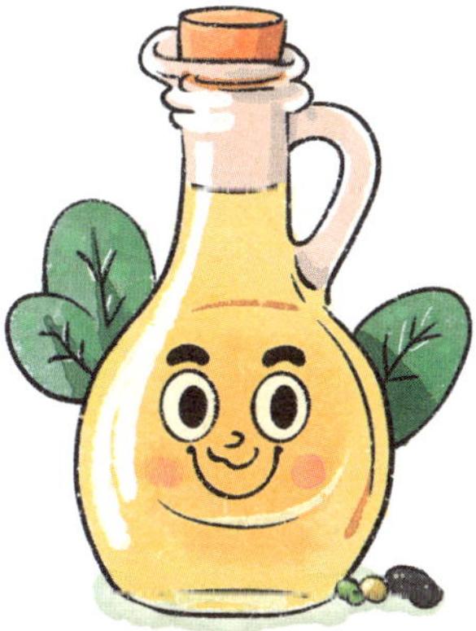

（一）橄榄油

经常食用橄榄油可补充不饱和脂肪酸和维生素E，预防心脑血管疾病，同时还能够调节血糖、减少癌症发病率，人们多喜欢在凉拌菜中使用。

（二）大豆油

大豆油中的脂肪酸构成较合理，其中的维生素E和卵磷脂对人体健康非常有益，可促进儿童身体和大脑的发育，在市面上比较常见而且价格相对较低。

（三）花生油

含有单不饱和脂肪酸、维生素 E、胆碱、甾醇、磷脂等营养素，有防治心血管疾病、改善血液脂质代谢、预防血栓形成、提高记忆力、延缓脑功能衰退等功效。

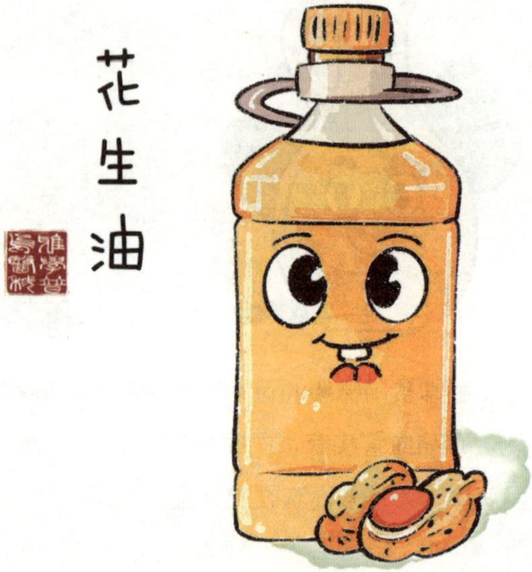

（四）菜籽油

具有独特的清香，含有丰富的不饱和脂肪酸，有调节人体新陈代谢、软化血管、降低胆固醇、预防心血管疾病等重要功能。

（五）葵花籽油

葵花籽油含有丰富的亚油酸和维生素E，具有抗氧化作用，能够降低血脂，调节血压。由于其油质清澈，在烹饪时烟点也很高，可以避免油烟对人体的危害，是有益人体的优良食用油。

第三章 因季制宜，合理规划，养生食疗巧降压

养生有道，莫先于食。众所周知，人体所需的能量主要是通过摄取食物来补充的。而人体的健康状况恰恰与一年四季相通，与自然相应。气候的变化，随时会给人体带来不同程度的影响。因此，想要更好地维持健康平衡，就要顺应时节的变化，调整膳食策略，注意各个季节的科学饮食及食补方式，合理安排。春季以清淡为食；夏季以甘凉为食；秋天燥热，则宜食生津润燥；冬季寒冷，则宜食温热进补。饮食上顺应四时，可平衡体内阴阳气血，使正气内存，邪不可干。对于高血压患者而言，由于生理功能的降低，对四季气候变化的适应能力减弱，科学安排四季饮食就尤为重要。

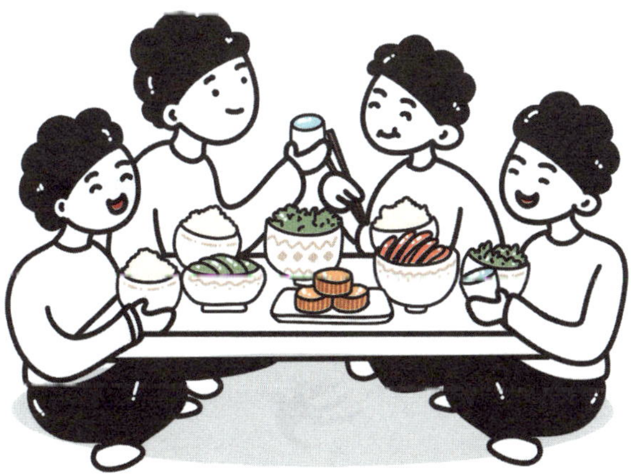

一、春季食谱篇——少酸益甘，养脾调肝

春季阳气生发，是万物生长的季节，人体机能处于旺盛之时，肝气也会上升，于是很多人会出现头晕、头痛、胸闷、失眠等情况，而对于高血压患者来说，更应注意预防和治疗，因为春季是高血压病的易发期。在这个季节，食用酸味食物能补益肝阳，助其升发。但是高血压患者大多肝气过盛，则不宜多食，而应遵循以甘甜、清淡为主。中医认为，“春季养生当需食补”。我们必须根据高血压患者的体质的特点，选择平补、清补的饮食，以免适得其反，火上浇油。

（一）豆腐

【别名】福黎、软玉。

【性味归经】甘，凉，入脾、胃、大肠经。

【营养成分】蛋白质、维生素、微量元素等。

【每日食用量】100克。

【降压功效】豆腐中含有丰富的钾元素，能够促进人体钠离子的排除，起到扩张血管，降低血压的作用，长期服用含有利尿成分降压药的患者，可以适当食用。另外，豆腐所含的脂肪大多为不饱和脂肪酸，且不含胆固醇，适合高血压患者食用。

【食用建议】豆腐是一种清热润燥的养生食物，适量食用能够清除体内热毒，也可生津止咳。但豆腐中含有大量的植酸，过量食用可阻碍人体对铁元素的吸收，而且会引起消化不良，继而出现腹胀、腹泻等症状。

【选购保存】豆腐选购应以色泽淡黄，表面不粘手，豆香明显者为佳。豆腐宜用保鲜盒或保鲜袋密封冷藏保存，但需注意，豆腐的新鲜度并不能保持太久，应尽快食用。

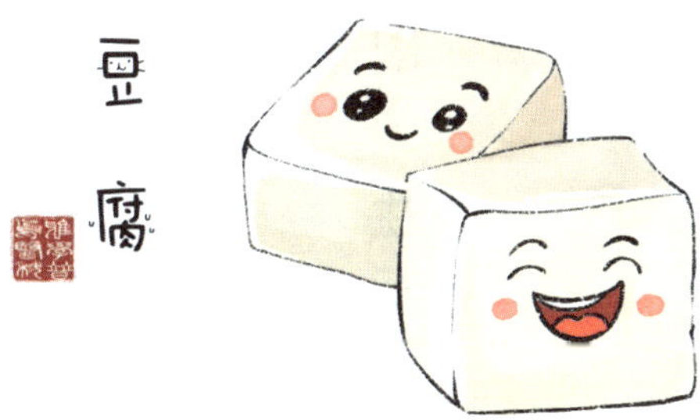

杂菌养生豆腐

【材料】

金针菇80克，茶树菇50克，蘑菇5个，干香菇8朵，胡萝卜半根，豆腐300克，猪里脊肉50克，盐3克，料酒、生抽、淀粉、食用油各适量。

【做法】

1．将所有菌菇提前洗净，干香菇泡发，蘑菇、胡萝卜切片，豆腐洗净切块。

2．里脊肉切片，加盐、料酒、淀粉、少许食用油抓匀腌制。

3．砂锅中倒油，加入所有菌菇进行翻炒，炒至断生，加入胡萝卜和清水，水没过食材2厘米即可；水开后加入豆腐和肉片，中小火继续煮15分钟，最后放入盐调味，即可食用。

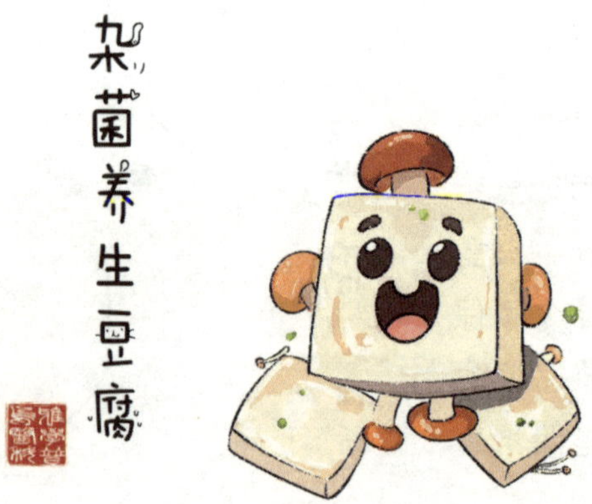

（二）黄花菜

【别名】金针菜、绿葱花。

【性味归经】苦、辛，温，入肝、膀胱经。

【营养成分】蛋白质、维生素C、矿物质等。

【每日食用量】80克。

【降压功效】黄花菜中含有膳食纤维和多种维生素，能显著降低血清胆固醇的含量，可益于高血压患者的康复，作为高血压患者的保健蔬菜。

【食用建议】黄花菜是一种营养丰富的蔬菜，有健脑、补血、通乳、利尿等多种功效。新鲜黄花菜通常不建议每天吃，其中含有秋水仙碱，大量摄入体内会引起中毒，容易出现腹泻、腹胀等中毒反应，所以不建议过量食用。

【选购保存】品质较好的干黄花菜，一般色泽呈浅褐色或淡黄色，条长且粗细均匀，无杂质。如果色泽深或略带黑斑，长短不一，粗细不均，而且混有杂物，说明质量较差。储存方面，置于干燥密闭的容器完整保存即可。

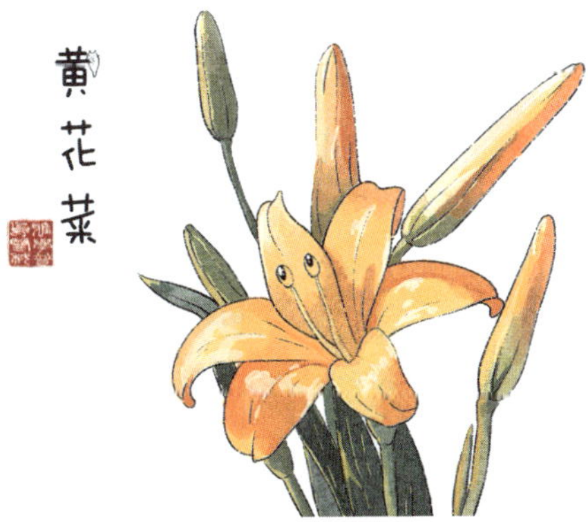

黑木耳炒黄花菜

【材料】

干黄花菜50克，香油1茶匙，干黑木耳20克，盐3克，小葱10克，蒜3瓣，白糖、生抽各适量。

【做法】

1.将黑木耳、黄花菜清水泡发并洗净备用；小葱切末，蒜瓣切蓉备用。

2.泡发的黑木耳手撕成片；黄花菜掐去头尾老硬部分，淘洗干净挤净水备用。

3.炒锅烧热倒油，将蒜蓉下锅慢慢煸炒出香味；将黑木耳与黄花菜下锅翻炒；少加一些水进行焖煮，放入酱油、盐、白糖调味，撒入小葱即可。

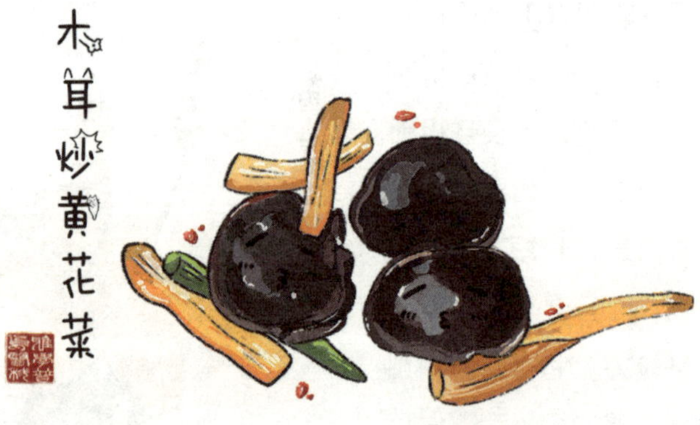

（三）莴笋

【别名】莴苣、青笋。

【性味归经】苦、甘，凉，入胃、小肠经。

【营养成分】膳食纤维、维生素、矿物质、抗氧化物质等。

【每日食用量】100克。

【降压功效】莴笋富含多种降压的有益成分，例如钾、镁、纤维素等。其中，钾元素能够减少钠的积累，从而缓解血管的压力，使血管放松，血流更加顺畅。另外，莴笋中的镁元素也能够帮助舒张血管，从而起到降压的作用。

【食用建议】莴笋当中的营养成分比较多，但是却不能多吃，因为莴笋性质寒凉，吃太多的话有可能会引起胃肠道不适，胃不佳甚至患有胃肠疾病的人群吃过多的莴笋，容易刺激胃肠道，损伤胃黏膜。如果女性正处于月经期间或者是有痛经的情况，也不宜过度进食。

【选购保存】挑选莴笋时，底部切口应整齐干净，叶片应硬挺、颜色鲜绿，重量、粗细宜适中。将莴笋放入塑料袋或保鲜袋中，冷藏保存，这样可以保持莴笋的新鲜度，从而减少营养的损失。

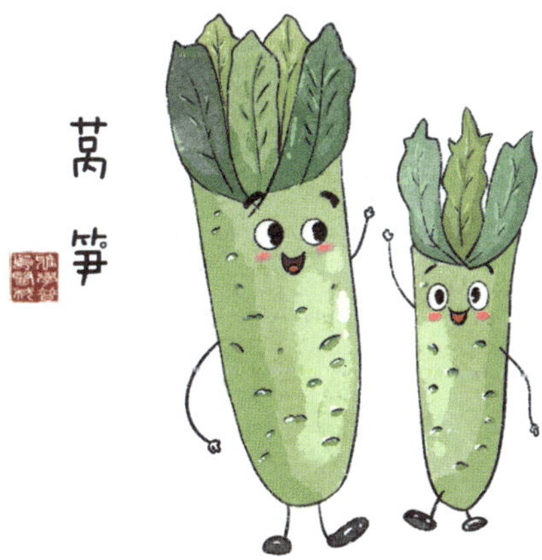

莴笋炒虾仁

【材料】

莴笋1根，虾仁15个，葱1棵，料酒、盐各适量。

【做法】

1.莴笋去皮洗净，切片；虾仁用水冲洗后，放入盐、料酒、葱末腌制15分钟。

2.起锅烧油，放入葱末炒香，倒入虾仁炒至变色，放入莴笋片继续翻炒。

3.出锅前加盐，快速翻炒几下即可出锅。

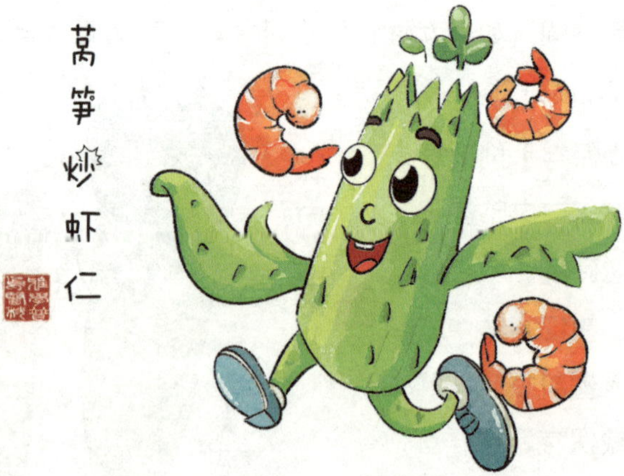

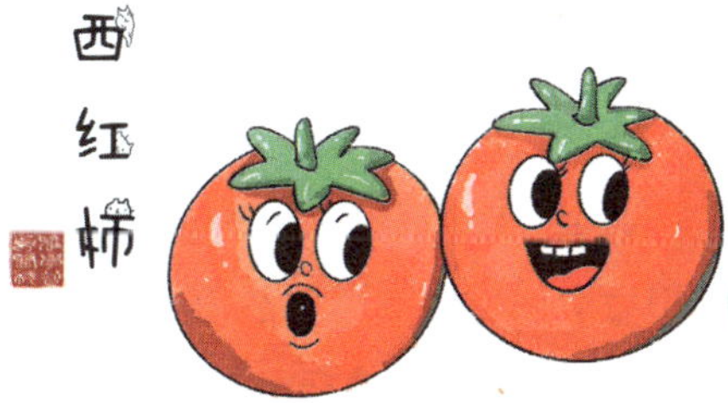

（四）西红柿

【别名】番茄、洋柿子、毛辣椒。

【性味归经】甘、酸，微寒，入肝、脾、胃经。

【营养成分】膳食纤维、番茄红素、维生素C、叶酸等。

【每日食用量】200克。

【降压功效】西红柿中含有大量的番茄红素，具有强力的抗氧化作用，能够帮助人体清除自由基，预防低密度脂蛋白氧化，在降低血浆胆固醇浓度、预防高血压疾病方面具有良好效果。

【食用建议】西红柿中的营养元素十分丰富，对于很多疾病都有较好的食疗作用，口渴、食欲不振、心悸、高血压、夜盲症和近视眼者均可经常食用西红柿；但由于西红柿本身较酸，一些脾胃虚弱的人群，像急性肠炎、菌痢以及慢性溃疡性结肠炎活动期的病人则不建议食用。

【选购保存】不同颜色的西红柿具有不同作用，例如橙色的西红柿内含番茄红素较少，而胡萝卜素相对较多；黄色的西红柿含有大量多酚类化合物，在降低胆固醇、预防动脉硬化中具有良好效果，我们可根据不同需求选购相应的品种。在选择上以个大、饱满、圆润为佳，不要购买带长尖或畸形的西红柿。常温通风的条件下一般能保存3天左右，放入冰箱冷藏可保存5～7天。

西红柿滑肉煲

【材料】

猪里脊肉200克，番茄200克，海鲜菇120克，娃娃菜100克，小葱10克，生姜5克，黄酒5克，淀粉50克，白胡椒、盐、生抽、鸡精少许。

【做法】

1.将里脊肉洗净切薄片，放入少许盐、白胡椒粉，1小勺黄酒，1大勺生抽拌匀腌制10分钟。

2.番茄洗净去皮后切成小块，葱、姜切末；海鲜菇、娃娃菜洗净后切小块。

3.将淀粉中分次倒入温水，调制成黏稠状，与腌制好的肉片拌匀。

4.煮开一锅水，把上浆的肉片一片一片地下入水中，煮至肉片变色凝固定型后即可捞出。

5.砂锅中放入食用油，爆香葱姜末，放入番茄翻炒出汤，加入适量的水和盐、胡椒粉进行调味，再把海鲜菇、娃娃菜放入煮熟，加入焯好的肉片，撒上葱花即可出锅。

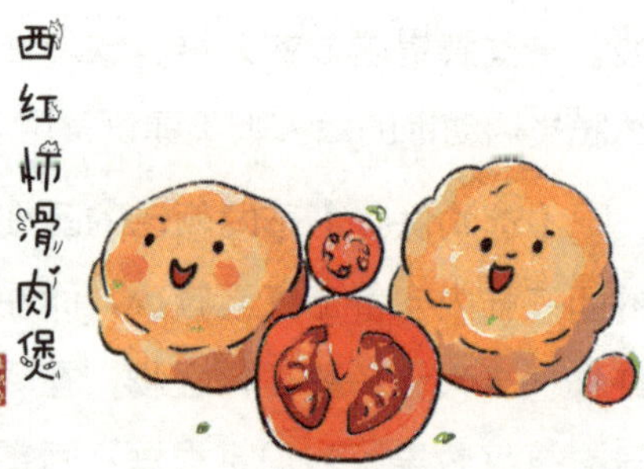

芦笋

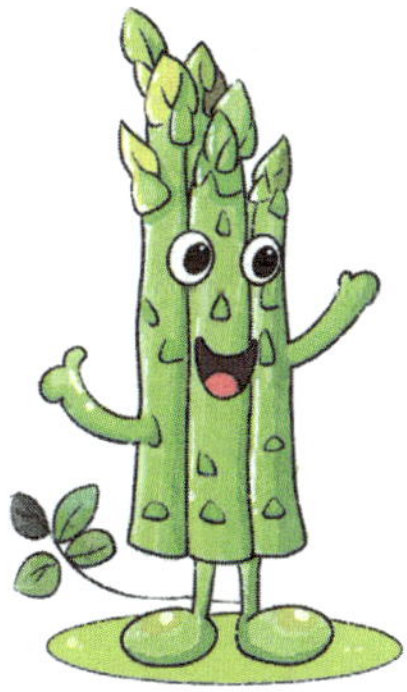

（五）芦笋

【别名】荻笋、石刁柏、芦尖。

【性味归经】甘，寒，入肺、胃经。

【营养成分】膳食纤维、蛋白质、维生素E、维生素A、叶酸等。

【每日食用量】150克。

【降压功效】芦笋中包含两种降压成分，分别为槲皮黄酮和天门冬酰胺，槲皮黄酮能够增强毛细血管弹性、降低血脂、扩张冠状动脉，从而达到调节血压的作用，而天门冬酰胺则可以扩张末梢血管，降低血压。此外，芦笋中的钙、磷、钾、锌、硒等微量元素，在保护心脏方面也起到重要作用。

【食用建议】芦笋虽营养丰富，但其本身为寒性食材，对于一些寒性体质或脾胃阳虚的人不建议多食，而且芦笋中嘌呤的含量较高，即便是通过烹饪还是会保留部分嘌呤，所以痛风患者在生活中应尽量避免食用，以免加重尿酸的代谢障碍。

【选购保存】我们在购买时应选择笔直、粗细均匀的芦笋。笋尖的花苞紧实，不开叉，表皮不萎缩，掐根部出水者为鲜嫩的芦笋，购买后应该趁新鲜食用，避免隔夜储存。如果不能当天食用，应用保鲜袋包裹储存，一般可保存3天左右。

白灼芦笋

【材料】

芦笋200克，蒜3瓣，食用油、盐、生抽、蚝油各适量。

【做法】

1.将芦笋洗净，下端削皮，切成两段，大蒜切末备用。

2.锅中烧开水，加少许盐，放入切好的芦笋焯水1分钟，捞出过凉水。

3.炒锅中加入食用油，下入蒜末炒香，放入生抽和蚝油小火煮开。

4.将芦笋摆盘，趁热将料汁浇在上面即可出锅。

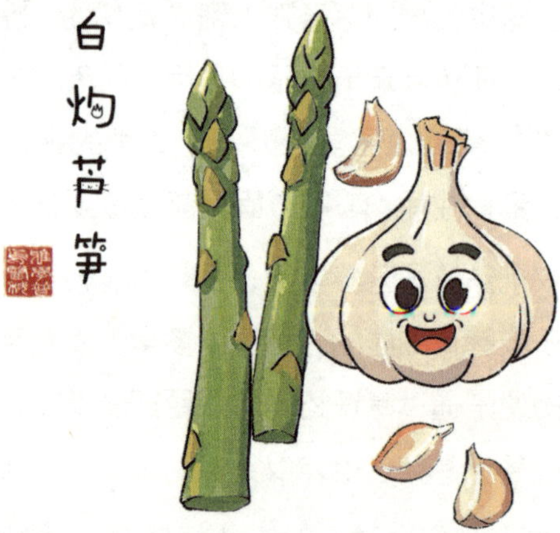

玉 米

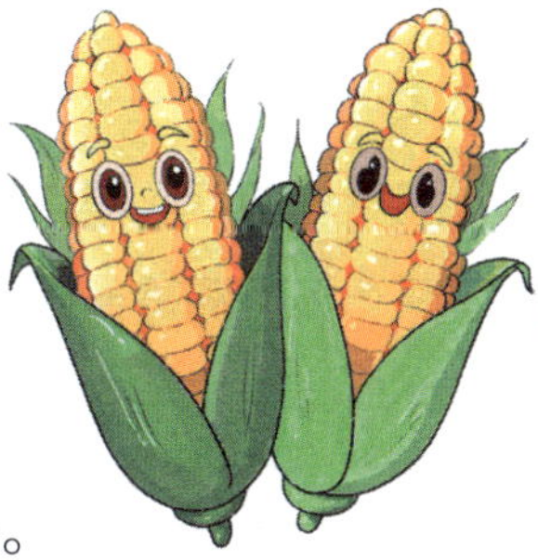

（六）玉米

【别名】玉麦、苞谷、苞米、棒子。

【性味归经】甘、淡，微寒，入胃、大肠经。

【营养成分】纤维素、维生素B、维生素E、钙、锌等。

【每日食用量】200克。

【降压功效】玉米中含有大量的不饱和脂肪酸，能够保护血管、降低血脂，除此之外，玉米中的微量元素也十分丰富，其中的钙元素几乎与乳制品中所含的钙浓度相近，大量的钙可起到调控血压的功效。玉米中还富含硒、钾、锌、维生素E等，可降低血清胆固醇，减少动脉粥样硬化的风险，也可预防冠心病、高血压、脑梗死、老年痴呆症的发生。

【食用建议】玉米是我们生活中很常见的食物，很多人喜欢用它当作主食，但需要注意的是，玉米本质属于高纤食物，对于人体的消化功能有一定要求，因此脾胃较弱、经常消化不良的人群应该少去进食。在临床中，患有胃底静脉曲张的人群也不建议食用，如果进食过多，会有胃底静脉破裂出血的风险。

【选购保存】整齐饱满、颗粒间无缝隙、色泽金黄有光亮的玉米是我们在购买时的首选。在保存时可以将外皮及玉米须去除，洗净后用厨房用纸擦干表面，用保鲜膜将其包裹放入冰箱冷藏，通常可以保存3天左右。

玉米龙骨汤

【材料】

猪脊骨500克，马蹄100克，玉米250克，红萝卜100克，枸杞10克，盐、鸡精各适量。

【做法】

1.将猪脊骨块洗净，马蹄去皮切两半，玉米、胡萝卜去皮切块备用。

2.高压锅中倒入清水，将马蹄、猪脊骨放入锅中，大火煮到上气，变中小火继续煮10分钟。

3.将切好的玉米、红萝卜放入锅中，煮至熟透。

4.枸杞洗净泡好，等汤煮好时加入，略煮即可，最后根据个人口味放入盐、鸡精调味即可出锅。

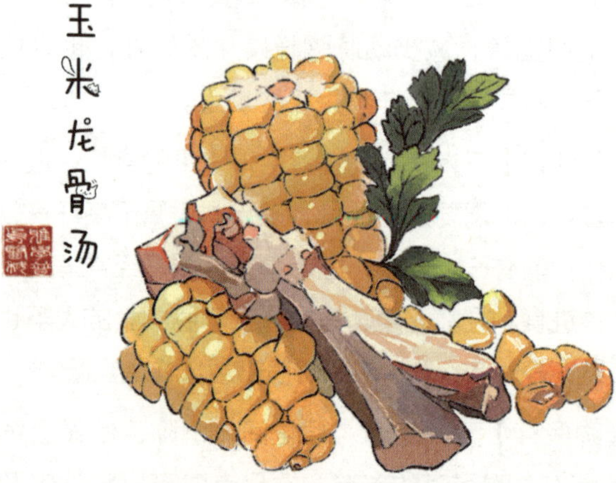

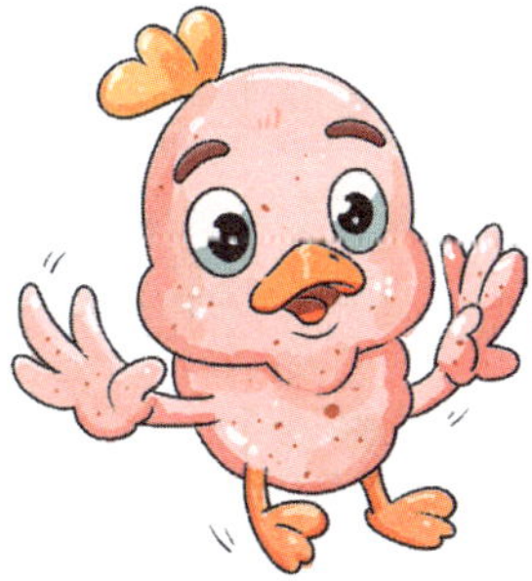

（七）鸭肉

【别名】鹜肉、家凫肉、白鸭肉。

【性味归经】甘、咸，凉，入肺、胃、肾经。

【营养成分】钙、磷、镁、烟酸、维生素B等。

【每日食用量】100克。

【降压功效】鸭肉性凉，中医认为有清热润燥、养阴的作用，对于阴虚阳亢造成的血压升高具有较好的效果，而且，鸭肉中富含钾元素和镁元素，有助于维持血压稳定，在防治心血管疾病，例如心律不齐、心肌缺血、冠心病、心绞痛方面都有不错的效果。

【食用建议】鸭肉中含有丰富的蛋白质，是上乘佳肴，优质补品，不仅能够清虚热，也能利水、消除水肿。由于其本身脂肪、蛋白质含量较高，肥胖人士或血脂偏高人群应尽量少吃，以及平时经常腹泻、腹胀的人群，都应该避免大量食用。

【选购保存】在挑选时应选择表面有弹性、横切面肉质为玫瑰色的鸭肉，如果鸭肉摸上去肌理较为松软，说明鸭肉放置过一段时间，不建议购买。鸭肉的储存应采取低温保存，可以将鸭肉沥干水分，放入保鲜袋直接冷藏或冷冻，冷藏建议保存3天，冷冻建议在1月内食用完毕。

陈皮焖鸭

【材料】

鸭子1只，陈皮15克，葱、姜、蒜各少许，生抽、老抽、盐、料酒、食用油各适量。

【做法】

1.将鸭子洗干净，切成块，多余的油脂和鸭皮去掉。

2.冷水下锅，放入料酒和2片姜，煮到血沫全部飘起来，把鸭肉捞出，冲洗干净。

3.油锅中放入葱姜蒜爆香，倒入焯好的鸭肉，煸炒出鸭油。

4.加入开水没过食材，放入生抽、老抽和陈皮，盖上盖子中小火焖煮50分钟，根据个人喜好加入适量的盐即可出锅。

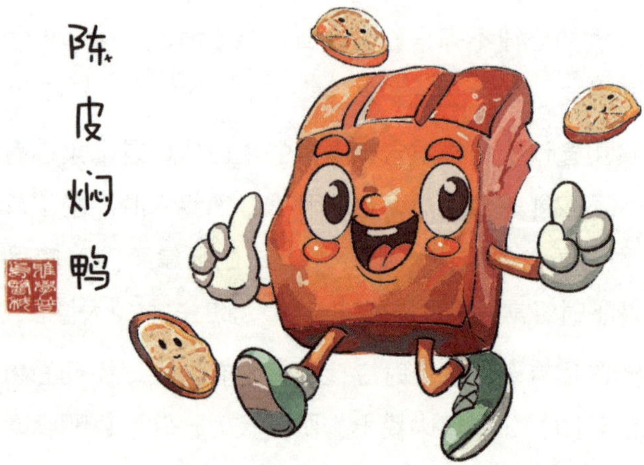

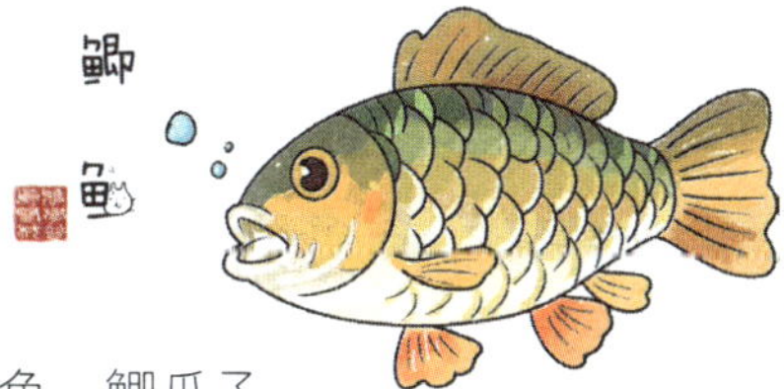

（八）鲫鱼

【别名】河鲫、喜头、鲋鱼、鲫瓜子。

【性味归经】甘，平，入脾、胃、大肠经。

【营养成分】钙、磷、铁、硒、维生素A等。

【每日食用量】100克。

【降压功效】高血压患者可以适当多吃些鲫鱼，鲫鱼有利尿消肿的功效，可以改善高血压患者的体液代谢，从而降低血压；另一方面，鲫鱼中的优质蛋白成分较多，微量元素种类齐全，经常食用可降低血液黏稠度、调节身体胆固醇含量，预防高血压、冠心病等心血管疾病的发生。

【食用建议】鲫鱼的营养价值较高，肉质鲜嫩，在食疗中是非常关键的一种食材，具有养肝明目、补虚催乳的功效，对于很多疾病都有较好的调理效果，例如慢性肾炎、营养不良性水肿、产妇乳汁缺少、脾胃不和等等。但需要注意，鲫鱼中的一些物质会抑制血小板凝集，而且嘌呤含量较高，故痛风及出血性疾患人群不可食用。

【选购保存】鲫鱼的挑选一般不以大小来判断，我们首先要观察鲫鱼的鳞片附着是否紧密，肉质是否鲜红有光泽，其次则需检查鱼的眼睛有无凹陷或发黑，应以眼珠明亮为佳。在储存时，需将鲫鱼擦干放入保鲜盒中，冰箱温度调整至4℃以下或冷冻进行保存。

鲫鱼豆腐汤

【材料】

鲫鱼一条，豆腐200克，香菜20克，葱、姜适量，盐、白胡椒粉各适量。

【做法】

1.将鲫鱼除去鳞、鳃、内脏以及鱼肚里的黑膜，彻底洗净，控干水分。

2.豆腐洗净切块，姜切成片，葱和香菜切末备用。

3.锅中放少许油，下入姜片炒香，把鱼煎至两面金黄，

4.倒入开水，大火煮开后转中小火15分钟，汤汁变白后倒入豆腐，继续小火煮15分钟。

5.关火后，加入盐、白胡椒粉、葱花和香菜即可。

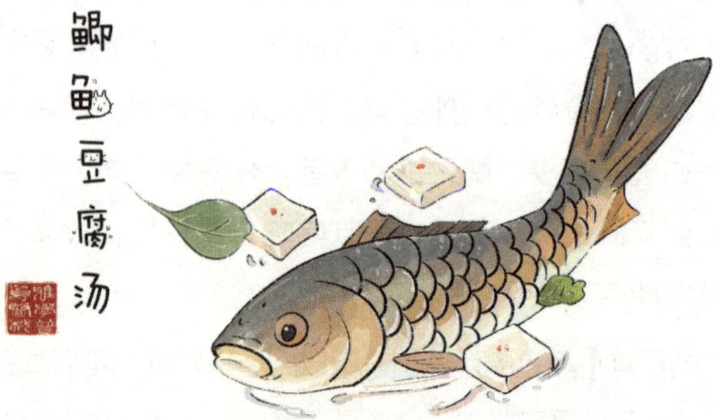

菠菜

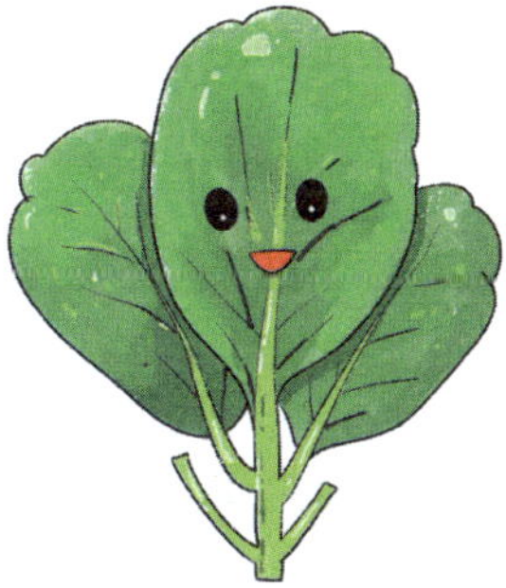

（九）菠菜

【别名】红根菜、鹦鹉菜、飞龙菜。

【性味归经】甘，辛，入大肠、胃经。

【营养成分】铁、硒、维生素A、维生素C等。

【每日食用量】100克。

【降压功效】在每100克菠菜中即可提取出500毫克钾，大量的钾可清除血液内多余的钠盐成分，对因进食过量食盐导致的血压升高效果显著，而且菠菜中还含有丰富的维生素C，能够缓解血管平滑肌痉挛、减缓血管硬化的进程，对老年性高血压患者大有益处。

【食用建议】菠菜具有养血止血、敛阴润燥的作用，对于贫血人群非常友好，另外，菠菜中的纤维素含量较大，经常食用能够清除胃肠道有害毒素，促进消化道蠕动，从而加快人体新陈代谢，延缓衰老。但是菠菜中含有草酸，可能会与其他食物中钙元素结合，进而影响钙质的吸收，所以菠菜应避免与含钙量高的食物共同食用，否则会出现腹痛、腹胀等不良现象。

【选购保存】品质好的菠菜一般叶色较青、叶片厚、根部发红，叶片出现局部暗黄的菠菜不要购买。菠菜极易腐烂，应在0℃左右进行储存，在控干水分后，用厨房用纸包好，尽量在3天内食用完毕。

菠菜拌花生

【材料】

菠菜200克，花生米50克，蒜4瓣，盐、生抽、陈醋、香油各适量。

【做法】

1.菠菜洗净，切段，大蒜切末备用。

2.锅中放入清水，烧开后下入菠菜，再烧开关火。

3.把菠菜放入冷水中，多过几遍冷水，攥干水分。

4.锅中放入适量油，把花生米下入翻炒至外皮爆开关火。

5.将菠菜和蒜末放入碗中，加入花生米和剩余的调味料，搅拌均匀，即可享用美味。

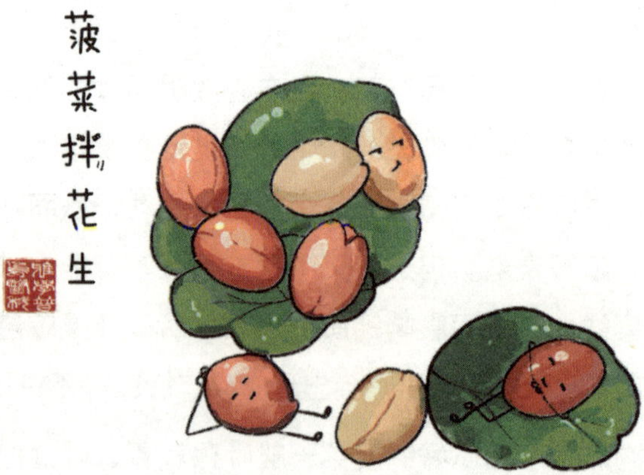

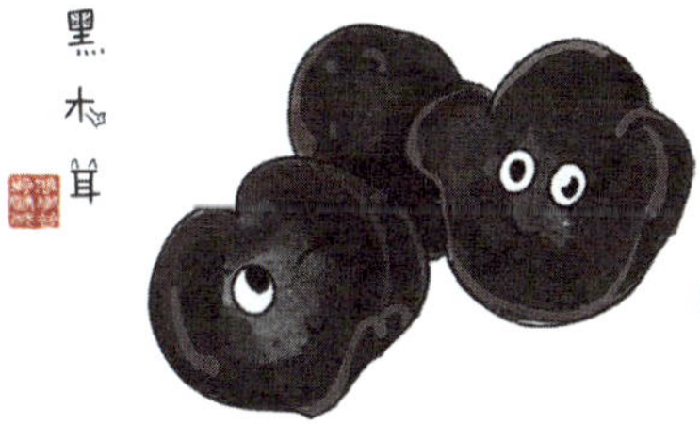

（十）黑木耳

【别名】黑菜、木檽、云耳。

【性味归经】甘，平，入肺、脾、大肠、肝经。

【营养成分】膳食纤维、胡萝卜素、铁、钙、镁等。

【每日食用量】50克。

【降压功效】黑木耳属于高钾菌类食材，对于食盐敏感性高血压患者有较好的食疗作用。在平时适当吃一些，不仅有利于身体健康，其中丰富的维生素K和黑木耳多糖成分，还具有较强的抗凝作用，能够降低血液黏稠度，预防高血压、动脉硬化、脑血栓等心脑血管疾病的发生。

【食用建议】黑木耳具有润肠补脾、益气养血、增强免疫、排毒等功效，适合便秘、肥胖、贫血、免疫力低下的人群食用。另外，本品当中微量元素种类丰富，尤其是维生素E含量较高，具有美容养颜的作用。不过正由于黑木耳的抗凝效果较好，一些伴有凝血功能障碍或有出血性疾病的患者，应避免过多食用。

【选购保存】挑选时应以正面为黑褐色，背面为灰白色的木耳为佳，同样大小的木耳，质量较轻的为优质。在储存时，如果是家里的干木耳，可以用保鲜袋封起来，放在阴凉避光处；如果是泡发的黑木耳，不建议隔夜食用，且应在烹饪前4小时进行洗净泡发，这样才能保留食材较好的口感和营养价值。

葱烧黑木耳

【材料】

木耳50克，红甜椒1块，葱1棵，大蒜4瓣，食用油、酱油适量，盐少许。

【做法】

1.黑木耳提前泡发，洗去内部杂质；红甜椒、葱、蒜清洗净备用。

2.红甜椒切小块，葱切2厘米长段，大蒜切薄片。

3.热锅凉油，放入葱蒜爆出香味，倒入适量酱油，接着将木耳放入锅中，软化倒半碗水，转小火，盖盖子焖5分钟。

4.待汤汁减少，将红甜椒块入锅，酌情加盐，翻炒1分钟即可出锅享用。

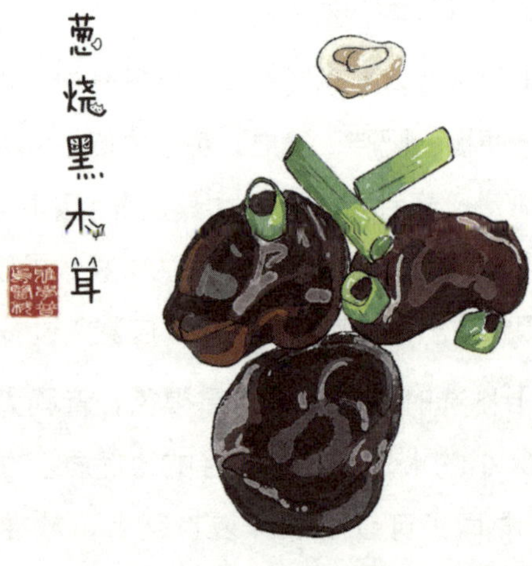

（十一）韭菜

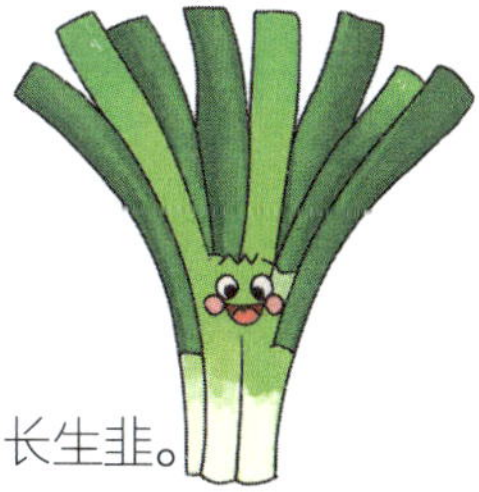

【别名】丰本、起阳草、草钟乳、长生韭。

【性味归经】辛、甘，温，入肝、胃、肾经。

【营养成分】膳食纤维、钾、镁、胡萝卜素等。

【每日食用量】100克。

【降压功效】韭菜中不仅含钾量高，而且还包含硫化物，具有降血脂、扩张血管的作用，经常食用对患有高血压以及心脑血管疾病的人群都有不错的效果。另外，韭菜中的膳食纤维较为丰富，在人体代谢中可以起到吸附油脂，降低血脂的作用，在预防高血压并发症上能够发挥食疗效果。

【食用建议】韭菜性温，自古以来被民间作为药食同源的食材，具有补肾助阳、增强食欲、润肠通便的作用，对于消化功能紊乱、经常手足冰冷、血液循环不畅的人群，是较好的日用食材。但热性体质的人应尽量少食用本品，例如患有口腔溃疡、胃食管反流、扁桃体炎、中耳炎相关疾病的人群，在食用后可能会造成病情加重，出现不良反应。

【选购保存】挑选韭菜应以看颜色为主，嫩绿色的韭菜较为新鲜，口感脆嫩，而深绿色则品质较老，口感较差，不建议购买。在储存时，可以将韭菜烂叶摘掉后，洗净晾干，装入保鲜袋中封口，放入冰箱最多可以保存5～7天。

韭菜蒸饺

【材料】

面粉400克，韭菜100克，白粉丝100克，鸡蛋3个，盐、胡椒粉、姜粉、糖、鸡精、香油各适量。

【做法】

1.面粉加入适量的冷水，和成面团，醒置备用。

2.鸡蛋打散，在锅中炒熟，韭菜洗净切碎备用。

3.粉丝在沸水中浸泡至柔软，捞出沥干水分切碎。

4.将所有食材倒入盆中，加入剩余调味料搅拌均匀，面团揉均匀搓条再切成小剂子擀平，把韭菜馅包入其中。

5.蒸锅中水烧开，把饺子放入大火蒸制15～20分钟即可。

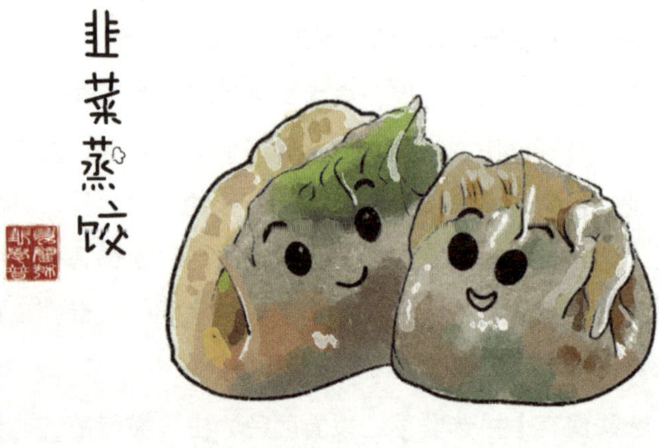

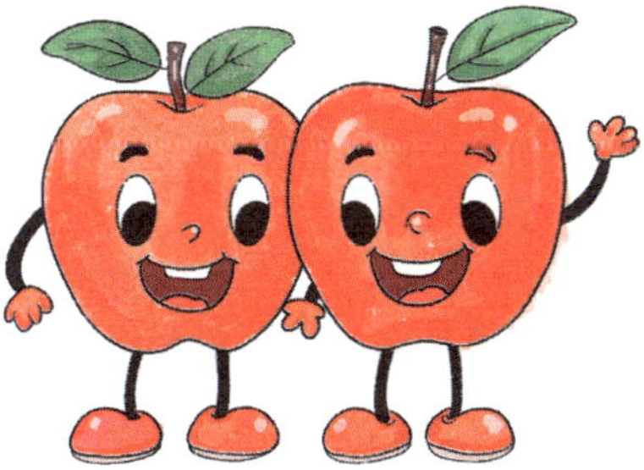

（十二）苹果

【别名】频果、嘎啦、黄元帅。

【性味归经】甘、酸，平，入脾、胃、大肠经。

【营养成分】膳食纤维、维生素A、维生素C、苹果酸等。

【每日食用量】100克。

【降压功效】大量的钾离子就藏在我们常吃的苹果中，它能促使体内的钠从尿液中排出，预防水肿发生，降低血压。而果肉中的膳食纤维又能够帮助身体加快脂质代谢，有效减少我们身体的胆固醇含量，用血脂的稳定来帮助血压的下降。

【食用建议】苹果中含有大量纤维素，常吃可以减少肠道内的胆固醇，缩短排便时间；其内含抗氧化物质黄酮，对于癌症有一定的预防作用，维生素C缺乏症患者也可以适当食用。但苹果味酸甜，患有溃疡性结肠炎和糖尿病的人群应尽量少吃。

【选购保存】苹果要挑选红色占比较多、带条纹、果皮颜色分布均匀且个头适中的，可放在阴凉干燥处保存5～7天，也可套上塑料袋放入冰箱冷藏，最多可放置15天。

苹果胡萝卜汁

【材料】

苹果1个，胡萝卜1根，纯净水适量。

【做法】

1.将苹果洗净，去核去皮，切成小丁。

2.胡萝卜削皮，切成小块备用。

3.将所有食材放入料理机中，加入适量纯净水，切换到榨汁功能，搅打3分钟即可饮用。

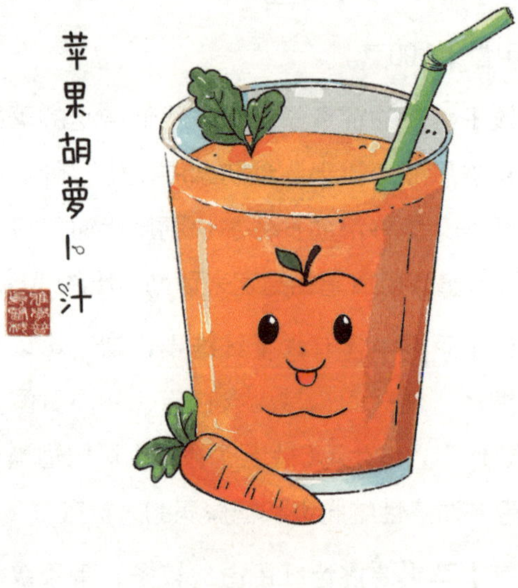

（十三）番石榴

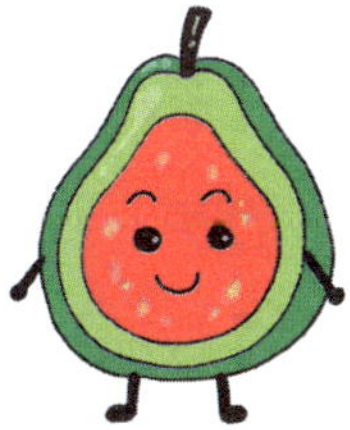

【别名】鸡矢果、番稔、胶子果、芭乐。

【性味归经】甘、涩，平，入脾、胃、大肠经。

【营养成分】维生素A、维生素C、钾、钠等。

【每日食用量】100克。

【降压功效】番石榴营养价值较高，内含丰富的矿物质元素和多种维生素，促进人体氮氧化物形成，使血管得到扩张，血压降低。其中的钾元素能够保护心肌，预防心肌问题、冠状动脉硬化、高血压、脑血管疾病等等。

【食用建议】本品具有健胃、提神、补血的效果，适合脾胃气虚，肠胃湿热的人群，其中膳食纤维含量多，有助于消食、维持正常肠道菌群的作用。在抗氧化方面，番石榴能增加皮肤对紫外线的抵抗力，防止雀斑以及黑斑的形成。但如果患者有消化性溃疡、便秘、胃出血等相关疾病，则应停止食用。

【选购保存】优质番石榴的果皮清香，一般为绿色，果肉较为细腻且多汁，如果是成熟的果实，其表皮会由绿色逐步转变为黄绿色，稍微捏一下，会有凹陷，尽量不要选择太硬的番石榴购买，此时多数还未成熟。在储存时，我们可将番石榴放到阴凉避光出储存即可，或者用一层纸将水果包好放进冰箱冷藏亦可，储藏尽量不超过3天。

胡萝卜番石榴汁

【材料】

胡萝卜半个，番石榴1个，纯净水适量，蜂蜜少许。

【做法】

1.胡萝卜洗干净削皮，擦干水，切小块备用。

2.番石榴洗净削皮，切小块备用。

3.将食材放入榨汁机，倒入矿泉水，充分搅打3分钟。

4.最后用筛网过滤，倒入杯中，放入少许蜂蜜调味，即可饮用。

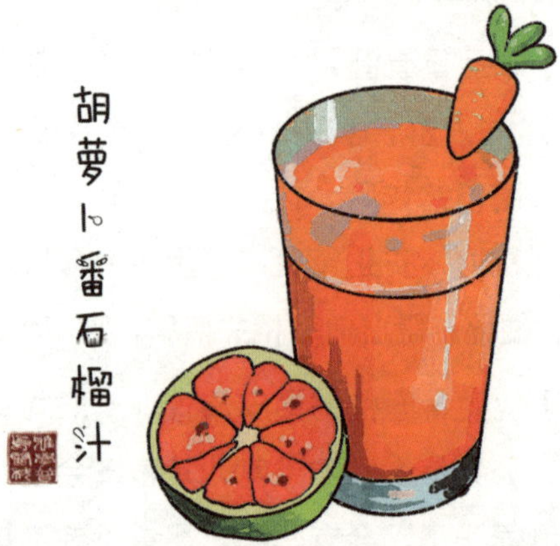

（十四）蓝莓

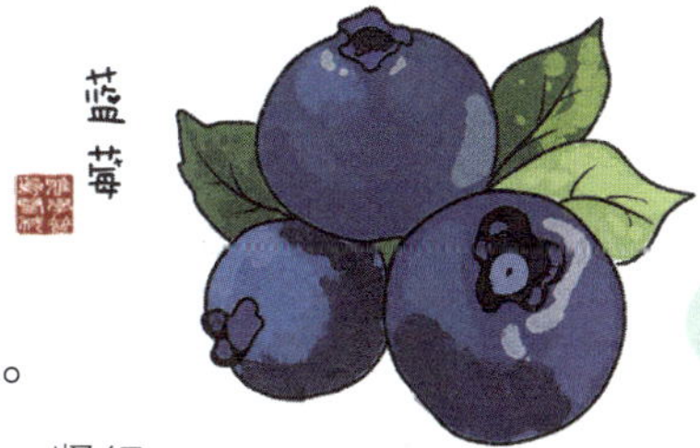

【别名】笃柿、都柿、甸果。

【性味归经】甘，平，入肝、肾经。

【营养成分】花青素、维生素E、维生素K、叶酸等。

【每日食用量】80克。

【降压功效】蓝莓的降压功效主要是因为其中的黄酮类物质，适量摄入则有降低血压、预防动脉硬化、防止胆固醇聚积等效果。果皮中的花青素抗氧化性较强，在抑制血小板聚集、预防人脑病变中，都具有一定的效果，同时也可对初期的癌细胞起到抑制作用。另一方面，本品中果胶含量丰富，能通过与消化道中的胆固醇结合来改善人体的脂质代谢，提高心血管健康水平。

【食用建议】蓝莓中的花青素能改善眼部的微血管循环，活化视网膜功能，适合视网膜病变的老年人群食用，能有效缓解眼睛疲劳、增强视力等等。但蓝莓中的草酸含量较多，不仅影响人体对钙的吸收，还容易产生结晶现象，故有肾脏或胆囊问题的人应该谨慎摄入。

【选购保存】挑选应以颜色紫黑、大小均匀无破损、无酸涩发酵气味、果皮紧实者为佳，如果在购买时蓝莓表面有一层白色果霜，属于正常现象，可放心购买。在储存时，应保持环境干燥，可用擦干的保鲜盒密封，放入冰箱冷藏，3天内食用口感最佳，最多可存放5天。

蓝莓沙拉

【材料】

牛菜6片，圣女果10颗，苦菊50克，黄瓜半根，熟鸡蛋1个，蓝莓20颗，沙拉酱适量。

【做法】

1.将所有食材洗干净，晾干水分备用。

2.把生菜撕成小块，苦菊切段，圣女果对半切开，熟鸡蛋剥皮切成小块，黄瓜切片。

3.把所有食材装入盘中混合，然后放入沙拉酱搅拌均匀，撒上蓝莓即可。

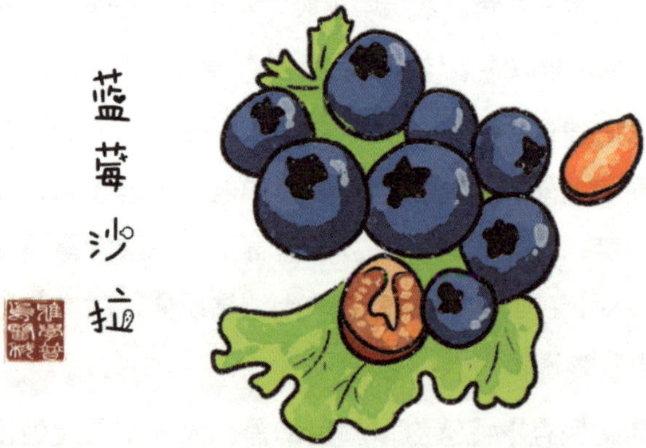

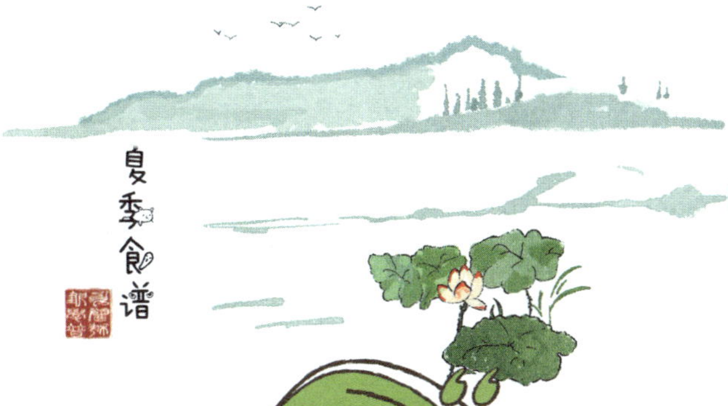

二、夏季食谱篇——醒脾消暑，清火降压

夏季是一年中人体代谢最旺盛的季节，炎热的气候不仅让我们出现食欲不振、出汗过多、头昏脑胀等身体上的不适，人的情绪往往也受到影响，变得急躁易怒。这是由于夏季暑热之邪肆虐，侵扰心神之后，心火旺盛所致。尤其是患有高血压病的中老年人群，如果情绪波动太大，非常容易导致血压升高、心律失常，甚至猝死等现象的发生。中医学认为，夏季多火热，心气旺盛，因此在饮食方面宜清补，口味清淡，少食油腻、难消化的食物，应食清暑解热、生津止渴之品，例如各种蔬菜、瓜果等等，一方面可解暑气，清心热，消除心身上的各种不适；另一方面，还能够补充因出汗而损耗的大量体液，降低血液黏稠度，缓解血管压力，预防高血压带来的种种风险。

（一）空心菜

空心菜

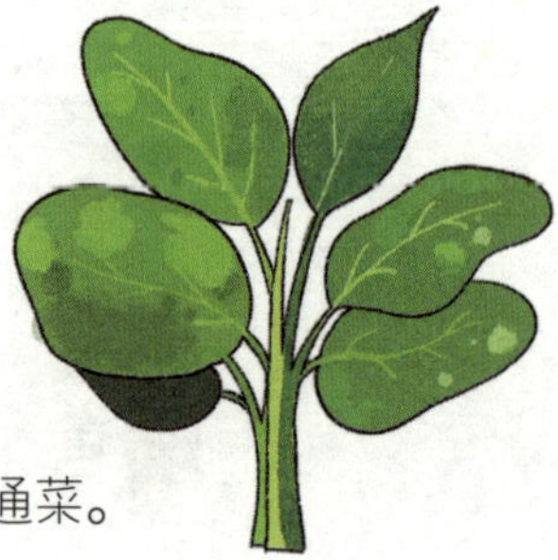

【别名】蕹菜、竹叶菜、无心菜、通菜。

【性味归经】甘，寒，入肝、胆经。

【营养成分】维生素A、维生素B_1、钙、烟酸等。

【每日食用量】100克。

【降压功效】空心菜中钙质含量高，能够调节血脂、预防血栓，起到保护血管、扩张血管的作用。同时，本品含钾丰富，每100克空心菜可提取出115毫克钾元素，对于平时进食食盐较多、体内钠元素偏高的高血压患者非常友好。

【食用建议】空心菜有“绿色精灵”之称，其所含的叶绿素成分，可清洁牙齿，去除口臭，养护皮肤；其所含的烟酸、维生素C，在降低胆固醇、甘油三酯方面同样具有良好的功效，另外，在减肥时，本品也是配餐的首选。但空心菜本身性寒，故脾胃虚寒，平时经常腹泻、腹胀、消化不良的人群不建议多食。

【选购保存】叶子嫩绿完整、茎管较细者为佳，挑选时应注意有无黄叶或破损，茎管是否清脆，表面是否有黄斑。储存可选择常温或冷藏，在阴凉通风的地方常温可保存3天，用保鲜膜包裹冷藏可储存5～7天。

空心菜炒肉丝

【材料】

空心菜梗200克，里脊肉100克，蒜4瓣，玉米淀粉30克，料酒15克，食用油、盐、生抽、胡椒粉各适量。

【做法】

1.空心菜洗净切小段，蒜切片备用。

2.里脊肉洗净切丝，放入碗中，加生抽、料酒、玉米淀粉、食用油拌匀，腌制5分钟。

3.锅中倒油，下入肉丝炒至变色，捞出盛入盘。

4.热锅倒油，将蒜片爆香，加入空心菜炒至变色，倒入肉丝翻炒均匀，放入适量盐、胡椒粉调味，装盘即食。

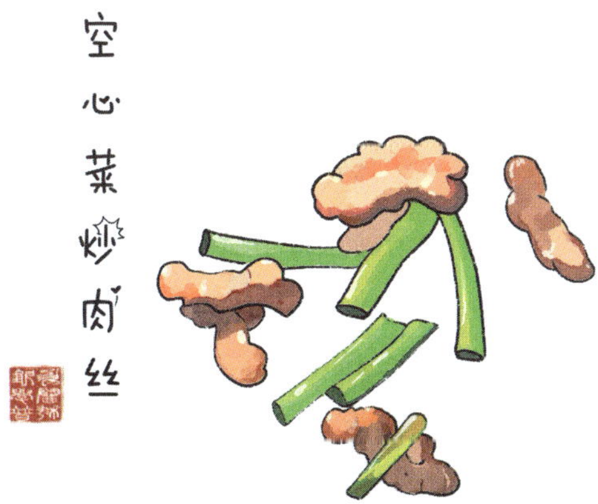

（二）芹菜

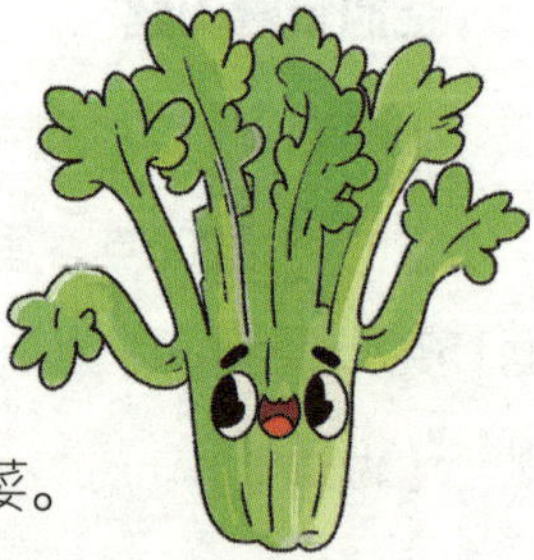

【别名】旱芹、香芹、蒲芹、野芫荽。

【性味归经】甘，凉，入肝、胃、肺经。

【营养成分】膳食纤维、胡萝卜素、维生素E等。

【每日食用量】150克。

【降压功效】芹菜中钾元素含量丰富，具有很强的利尿作用，常被人们称为“天然利尿剂”，且包含丰富的纤维素，能够减缓人体消化道对碳水化合物的分解和吸收，对糖尿病合并高血压的人群也有一定的食疗作用。

【食用建议】芹菜具有平肝降压、清热祛风、润肺止咳等功效。其所含的有效成分能够抑制血管平滑肌细胞增殖，预防动脉粥样硬化。其中的膳食纤维，在肠道内消化时，会产生抗氧化剂，可抑制肠内细菌增殖。如果将芹菜在口中咀嚼，还可杀灭口腔细菌，起到防龋固齿的作用。但需注意，脾胃虚寒的人群还需谨慎食用，过量食用芹菜则会导致寒气聚积，加重腹泻、腹痛病情的出现。

【选购保存】芹菜在选购时，应挑选叶柄厚、茎部呈圆形、内侧微向内凹、梗短粗壮、菜叶翠绿的。储存时可用保鲜膜将芹菜茎叶包裹紧实，根部朝下，竖直放入清水盆中，可保存5～7天。

白果西芹

【材料】

西芹250克，白果80克，盐、食用油、白糖、味精、水淀粉各适量。

【做法】

1.西芹洗净，斜刀切成片，白果冲洗干净备用。

2.锅中烧水，放入西芹、白果，加少许油盐，焯1分钟左右捞出。

3.炒锅倒油，放入西芹和白果，翻炒均匀，加少许热水。

4.最后加盐、白糖、味精调味，淋入少许水淀粉，翻炒片刻即可出锅。

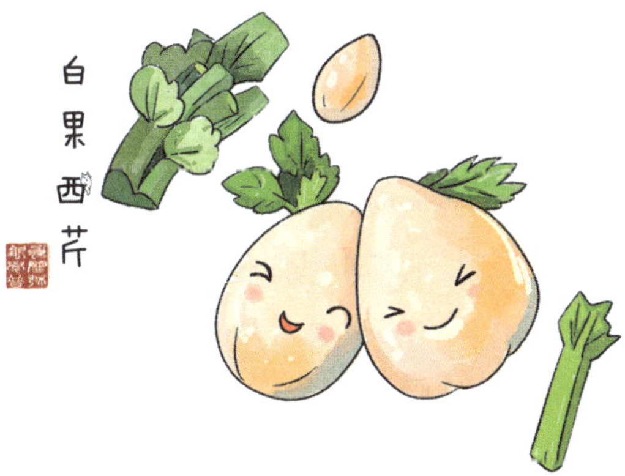

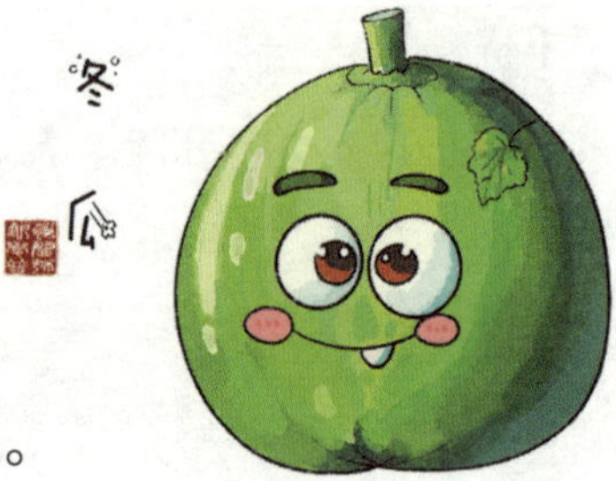

（三）冬瓜

【别名】枕瓜、白瓜、广瓜。

【性味归经】甘，寒，入肺、胃、大肠、小肠经。

【营养成分】视黄醇、钾、钙、维生素C等。

【每日食用量】200克。

【降压功效】冬瓜属于钠含量较低的蔬菜，且每100克中含有钾元素75mg，能够通过利尿的方式减少血容量，从而降低血压，对于患有高血压、肾病、水肿的人群尤为适合。

【食用建议】冬瓜具有清热解毒、生津润肺、利水消肿、排脓的功效，夏季进食些冬瓜，不但消暑解渴、利尿生津，还可使人免生疔疮。冬瓜中含有多种维生素和人体所必需的微量元素，可调节人体的代谢平衡，抑制糖类转化为脂肪，对防止人体发胖具有重要意义。不过本品作为寒性蔬菜，脾胃虚弱、肾脏虚寒、久病泄泻、阳虚肢冷者，还是应当慎重食用，以免加重病情。

【选购保存】墨绿色、瓜肉较硬的冬瓜口感好、肉质厚，尽量选择表面光滑，没有坑的完整冬瓜。储存时可放在阴凉通风处，垫上木板，便可贮存2~3个月。已被切片的冬瓜，可取料理薄膜紧贴在切面上，再放在避光干燥通风处，在3~5天食用完毕。

瘦肉冬瓜汤

【材料】

冬瓜300克，猪瘦肉100克，淀粉10克，料酒10克，葱、姜各15克，食用油、生抽、白胡椒粉、盐、鸡精各适量。

【做法】

1.猪肉洗干净切成薄片，加入料酒、生抽、白胡椒、盐以及适量的食用油和红薯淀粉抓拌均匀，腌制备用。

2.冬瓜削皮洗干净，切成薄片，葱姜切末。

3.锅中热油，下入葱姜炒香，加入冬瓜翻炒几下，倒入开水煮开，下入肉片。

4.最后放入盐和鸡精调味，盛入碗中，撒上葱花即可。

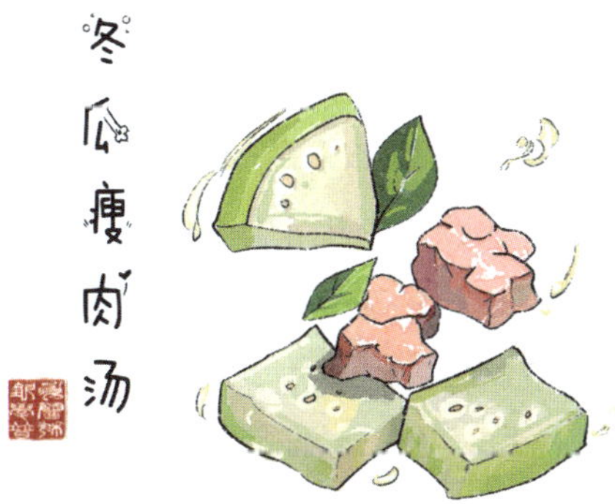

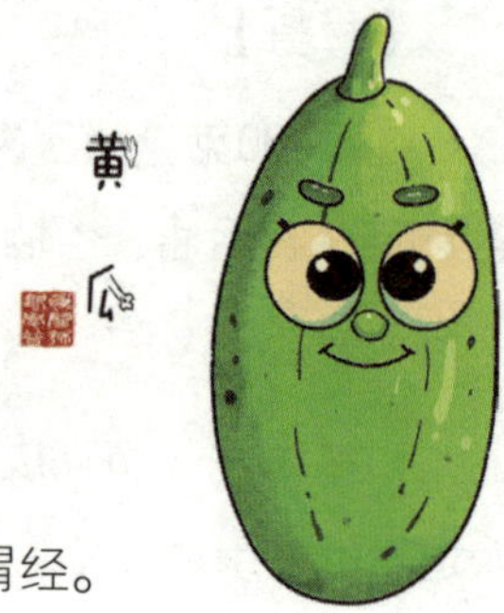

（四）黄瓜

【别名】王瓜、青瓜、勤瓜、唐瓜。

【性味归经】甘，凉，入肺、脾、胃经。

【营养成分】氨基酸、维生素B_2、维生素C等。

【每日食用量】150克。

【降压功效】高血压人群在夏季应适当食用黄瓜，因为黄瓜皮中所含的钾、异槲皮苷，有较好的利尿作用，可起到辅助降血压的功效。同时，黄瓜所含的丙醇二酸有利于减少脂肪堆积，防止肥胖发生，从而减少心血管疾病的风险。

【食用建议】黄瓜具有清热除湿、利尿解毒、健胃降脂之功效。其果肉中的维生素B以及尾部的苦味素，能够安神定志，对维持神经系统的平衡具有一定作用。黄瓜含有丰富的膳食纤维，能促进胃肠蠕动，加速体内毒物的排泄，并且预防便秘。因黄瓜性凉，肺寒咳嗽、脾胃虚寒者都应少吃，过量食用则易致腹痛腹泻。

【选购保存】选择应以直挺鲜嫩、顶花带刺、无烂伤者为佳，表皮有较为密集的小刺属于正常现象，说明黄瓜较为新鲜。在存放时，将黄瓜表面的水分擦干，放入密封保鲜袋中，封好袋口后放入冰箱冷藏即可，3～5天内食用完毕。

酱黄瓜

【材料】

黄瓜2根，蒜5瓣，红辣椒2根，姜4片，八角、花椒少许，生抽150毫升，盐、白糖、陈醋各适量。

【做法】

1.将黄瓜切段，放入盆中，加3勺盐腌制两小时，然后用清水洗净，控干水分备用。

2.大蒜切片，红辣椒切丝，生姜切末，其余作料均放入锅中烧开放凉。

3.选择一个可以密封的容器，将黄瓜、红辣椒、姜、蒜装入其中，倒入料汁，盖上盖冰箱冷藏腌制一晚即可。

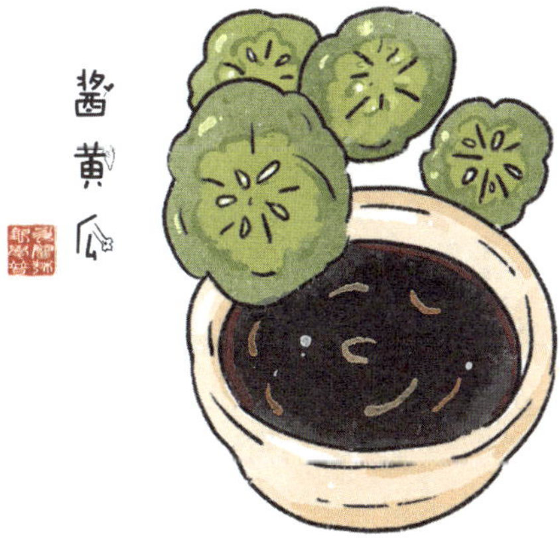

（五）马齿苋

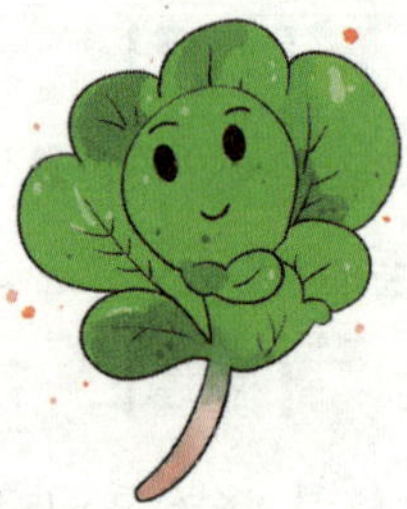

【别名】马齿草、五行草、马苋、长命菜。

【性味归经】甘、酸，寒，入心、肝、脾、大肠经。

【营养成分】膳食纤维、钾、钙、镁、磷等。

【每日食用量】50克。

【降压功效】马齿苋含钾量较高，利水消肿作用较强，在排尿的同时促进钠盐的排泄，降低血压。钾离子还可直接作用于血管壁上，阻止动脉管壁增厚，扩张血管，进一步使血压下降。马齿苋中的不饱和脂肪酸还能够抑制胆固醇和甘油三酯的合成，可以减少动脉硬化的发生，通过保护心血管，来达到预防高血压的效果。

【食用建议】本品为药食同源食材，具有清热解毒、消肿止痛、止泻止痢的功效，对肠炎痢疾等肠道疾病均有较好的食疗作用。另外，马齿苋性质偏寒，孕妇、脾胃虚寒、腹痛泄泻者应避免食用。

【选购保存】马齿苋以叶片厚实、水分充足、鲜嫩、肥厚、梗为赤色者为佳。储存时可用保鲜袋封起来，放入冰箱冷藏，5～7天内食用完毕，如果是干品，可装袋放在阴凉干燥处，保存半年。

凉拌马齿苋

【材料】

马齿苋200克，小米椒1颗，姜3片，蒜3瓣，食用油、盐、生抽各适量。

【做法】

1.将马齿苋择洗干净，切成长段，姜蒜切末，小米椒切圈备用。

2.马齿苋用开水焯2分钟，捞起沥干水分。

3.热锅放油，倒入切好的小米椒、姜、蒜爆香，加入生抽、盐搅拌均匀关火。

4.最后把调好的料汁倒入马齿苋中，拌匀装盘即可。

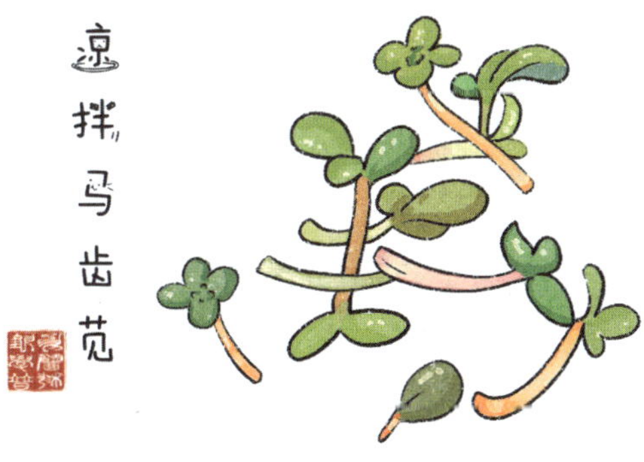

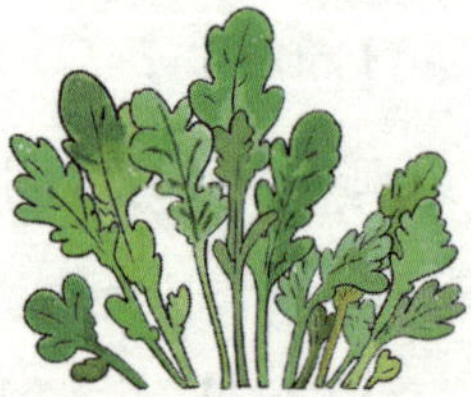

（六）茼蒿

【别名】蒿菜、塘蒿、菊花菜、蒿子秆、蒿子。

【性味归经】辛、甘，凉，入心、脾、胃经。

【营养成分】维生素A、黄酮、烟酸、钾。

【每日食用量】250克。

【降压功效】茼蒿中的挥发油香气浓郁，不仅能够醒脾开胃，还能缓解高血压患者头痛脑胀的症状，其所含的钾元素能促进钠离子排出体外，对于患高血压的人来说是最佳的食用蔬菜。此外，茼蒿中的叶绿素成分还能够清除体内多余胆固醇，有助于预防高血压、冠心病。

【食用建议】中医学认为，茼蒿能够缩尿止遗、平肝补肾、行气消痰，对心慌胸闷、失眠多梦、烦躁不安、痰多咳嗽、胃脘胀痛、夜尿频多等症都有很好的食疗作用。另外，茼蒿中富含铁、钙等微量元素，可预防中老年人骨质疏松，促进生血。但茼蒿中的纤维素含量较高，患有胃肠道疾病，尤其是消化功能较弱、胃溃疡、脾胃阳虚的患者，要减少食用。

【选购保存】购买时应挑选叶片深绿、水嫩、茎部较短的茼蒿，避免选择叶片发黄甚至萎缩的。储存时可以将茼蒿先在通风处进行晾干，再用厨房用纸将蔬菜根部包裹紧实，放入保鲜袋中于冰箱冷藏，在3天内食用完毕。

茼蒿蒸菜

【材料】

茼蒿350克，玉米面70克，蒜4瓣，生抽、菜籽油、纯净水各适量。

【做法】

1.茼蒿去掉秆，保留带叶的上半部分，并用水洗净备用。

2.大蒜切末，与生抽混合制成蒜料汁。

3.取玉米面与茼蒿拌匀，加入适量的菜籽油和纯净水拌匀。

4.蒸锅屉上铺上垫布，放入拌好的茼蒿菜，大火蒸3～4分钟，蒸制期间可翻一遍菜，最后出锅装盘，浇入备好的蒜料汁，即可食用。

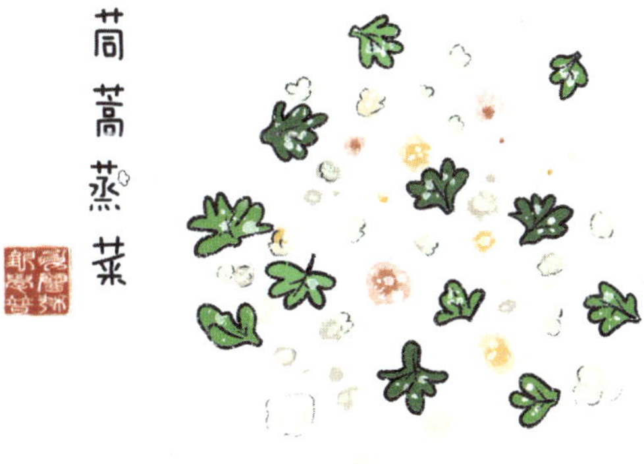

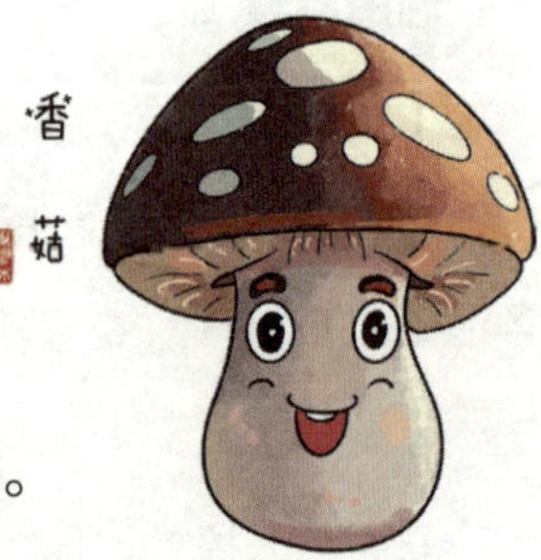

（七）香菇

【别名】香信、花菇、椎茸、厚菇。

【性味归经】甘，平，入肝、胃经。

【营养成分】叶酸、烟酸、核黄素、维生素D等。

【每日食用量】80克。

【降压功效】香菇中特有的物质香菇素，在研究中被发现能够促进胆固醇的分解与排泄，具有预防血管硬化、平衡动脉血压的功效，另外，香菇属于高钾低钠食品，适量食用能保护血管、降低血压。

【食用建议】香菇中含有多糖成分，能够调节人体免疫机能，延缓衰老，抑制癌细胞的发展，降低肿瘤的发病率，其还有补肝肾、健脾胃、抑制安神的功效，处于更年期的女性高血压患者可适当多摄入一些。但香菇内含嘌呤较高，痛风患者不宜食用，又因其是发物，平时患有皮肤病或过敏体质的人群也不推荐大量食用。

【选购保存】选购以气味香浓、肉质厚实、菌面平滑、大小适中、稍带白霜、菇褶紧实细白、菇柄短而粗壮、干燥不碎的为佳。在储存方面，干香菇需放在避光、干燥、低温、密封的环境中储存，新鲜的香菇可放入密封的保鲜袋中，放在冰箱里冷藏，最多可存放5～7天。

香菇滑鸡

【材料】

香菇100克，鸡腿肉200克，姜5片，蒜3瓣，葱花5克，辣椒10克，料酒20克，淀粉30克，食用油、生抽、蚝油、盐各适量。

【做法】

1.香菇去蒂洗净切成片，姜、蒜、辣椒切末，鸡腿肉剁成块加入生抽、盐、蚝油、料酒、淀粉腌制半个小时备用。

2.香菇水分控干后加入生抽拌匀，铺在盘底，再铺上腌好的鸡腿肉，撒上姜蒜末与辣椒末。

3.锅中放水，水开后大火蒸15分钟，将鸡腿肉与香菇拌匀，再蒸15分钟，撒上葱花，即可享用美味。

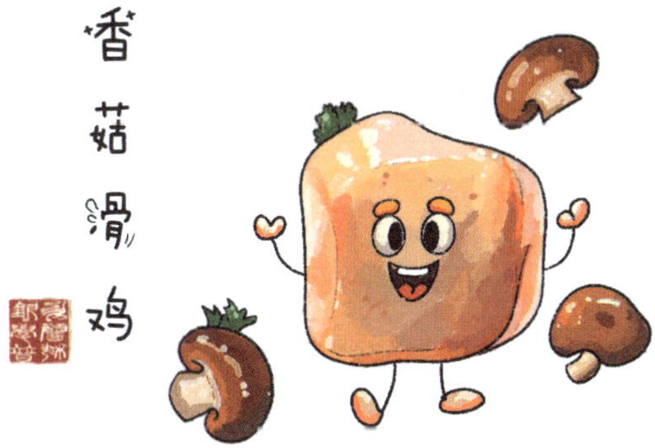

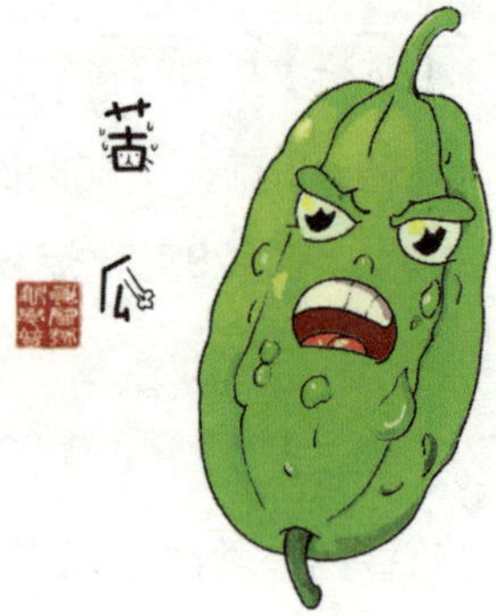

（八）苦瓜

【别名】癞瓜、红姑娘、凉瓜、红羊。

【性味归经】苦，寒，入心、脾、胃经。

【营养成分】膳食纤维、维生素C、胡萝卜素、脂蛋白等。

【每日食用量】150克。

【降压功效】由于苦瓜中含钾量高，故其良好的利尿作用，能够促进钠盐的排泄，从而达到调节血压的效果；另一方面，苦瓜属于热量较低的蔬菜，其所含的苦瓜素能减少肠壁对脂肪的吸收，达到减重降脂功效，非常适合肥胖型高血压患者食用。

【食用建议】苦瓜具有清热解暑、凉血利尿、明目解毒、解郁清心之功效，其有效成分还能刺激胰岛B细胞分泌胰岛素，对糖尿病患者来说是很好的保健食材。但由于苦瓜中含有奎宁的成分，过量食用会刺激子宫收缩，且对肠胃的刺激较明显，故孕妇和脾胃虚弱人群应尽量少食。

【选购保存】在挑选时可选择瓜肉饱满、纹路清晰、大小适中者，若颜色变黄或发红，说明苦瓜较老，最好不要购买。

苦瓜酿肉

【材料】

猪肉馅200克，苦瓜1根，鸡蛋1个，淀粉20克，姜4片，葱20克，菜籽油、生抽、料酒、盐各适量。

【做法】

1.苦瓜洗净，切段，掏空去籽去囊，葱、姜切末备用。

2.猪肉馅加入盐、鸡蛋打散，放入料酒、生抽、葱、姜末搅拌均匀。

3.烧一锅开水，加入少许菜籽油将苦瓜段焯水后捞备用。

4.把处理好的肉，放进苦瓜心，大火蒸制8分钟左右，撒上生抽，取出即食。

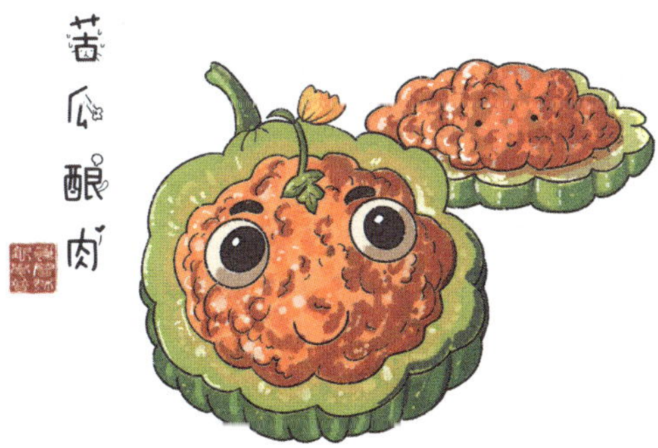

竹笋

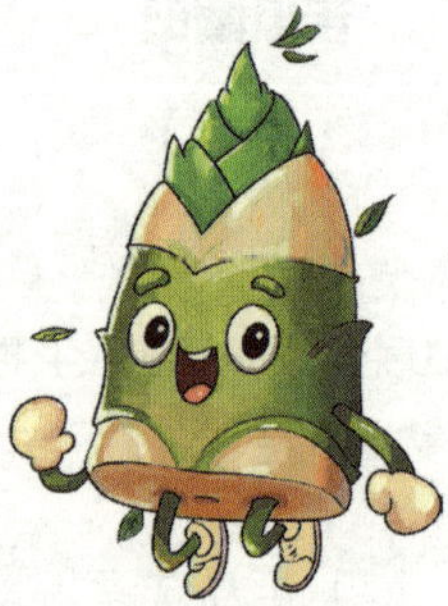

（九）竹笋

【别名】竹芽、冬笋、春笋、生笋。

【性味归经】甘，微寒，入胃、大肠经。

【营养成分】蛋白质、膳食纤维、维生素C等。

【每日食用量】60克。

【降压功效】竹笋具有低糖、低脂的特点，富含植物纤维，包含多种氨基酸，可促进体内多余脂肪的代谢，减缓消化道对葡萄糖的吸收，经常食用可有效降低高血压、糖尿病、高血脂的发病概率。

【食用建议】竹笋中的白色含氮物质，令其具有独特的清香，能够开胃、促消化、增进食欲，对于消化不良、胃口不好的人群，是不错的保健食材；其所含有的植物纤维可以促进胃肠蠕动，释放肠内压力，在调节便秘、预防肠癌方面有较好的食疗效果。但竹笋中还有大量的粗纤维和草酸，患有胃溃疡、胃出血、肝硬化、肾功能不全、尿路结石者，以及骨质疏松等钙质缺乏的人不宜多食，以免影响对钙元素的吸收。

【选购保存】笋壳颜色处于鲜黄与淡黄之间，且完整饱满光洁者质量较好，根部的红斑能证明其质地鲜嫩，节与节之间距离越近则肉质越嫩。在存放时，尽量不要给竹笋剥壳，否则会失去清香味，直接放在阴凉干燥处即可，一般可保存3~5天。

竹笋小炒肉

【材料】

猪瘦肉150克，竹笋200克，大蒜4瓣，红干椒3个，玉米淀粉20克，食用油、生抽、料酒、盐各适量。

【做法】

1.将猪瘦肉切片放入碗中，调入生抽、料酒、食用油、淀粉和少许盐，搅拌均匀，腌制15分钟。

2.竹笋洗净后切成斜段，大蒜去皮切碎，红辣椒剪成斜段备用。

3.锅中烧开水，放入竹笋焯烫3分钟，捞出沥干水分备用。

4.另起锅倒油，放入腌制好的肉片，炒至发白断生盛出。

5.锅中底油放入红干椒和蒜末，小火炒香，接着放入竹笋大火快速翻炒2分钟，加入少许生抽和盐翻炒均匀，最后把炒好的肉片倒入，翻炒片刻，即可出锅。

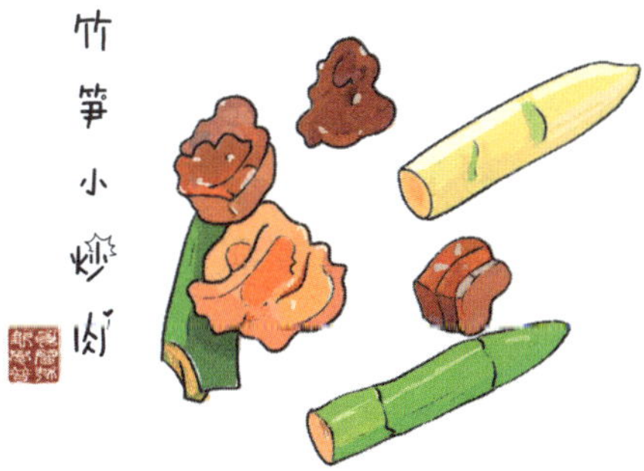

（十）马蹄

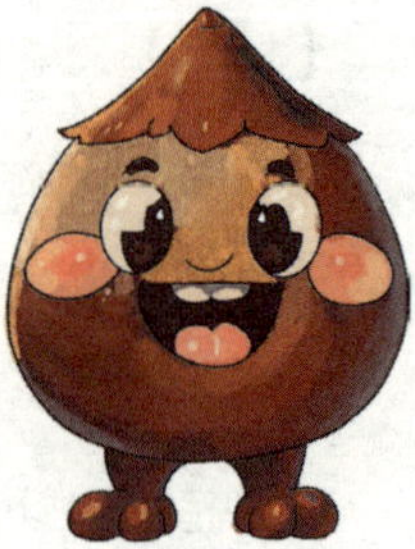

【别名】荸荠、乌芋、土栗、地栗。

【性味归经】甘，平，入肺、胃经。

【营养成分】钾、磷、胡萝卜素、维生素C等。

【每日食用量】150克。

【降压功效】马蹄中含有大量膳食纤维，能促进肠胃蠕动，改善脂质代谢，预防动脉内斑块形成，减少动脉硬化风险，防止高血压的发生；另外，马蹄还具有清热利尿等作用，通过促进钠的代谢，降低血压，尤其适合超重以及肥胖的高血压患者食用。

【食用建议】马蹄味甘性寒，是临床常用的药食同源食材，具有清热解毒、凉血生津、利尿通便的功效，可用于治疗咽痛、鼻出血、黄疸、痔疮、痢疾、便秘等疾病；马蹄中含有荸荠英等活性成分，可起到抗菌作用，对尿路感染也具有一定防治作用。但正因马蹄寒性较大，故脾胃虚寒、经期紊乱伴有手足冰冷、小腹部冷痛者不建议食用。

【选购保存】挑选马蹄应选个头较大、新鲜、表面不能有破损的，大的马蹄保存时间长，且表皮颜色红的口感稍好一些；如果马蹄内部果肉呈黄色，说明已经不新鲜了。在存储时，不可将马蹄置于塑料袋内，最好放在通风的竹筐中，放在冰箱的冷藏室里保存，可保存3~5天。

马蹄清炒虾仁

【材料】

马蹄5个，虾仁15只，葱、姜各15克，淀粉20克，料酒20毫升，食用油、糖、白胡椒粉、盐各少许。

【做法】

1.马蹄洗净去皮切片，在水中淘洗干净备用。

2.虾仁去除虾线，用姜片、料酒、白胡椒粉、淀粉抓匀腌制15分钟。

3.锅中倒油，放入葱姜末炒香，倒入马蹄炒至微微变黄，然后把虾仁倒入炒至变色，放少许盐、糖，翻炒均匀即可出锅。

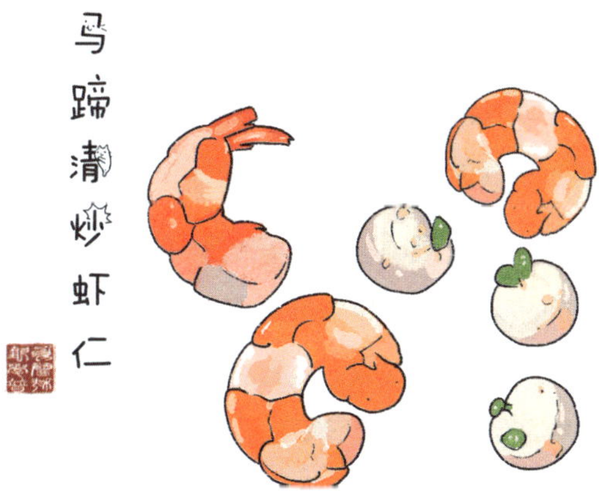

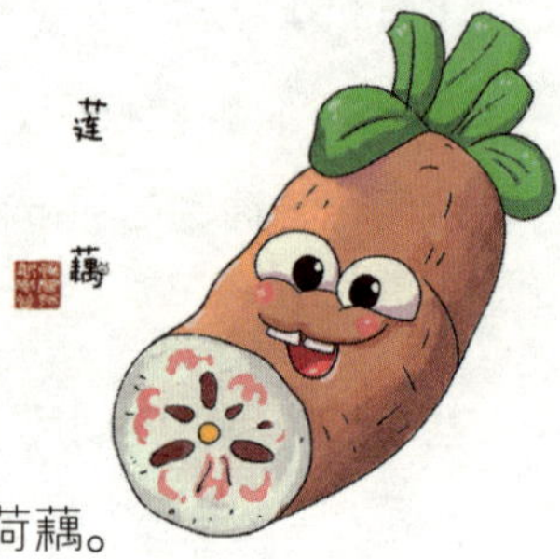

（十一）莲藕

【别名】玉玲珑、玉笋、莲菜、荷藕。

【性味归经】甘，寒，入心、肝、脾、胃经。

【营养成分】膳食纤维、钙、磷、铁等。

【每日食用量】100克。

【降压功效】莲藕能够清热消肿、凉血止血，具有很好的利尿作用，能够促进钠和尿酸盐的排出，进而达到降低血压的功效；同时，经常食用莲藕，能够降低体内尿酸含量，促进新陈代谢，对于预防和控制高血压并发痛风具有积极作用。

【食用建议】莲藕中含有丰富的黏液蛋白和膳食纤维，可通过与人体内胆酸盐和食物中的胆固醇、三酰甘油结合，促进肠道蠕动，进而减少脂类的吸收，是高脂血症人群的食疗佳品。另一方面，胃寒疼痛、消化不良、痛经属寒性者忌食本品，且需注意生藕忌食，因为莲藕的生长水域污染严重，藕皮表面带有姜片虫的幼虫，如大量生吃很可能使人患上姜片虫病。

【选购保存】藕茎短粗、外形饱满、孔大、带有湿泥土的莲藕口感鲜嫩味佳，但颜色过白者尽量不要购买。储存时可把莲藕整个放入密封保鲜袋中，置入冰箱冷藏，在7天之内食用完毕。

泡椒藕丁

【材料】

莲藕300克，泡椒5个，葱、蒜各15克，盐、油、剁椒各适量。

【做法】

1.莲藕洗净泥土并削皮，切丁后在盐水中浸泡半小时，葱、姜、泡椒洗净切末备用。

2.锅中放入适量水，烧开后把藕丁放去焯水1分钟，捞出备用。

3.锅中放油，油烧热把蒜和泡椒倒入爆香，接着加入焯好的藕丁，调入一勺剁辣椒和适量盐继续翻炒，最后加入少许清水和葱花翻炒均匀即可。

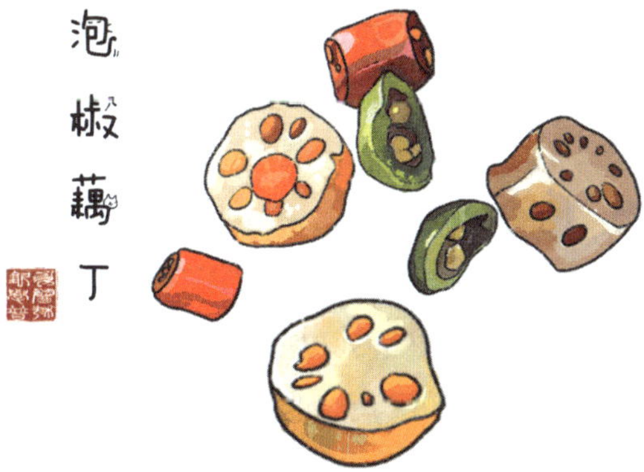

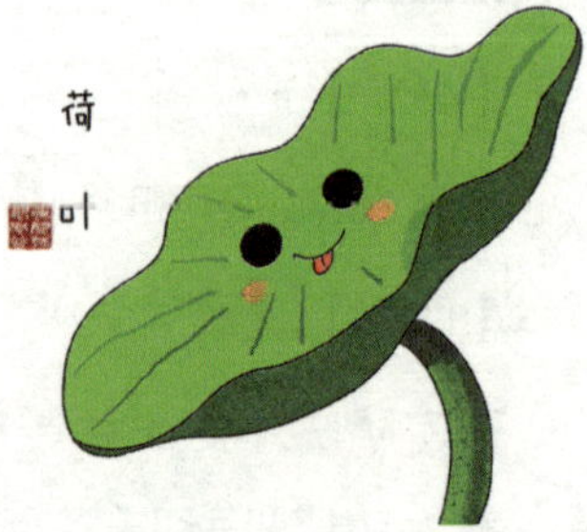

（十二）荷叶

【别名】莲叶、藕叶、芙蓉叶。

【性味归经】苦、辛、微涩，凉，归心、肝、脾经。

【营养成分】膳食纤维、维生素C、生物碱、黄酮等。

【每日食用量】30克。

【降压功效】现代药理研究表明，荷叶生物总碱具有降压、降血脂作用，荷叶中提取的荷叶碱能够扩张血管，调节血压，而其中的黄酮类物质，可清除自由基，可以增加冠脉流量，在保护心肌、预防心肌缺血方面起到重要作用，减少了高血压发病的概率。

【食用建议】荷叶具有清暑化湿、凉血止血、升发清阳、清肝火的功效，对于夏季烦热口渴、湿浊泄泻、血热出血等症状都有不错的效果，经常用干荷叶煮水喝还有通便的功效。但需注意，脾胃虚寒、气血虚弱、孕妇以及月经期间的女性应忌食荷叶，以免出现不适。

【选购保存】新鲜的荷叶，应以叶大、色绿、无斑点、无破损者为佳。储存时将本品放在阴凉、干燥、通风处即可，一般能够保鲜3～5天，也可将荷叶风干，放入罐中储存，保质期在1年左右。

荷叶尖香煎蛋饼

【材料】

鲜荷叶尖3张，鸡蛋3个，菜籽油、盐各适量。

【做法】

1.荷叶尖洗净，烧一锅水，水开放一小勺盐，下入荷叶翻烫2分钟后捞出，放到冷水里。

2.捞出荷叶，挤出多余水分，放菜板上切碎。

3.碗里打入三个鸡蛋，放入荷叶碎，搅拌均匀，放入一勺盐调味。

4.起锅烧油，油热倒入蔬菜鸡蛋液，中小火慢慢烙，待两面金黄，中间的蛋液全部烙熟，即可装盘享用。

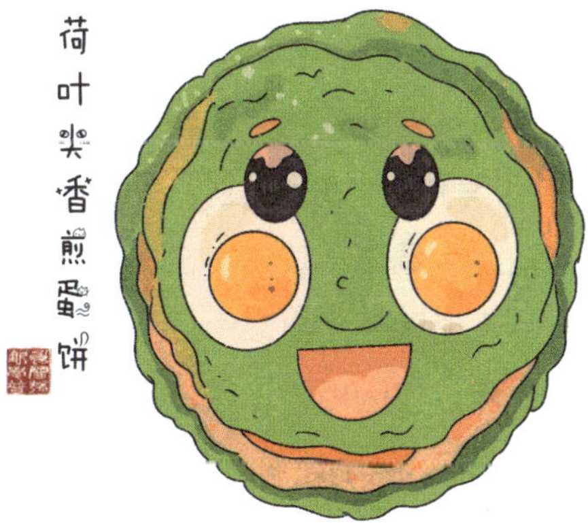

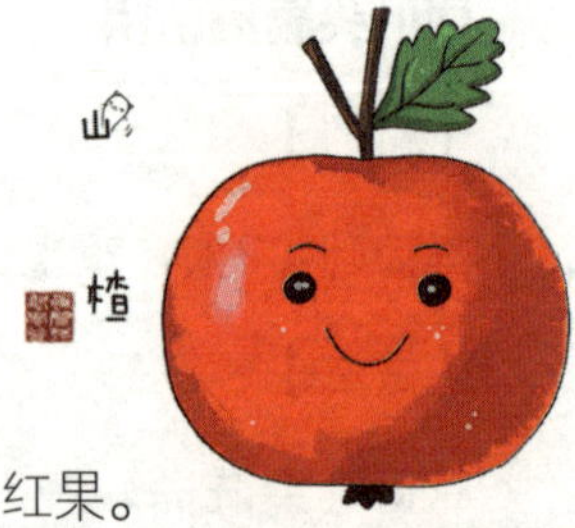

（十三）山楂

【别名】山里红、酸枣、酸里红、红果。

【性味归经】酸、甘，微温，入脾、胃、肝经。

【营养成分】胡萝卜素、维生素C、黄酮、钾等。

【每日食用量】30克。

【降压功效】山楂中含有丰富的山楂酸、柠檬酸，能够利尿、扩张血管、改善心肌供血，从而起到调节血压的作用。另外，山楂中含有的三萜类成分，具有显著的扩张血管及降压作用，也能够降低胆固醇含量，减少动脉粥样硬化发生率，预防高血压并发症的形成。

【食用建议】山楂富含多种有机酸，能增强胃中蛋白酶的活性，促进脂肪的消化，常用于健胃消食，对厌食及各类胃胀、腹痛等均有较好的调理功效。山楂还能提高血液中高密度脂蛋白浓度，有利于清除外周血液中过多的胆固醇，具有改善体内脂质代谢的作用。但因山楂性酸，患消化道溃疡和胃酸过多、脾胃虚弱、胃结石、气虚便溏者应慎食山楂。

【选购保存】购买山楂时应以果实正圆，表皮点少而光滑，果肉呈白、黄或红色，肉质绵软者为佳。储存时可将新鲜的山楂洗净，用保鲜袋密封包裹，放入冰箱冷藏，在5～7天内食用完毕。

苹果山楂糕

【材料】

山楂500克，苹果300克，黄冰糖适量。

【做法】

1.山楂洗净，去核去蒂切碎，苹果用盐搓洗干净，连皮切块备用。

2.切好的山楂和苹果一起倒入锅中，加入黄冰糖和清水，大火煮开，转中火煮10分钟左右，煮至苹果和山楂都软烂的程度。

3.将山楂、苹果连同汤汁倒入破壁机内，搅打成泥后，再倒入不粘锅中小火翻炒。

4.炒至果泥没有水分，不再流动，把果泥倒入准备好的碗中抹平，放置凉透自然凝固，即可切块食用。

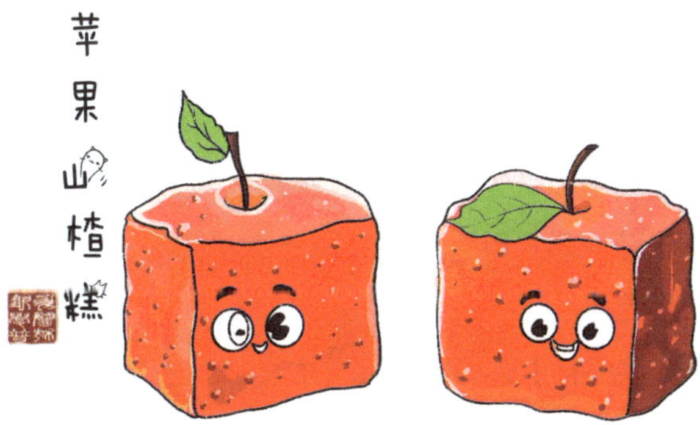

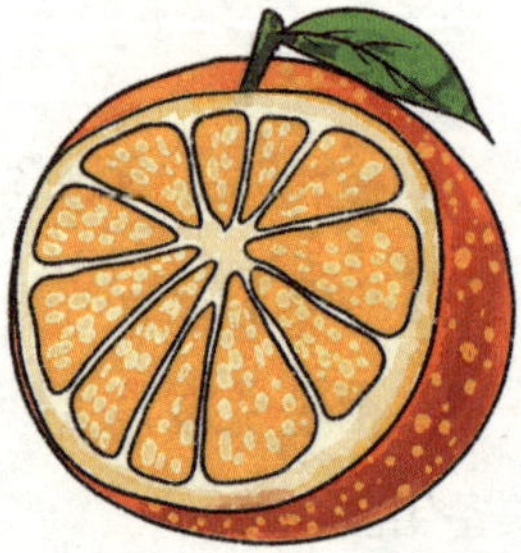

（十四）橙子

【别名】黄果、柑子、柳丁。

【性味归经】酸，寒，入肝、胃经。

【营养成分】膳食纤维、维生素C、维生素B、钙等。

【每日食用量】200克。

【降压功效】橙子富含钾、钙和维生素C，这几种营养成分能够加快脂质代谢，减少人体对外源性胆固醇吸收，促进废物的排出，对降低、调节血压具有明显效果。此外，橙皮苷还能扩张周围血管，对高血压起到防治作用。

【食用建议】橙皮中含有丰富的果胶，可加速肠道蠕动，减少人体对胆固醇的吸收；而且橙子还具有止咳化痰的功效，对患有咳嗽、支气管炎的人群具有较好的食疗作用；此外，橙子特有的气味可缓解压力及紧张情绪，经常食用有助维持大脑活力、提高思维敏锐度，缓解视疲劳。但由于橙子中的糖分含量较高，糖尿病人群应对摄入量进行严格把控，以免对病情产生不利影响。

【选购保存】选购橙子时应注意，表皮皮孔相对较多且具有弹性，用手摸起来相对粗糙者为新鲜优质的橙子，用白纸擦拭，纸颜色不会有变化。在存放时，利用常温保存法，将橙子放在通风干燥的地方，避免阳光直射和潮湿环境，可存放5～7天。

橙子蒸蛋

【材料】

橙子1个，鸡蛋2个，白砂糖20克。

【做法】

1.橙子洗净，果蒂往下大概1/4处切开，作为盖子。

2.果肉用铁勺挖出，用榨汁机或者直接挤出橙汁，打入2个鸡蛋，加入白砂糖搅匀。

3.蛋液倒入橙皮杯中，6分满即可，上锅中火蒸30分钟左右即可出锅。

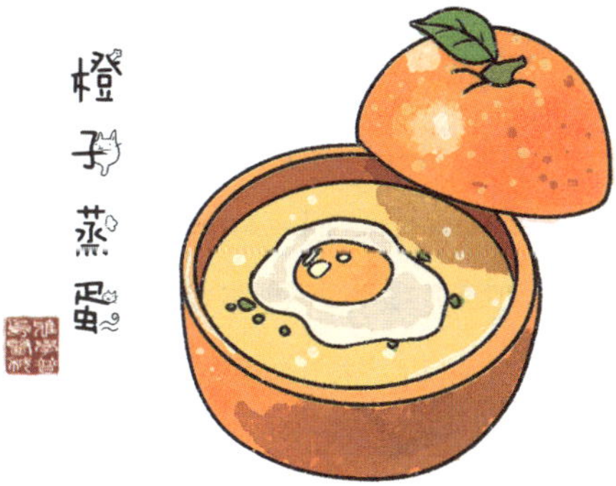

（十五）紫菜

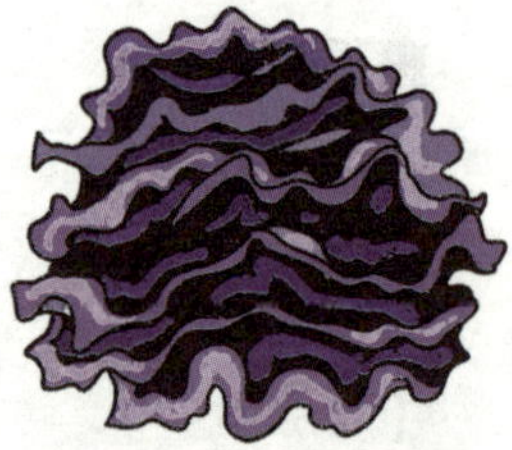

【别名】索菜、子菜、紫英、乌菜。

【性味归经】甘、咸，寒，入肺、脾、膀胱经。

【营养成分】蛋白质、胡萝卜素、核黄素、铁等。

【每日食用量】3克。

【降压功效】本品中大量的膳食纤维和钾元素，可以促进钠的排出，预防和治疗原发性高血压；紫菜的镁含量很高，能降低代谢不良引发的脂肪堆积、胆固醇聚集，稀释血液黏度，减轻心脏负担以及有害物质对血管的伤害，提高心血管的免疫力，降低血压、血脂。

【食用建议】紫菜具有化痰软坚、清热利水、补肾养心的功效，本品中的紫菜多糖在研究中应用广泛，具有增强免疫、抗衰老、抗癌、降糖等重要药理作用；另外，紫菜中钙、铁含量较高，对缺铁性贫血、骨质疏松等疾病都具有良好的食疗作用。在食用时需注意，紫菜一次性不能食用过多，尤其是脾胃虚弱者，切勿与柿子、橘子等富含鞣酸的水果共同食用，避免与钙离子结合，影响肠胃吸收。

【选购保存】紫菜以色泽紫红、无泥沙等杂质、干燥者为佳；反之品质则差。紫菜是风干的海产食品，容易返潮变质，应将其装入保鲜袋中置于低温干燥处进行储存，或放入冰箱中保存，可保持其营养和味道。

紫菜虾皮炒饭

【材料】

紫菜半张，虾皮20克，隔夜饭250克，小葱3棵。盐、鸡精各适量。

【做法】

1.隔夜米饭准备好，紫菜切末洗干净，小葱切好备用。

2.起油热锅，下入紫菜、虾皮，小火翻炒片刻，加入米饭，使所有食材充分混合均匀，中火，不停翻炒5分钟。

3.最后加入适量的盐和鸡精，翻炒均匀即可装盘。

紫菜虾皮炒饭

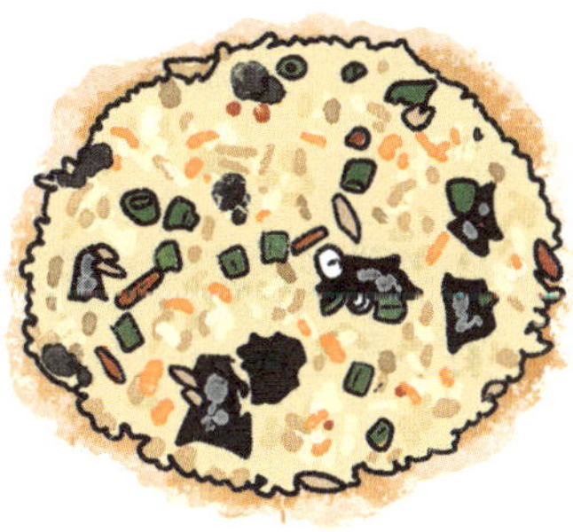

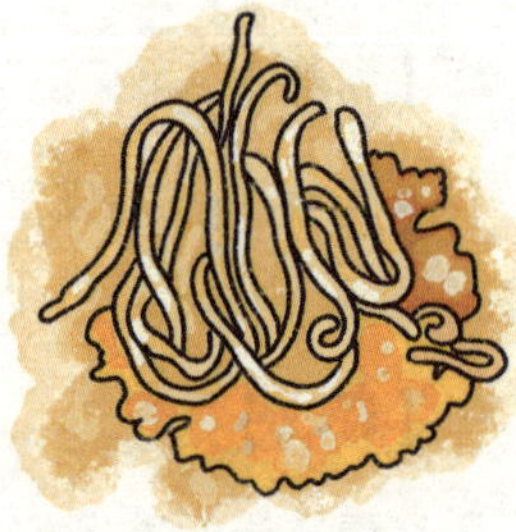

海蜇

（十六）海蜇

【别名】水母、石镜、蒲鱼。

【性味归经】咸，平，入肝、肾经。

【营养成分】蛋白质、钙、碘等。

【每日食用量】80克。

【降压功效】海蜇中含有类似于乙酰胆碱的物质，能扩张血管，因此具有降低血压的功效；另外，海蜇原液中具有甘露多糖胶质，对预防动脉粥样硬化有较好的食疗功效。而且海蜇是一种低脂肪、低热量、低糖食物，富含优质蛋白，非常适合高血压患者食用。

【食用建议】海蜇中的胶质丰富，该成分可清除肠胃毒素，保护人体健康。在中医学中，海蜇还能够清热化痰、行淤化积，对治疗气管炎、哮喘、腹胀满、胃溃疡、风湿性关节炎等疾病具有显著效果。但需注意，新鲜的海蜇皮往往有毒，需加工处理后食用；且海蜇皮中含碘丰富，甲状腺功能亢进患者应忌食。

【选购保存】选购海蜇时需注意，加工后的海蜇头和海蜇皮均以透亮鹅黄、具有脆韧性者为佳，色红、肉质发酥，并伴有臭味的海蜇，皆属变质品。在存放时，可以将切好的海蜇放入密封袋中，挤出空气后密封保存；也可以将海蜇放入冷冻盒中，注满清水后置于冷冻层保存。

菜心拌海蜇

【材料】

白菜心200克，海蜇150克，香葱3棵，蒜4瓣，香菜3棵，米醋，生抽，盐，香油各适量。

【做法】

1.白菜心洗净，横切细丝，海蜇皮用冷水浸泡2个小时，洗净后用开水烫一下，过凉后切丝。

2.香葱、蒜切末，香菜切段备用。

3.把所有食材放盆内，根据自己的口味，加适量盐、米醋、生抽拌匀，滴几滴香油即可。

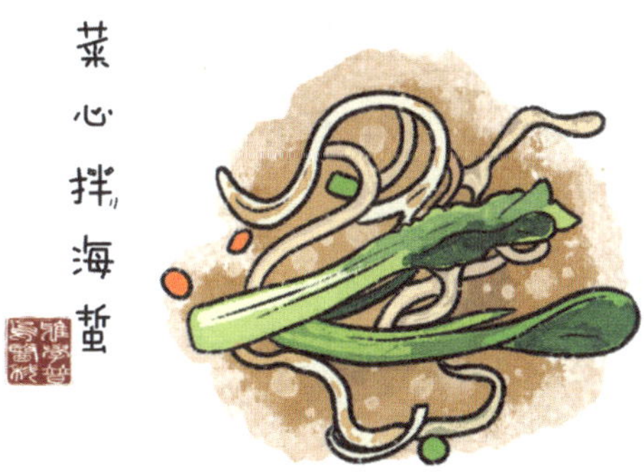

（十七）糙米

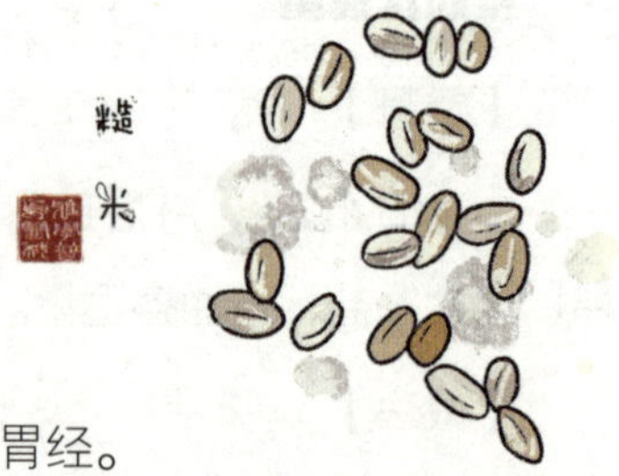

【别名】胚芽米、玄米。

【性味归经】甘，温，入脾、胃经。

【营养成分】维生素B、维生素E、钾、镁等。

【每日食用量】50克。

【降压功效】糙米中富含γ-氨基丁酸，该物质可抑制交感神经活动，增强肾脏功能，加快钠盐的代谢，从而有助于降低血压；此外，糙米最大的特点就是含有胚芽，当中维生素和纤维素的含量都很高，经常食用可预防脂肪和胆固醇堆积，减少动脉斑块形成的风险，预防高血压。

【食用建议】糙米胚芽中的维生素B和维生素E能够改善人体免疫功能，促进新陈代谢，还能舒缓情绪，处于更年期免疫力下降的女性可适量食用；另外，糙米中含有的矿物质种类丰富，有利于预防心血管疾病和缺铁性贫血。但由于糙米中含有的纤维素较多，能够促进肠胃蠕动，平时脾胃不和、经常腹泻的人群应减少食用。

【选购保存】外表色泽晶莹、颗粒均匀、无黄粒，闻起来有一股米的清香味，用手触摸后手上不油腻、无米粉，米粒不会被轻易捏碎，则为优质糙米。糙米宜放在干燥、密封效果好的容器内，并且在阴凉处保存，有条件的话，可以在盛有糙米的容器内放一小把花椒，防止糙米被虫蛀。

泡菜糙米炒饭

【材料】

糙米80克，鸡蛋1个，辣白菜50克，蒜蓉辣酱1勺，葱白20克，菜籽油、盐各适量。

【做法】

1.糙米洗净，提前泡半小时，焖煮成饭备用，辣白菜切段，保留汤汁，葱白切末。

2.热锅放入菜籽油，油热后放入鸡蛋，煎制定型盛出。

3.用煎蛋的余油爆香葱花，加入辣白菜和汤汁翻炒片刻，放入糙米，加入一勺蒜蓉辣酱和少许盐，翻炒均匀，即可出锅。

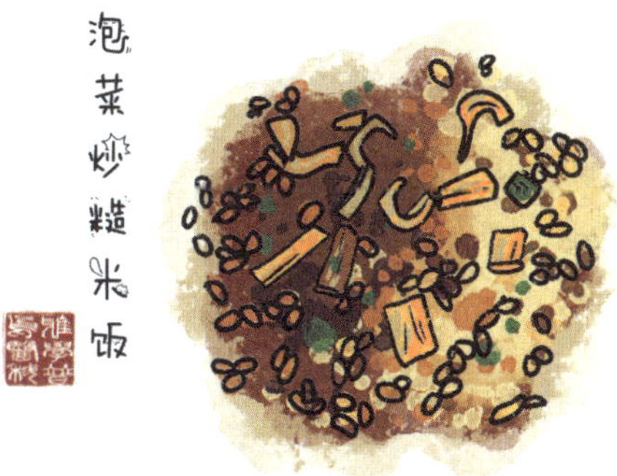

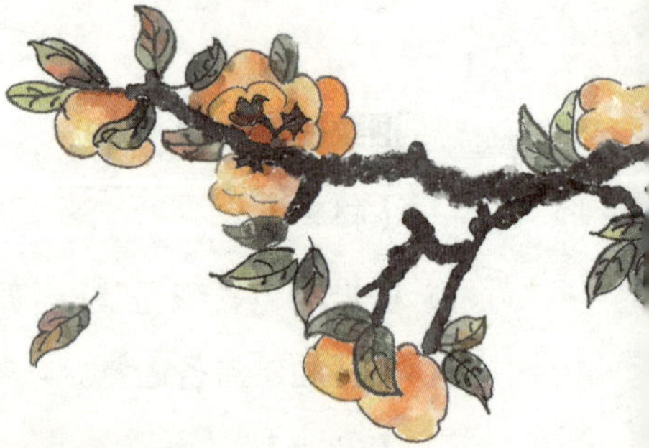

秋季食谱篇

三、秋季食谱篇——滋阴润燥，养肺生津

秋高气爽，天气转凉，很多人的食欲也逐渐旺盛起来，虽然在中国民间有“贴秋膘”的传统。可每餐食用鱼肉蛋奶，必定使得脾胃负担加重，进而引起消化不良、腹胀、腹泻等多种肠胃系统疾病。而秋季的另一个特点是干燥，其燥性极易伤阴，所以很多中老年人都容易出现便秘、口干、皮肤干燥等症状。故而，秋季饮食需在健运脾胃的同时，注重养阴润肺，以维持机体的正常运作。然而，高血压患者多属于阴虚体质，如果在秋季未得到及时的饮食调护，则易被燥邪侵扰，出现头晕、头痛、烦躁易怒、血压升高等阴虚阳亢的现象，对病情造成不良影响。因此我们建议，血压高人群可在入秋后，多食些银耳、百合、莲子等润燥生津之品，从而达到使身体阴阳平衡、血压长期稳定的健康状态。

（一）白萝卜

【别名】莱菔、菜头、芦菔、萝白。

【性味归经】甘、辛，凉，入脾、胃、肺、大肠经。

【营养成分】维生素C、木质素、钾、镁、钙等。

【每日食用量】200克。

【降压功效】白萝卜中含有丰富的钾元素，能促进钠盐排出，消除水肿，有效预防高血压；其中的香豆酸等活性成分，能够降低血糖、胆固醇，加速脂肪代谢，有利于保护血管内环境，进而预防冠心病、动脉硬化等疾病，防止血压升高。

【食用建议】白萝卜能够健脾养胃、滋阴润肺，是秋天必备的保健食品。白萝卜中的芥子油能促进胃肠蠕动，增进食欲，帮助消化；且本品所含热量较少，膳食纤维较多，吃后易产生饱腹感，对于血糖不稳定的患者控制进餐量有一定的帮助。但白萝卜属于产气食物，一次食用太多会导致胃肠积气，而且本品性凉，对于脾胃虚寒的患者，也应控制白萝卜的食用。

【选购保存】色泽嫩白、根须笔直、分量较重者为佳，表面捏起来比较硬实，则证明较为新鲜。储存时，可将白萝卜表面的水分擦干，装入保鲜袋中，放在冰箱冷藏，最多可保存7～10天。

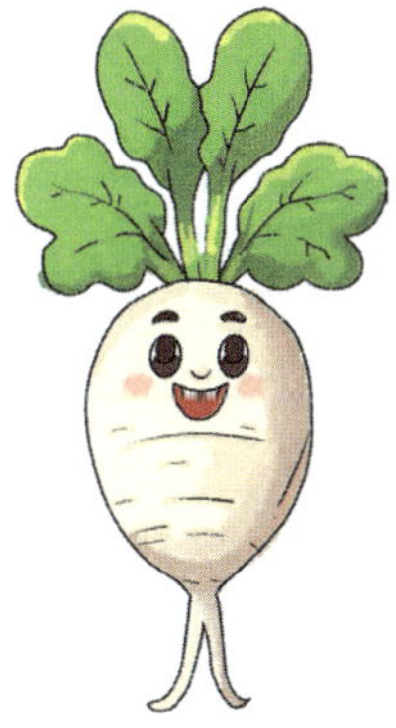

萝卜丸子汤

【材料】

萝卜400克，猪肉馅200克，姜4片，香菜3棵，鸡蛋1个，淀粉5克，盐、黑胡椒粉、料酒各适量。

【做法】

1.生姜切末，放入肉馅中，加入盐、黑胡椒粉、料酒、鸡蛋，顺时针方向搅至黏稠，然后加入淀粉，继续搅拌至上劲。

2.白萝卜洗净去皮，纵向切4块，再切成1毫米的薄片，香菜洗净切段。

3.锅中放适量水烧开，下入萝卜，快煮熟时用勺子把肉馅快速做成丸子，放入锅中。

4.大火煮开，撇去血沫，中火煮3分钟后放入盐调味，撒上香菜，即可关火盛出食用。

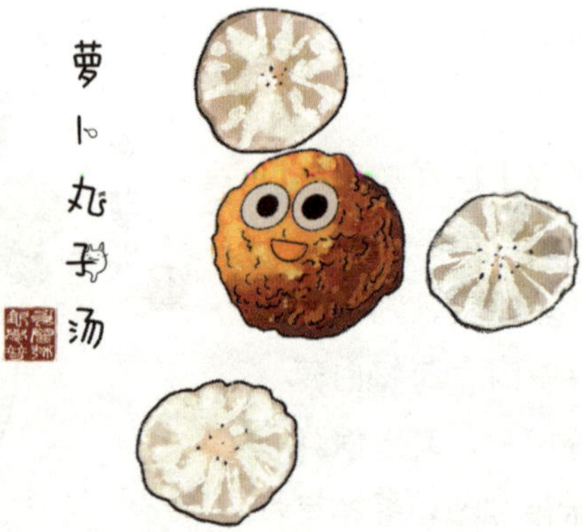

（二）银耳

【别名】白木耳、白耳、五鼎芝、桑鹅。

【性味归经】甘，平，入肺、脾、胃、肾经。

【营养成分】蛋白质、维生素A、钾、钙等。

【每日食用量】15克。

【降压功效】银耳中含有丰富的酸性多糖类物质，能够增强人体免疫力，激活淋巴细胞，兴奋骨髓造血功能，对高血压具有辅助治疗的作用。此外，银耳富含膳食纤维，是优质的低热量减肥食品，不仅有助于促进胃肠蠕动，而且能减少脂肪吸收，减少动脉斑块形成的风险，从而预防高血压。

【食用建议】银耳中的硒元素能够提高肝脏解毒的能力，改善肝脏功能，对辅助治疗老年人肺源性心脏病、慢性支气管炎等具有积极作用。另外，本品中含有大量维生素D，能够防止钙质的流失，可促进生长发育。但银耳性质偏寒凉，滋阴效果较强，故痰湿、湿热体质人群不宜多食。

【选购保存】质量好的银耳色泽淡黄，闻上去无异味，用清水泡发后内无杂质，大而松散，肉质肥厚，整体较为圆整，大而美观。在储存方面，干银耳的水分含量极低，装进保鲜袋在阴凉干燥处密封保存即可。

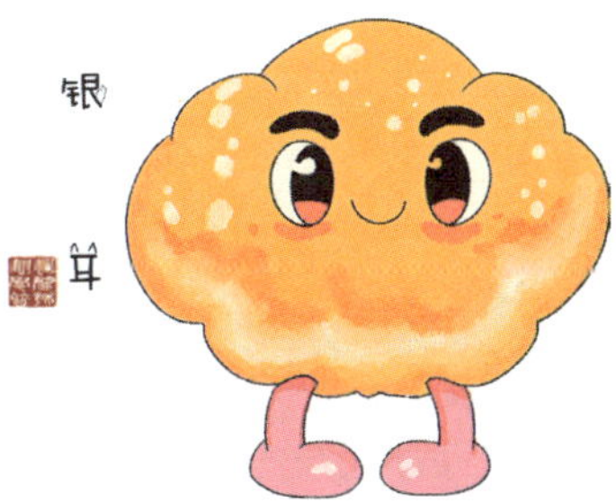

银耳羹

【材料】

银耳1/2块，红枣8个，冰糖适量。

【做法】

1.银耳提前用凉水泡发2小时，剪掉根部，并用小苏打把银耳搓洗干净，撕成小块备用。

2.红枣洗净，与银耳共同倒入锅中，加入6碗凉水，盖上锅盖大火煮开后，用筷子稍微搅拌，盖上盖继续中小火煮30分钟。

3.关火后加入冰糖，焖5分钟即可享用。

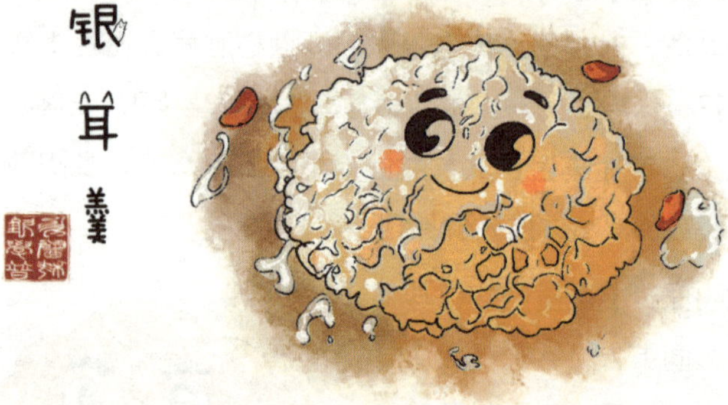

（三）丝瓜

【别名】纺线、锦瓜、蛮瓜、絮瓜。

【性味归经】甘，凉，入肝、胃经。

【营养成分】膳食纤维、维生素B、皂苷、钙、铁等。

【每日食用量】150克。

【降压功效】丝瓜中含有皂苷类物质，具有较强的脂质代谢作用，可将胆固醇结合成不易吸收的混合物排出体外，而丝瓜本身也属于高钾低钠食品，适量食用可促进钠盐的排泄，进而起到降低血压的功效。

【食用建议】丝瓜中的黄酮类物质可改善冠脉供血，保护心脏，降低血脂含量，防止粥样斑块的形成。丝瓜还具有活血通络、凉血消肿的功效，痛风患者经常食用可利尿、消炎，缓解红肿热痛等症状。丝瓜性凉，多食会导致腹泻，脾胃虚寒者应减少食用。

【选购保存】在选购时需注意，应选择颜色翠绿、粗细均匀者，发软、发黄或产生黑色斑点的丝瓜不宜购买。丝瓜不宜久放，若非即食，可切去瓜蒂，用厨房用纸将其包裹，放入冰箱冷藏，能避免水分流失，最好在3天内吃完。

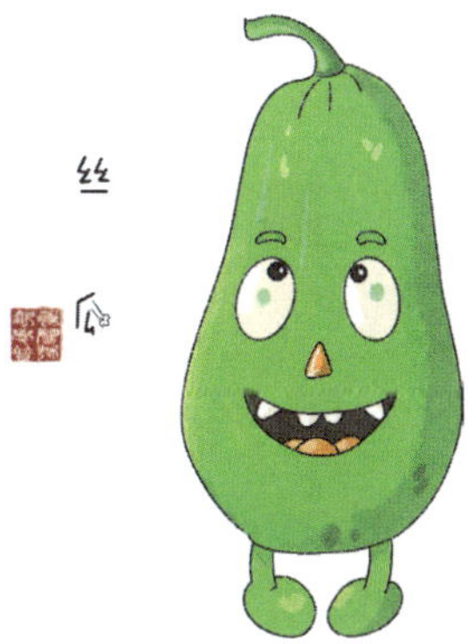

肉沫蒸丝瓜

【材料】

丝瓜400克，猪肉末100克，葱、姜各15克，盐、生抽、白糖、五香粉、蚝油、料酒各适量。

【做法】

1.丝瓜洗净刮皮，切成2厘米左右的段，肉末放少许生抽、五香粉、料酒、盐、白糖腌制5分钟。

2.锅内放少许油，下入肉末，调入适量生抽，炒至微微发黄，盛出备用。

3.丝瓜段摆入盘中，均匀的铺上肉末，上锅大火蒸5分钟，即可享用。

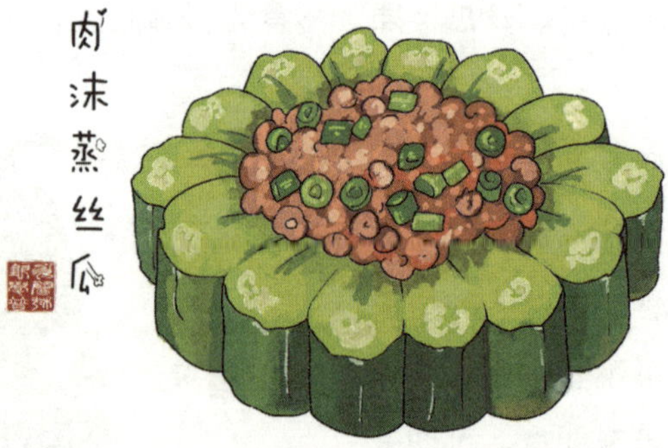

（四）白菜

【别名】大白菜、黄芽菜、结球白菜、包心白菜。

【性味归经】甘，平，入胃、大肠经。

【营养成分】维生素E、维生素C、胡萝卜素、钙等。

【每日食用量】300克。

【降压功效】白菜中微量元素丰富，尤其富含维生素C，可帮助人体抑制胆固醇升高，减少动脉斑块形成。白菜内的粗纤维，可促进肠胃蠕动，防止大便干结，高血压患者常吃白菜可预防因便秘导致的血压升高。

【食用建议】经常食用白菜可提高体内的硅元素含量，能够将人体中超标的铝元素转化为硅铝酸盐排出体外，从而预防老年痴呆症的发展。白菜所含微量元素钼可抑制体内亚硝酸胺的吸收、合成和积累，有一定抗癌作用。而中医理论中，白菜属性偏凉，如果是受寒引起的肠胃不适，则不宜进食白菜，否则可能会加重病情。

【选购保存】新鲜白菜的根部圆润整齐、颜色洁白，叶片翠绿挺拔，用手捏可感觉到水分充足、肉质紧实。在储藏时，可将根部朝上晾晒1～2天，然后放进纸箱，在阴凉通风处保存，或者用保鲜膜包裹放冰箱冷藏，在5～7天内食用完毕。

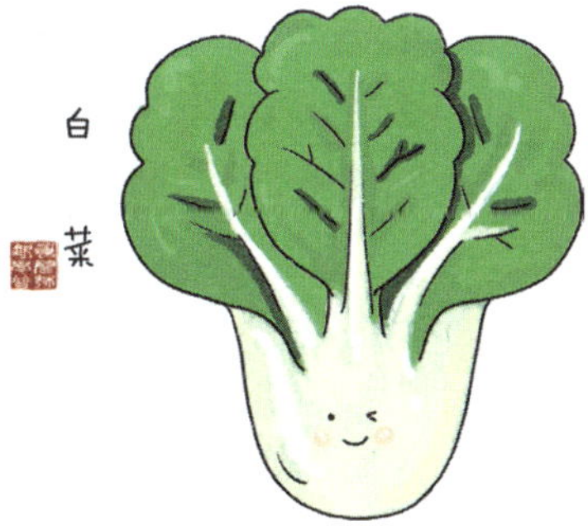

醋熘白菜

【材料】

白菜400克，葱、姜、蒜各15克，盐、生抽、食用油、白糖、陈醋、水淀粉、香油各适量。

【做法】

1.白菜洗净，斜刀片成薄片，葱、姜、蒜切末备用。

2.在碗中加入陈醋、糖、生抽、盐和一半蒜末调匀。

3.起锅烧油，三成热时下葱姜蒜末爆香，倒入白菜片翻炒到稍软，倒入酱汁继续翻炒至白菜成熟，加水淀粉勾薄芡，淋少许香油即可出锅。

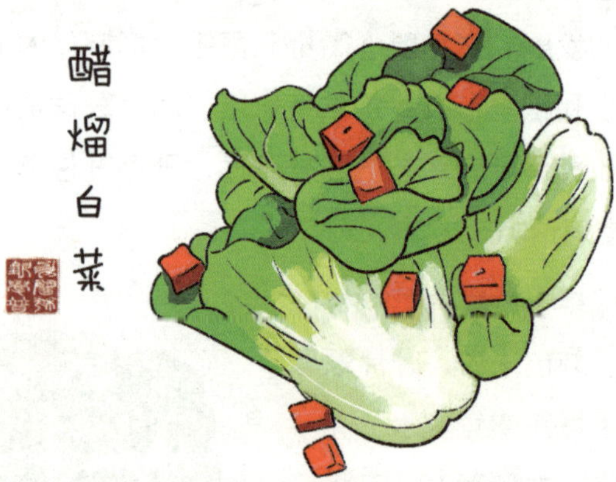

（五）洋葱

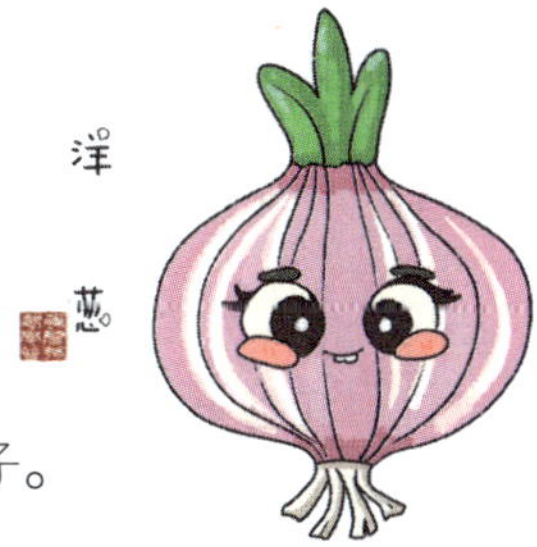

【别名】圆葱、玉葱、葱头、皮牙子。

【性味归经】甘、辛，温，入肝、脾、胃、肺经。

【营养成分】膳食纤维、叶酸、锌、硒等。

【每日食用量】100克。

【降压功效】洋葱是极少数含有前列腺素的蔬菜，是天然的“血液稀释剂”，而前列腺素则具有扩张血管、降低血黏度、减少外周血管血流量和增加冠脉血流量的功效，对调节血压起着十分关键的作用。洋葱还能帮助细胞更好地分解葡萄糖，降低血糖，是高血压合并糖尿病患者的首选保健食材。

【食用建议】洋葱不仅营养丰富，而且能刺激胃肠及消化腺分泌，增进食欲，对于厌食、食积内停的患者具有较好的食疗作用。洋葱中的微量元素硒是一种很强的抗氧化剂，能消除体内的自由基，增强细胞的活力和代谢能力，具有延缓衰老的功效。另外，洋葱中还含有硫化合物，可抑制多种细菌，洁净口腔。但是，洋葱中的刺激成分较多，故体质偏热、眼部不适、胃肠虚弱者应谨慎食用。

【选购保存】选购洋葱时，应根据其外形、软硬、颜色来判断，优质者多体型完整、表明光滑、头部肥大且保护膜层较多。洋葱储存时，可直接将其放入网袋，挂在阴凉通风处，或在避光干燥透气的箱子中保存，尽量在1周内食用。

牛肉洋葱馅饼

【材料】

面粉150克，牛肉馅200克，洋葱150克，生抽、盐、黑胡椒粉、食用油各适量。

【做法】

1.将面粉用温开水搅成散碎的小面团，然后加冷水揉成光滑面团，盖上湿抹布，醒20分钟。

2.牛肉馅加生抽、盐、黑胡椒粉、食用油搅拌均匀，洋葱去皮切碎，加入牛肉馅中拌匀备用。

3.面团平分为4个剂子，擀开后放入牛肉，包起来按扁。

4.平底锅抹油，中高火煎制两面金黄即可食用。

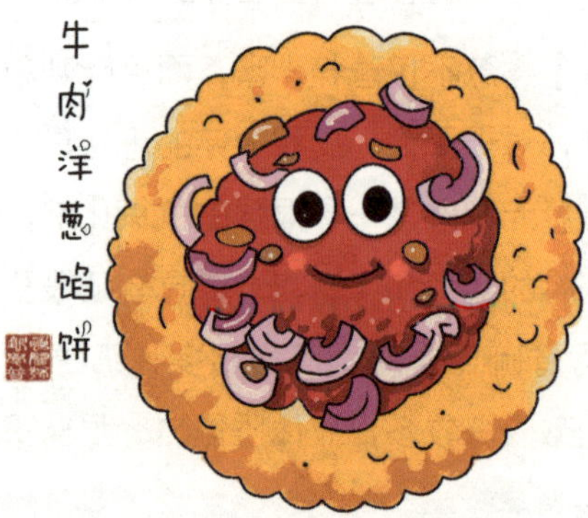

（六）南瓜

【别名】金瓜、黄瓜、番瓜、柿瓜、红瓜。

【性味归经】甘，温，入脾、胃经。

【营养成分】氨基酸、胡萝卜素、多糖、磷等。

【每日食用量】200克。

【降压功效】南瓜中的果胶能吸附肠道内多余的脂肪，与其结合后排出体外，使胆固醇吸收减少，血脂浓度下降，减少动脉粥样硬化的生成，维持血管弹性，在高血压的控制上起到关键作用。南瓜内的钙、钾离子含量较高，不仅能够防止钙质流失，预防骨质疏松，还有利于排出体内多余的钠盐成分，降低血压。

【食用建议】南瓜具有润肺化痰、解毒杀虫、润肠通便的功效，能够减少亚硝酸盐的吸收，增强肝的抗毒性和再生能力，也可起到抵御环境中毒物的作用。南瓜多糖是一种非特异性免疫增强剂，能改善机体免疫功能，对调节血糖也有一定的帮助。

【选购保存】选购时以外皮橙红色、无黑斑黑点、外形光滑完整、梗部新鲜坚硬者为佳，表面略有白霜为正常现象，说明南瓜的果肉软糯香甜。南瓜在储存过程中应避免受潮，可将其放在阴凉干燥背光处，定期翻动以保持干燥，最长可存放2个月。

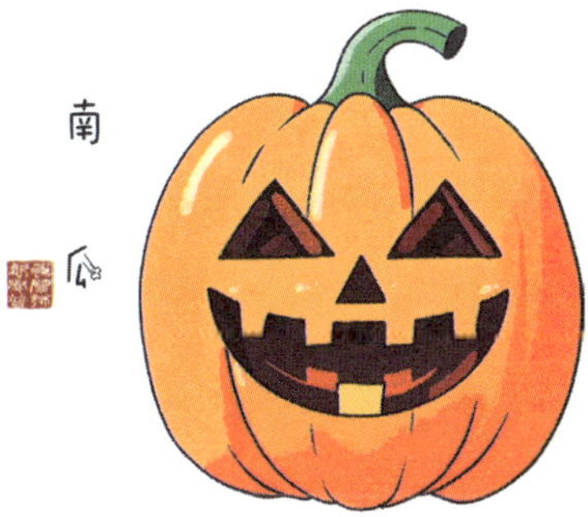

蒜香烤南瓜

【材料】

南瓜1个，黄油15克，大蒜4瓣，欧芹碎3克，面粉15克，盐、黑胡椒各适量。

【做法】

1.南瓜洗净，切开挖掉内芯，切成小块，大蒜切末备用。

2.在切好的南瓜中倒入融化的黄油、大蒜末、欧芹碎、盐和黑胡椒碎，抓匀后放入面粉，继续抓匀。

3.最后将南瓜铺在烤盘上，200℃烘烤18分钟即可。

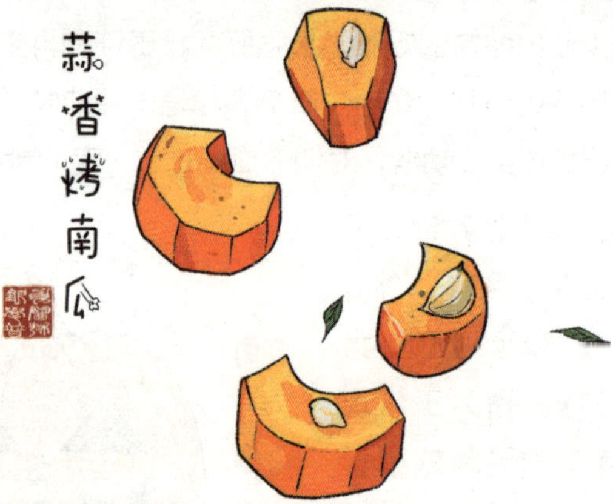

（七）山药

【别名】怀山药、薯蓣、土薯、野薯。

【性味归经】甘，平，入肺、脾、肾经。

【营养成分】膳食纤维、氨基酸、维生素B、维生素C等。

【每日食用量】200克。

【降压功效】山药为低热量食材，几乎不含脂肪，其所含的黏蛋白能预防心血管系统的脂肪聚积，防止动脉硬化的过早出现。山药含有皂苷成分，可降低胆固醇和甘油三酯水平，对高血压和高血脂等病症有改善作用。

【食用建议】山药在民间素有“地里的消化酶”之称，能够健脾益胃、补中益气、促进脾胃吸收，对于胃肠功能紊乱、腹胀、消化不良等疾病都有较好的食疗作用。此外，山药中可提取出多聚糖，能够抗氧化、抗衰老、调节机体免疫，常被用于治疗糖尿病、肝损伤、神经衰弱等疾病。山药虽营养丰富，但其性质较为滋补，经常便秘的人群应减少食用山药，以免病情加重。

【选购保存】应选购表皮完整干净、形状直挺粗壮、气味清香的山药，且应以表皮呈黄褐色或淡褐色者为佳，这样的山药相对来说肉质更加饱满，口感更好。新鲜的山药不用装袋密封，可直接敞开置于干燥、阴凉通风处，存放时长约为1个月。

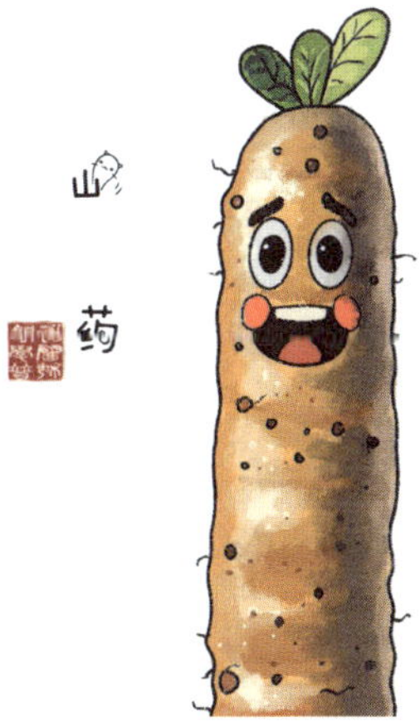

蔬菜山药饼

【材料】

山药200克，玉米粒30克，豌豆粒25克，胡萝卜20克，淀粉15克，食用油、鸡精、盐各适量。

【做法】

1.山药去皮切丁，上锅蒸15分钟，胡萝卜切丁，和豌豆粒放入沸水锅中，煮熟捞出。

2.将蒸好的山药搅成泥，加入胡萝卜丁、豌豆粒、玉米粒、淀粉搅拌均匀，下入适量鸡精和盐调味。

3.平底锅抹油，取适量的山药泥揉圆按扁，放入锅中，烙到两面微黄即可享用。

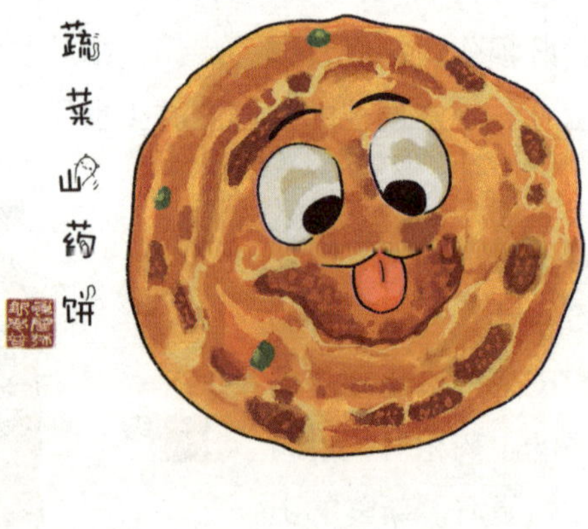

（八）茭白

【别名】茭笋、菰笋、篙芭、茭瓜、茭芦。

【性味归经】甘，寒，入肺、脾、肝经。

【营养成分】蛋白质、维生素C、多糖等。

【每日食用量】200克。

【降压功效】茭白为高钾食材，适当食用可有助于排出体内多余的钠元素，促进血压平衡稳定，缓解高血压患者因长期服用药物造成的低钾血症，其富含的膳食纤维具有对钠的吸附作用，可促进钠离子排出体外，进而降低血压。

【食用建议】茭白具有清热解毒、利水消肿、补虚健体的功效，经常被用于辅助治疗四肢水肿、小便不利、暑热烦渴等症。而且本品热量较低，脂肪含量少，经常食用可化浊降脂，对于肥胖患者是大有好处，糖尿病患者也可经常食用。但茭白中草酸成分较多，患有肾脏疾病、尿路结石或尿中草酸盐结晶较多者应慎重食用。

【选购保存】在选购茭白时应以颜色洁白、体型匀称、质地脆嫩、肉质坚实者为佳，形状不规则者切勿挑选。茭白含水量较大，应即买即食，若需保存，则应用保鲜膜将其全部裹住，放入冰箱冷藏，在3天内食用完毕。

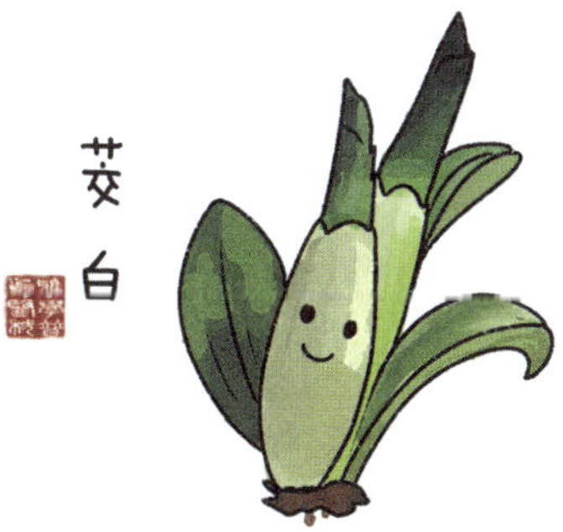

素炒茭白

【材料】

茭白4根，青椒1个，红彩椒1个，盐、蚝油各适量。

【做法】

1.将茭白、青椒、红彩椒洗净，分别切丝备用。

2.起锅烧油，油热下入茭白翻炒30秒，再加青椒、红彩椒一起炒30秒。

3.最后加入少许盐和蚝油调味即可。

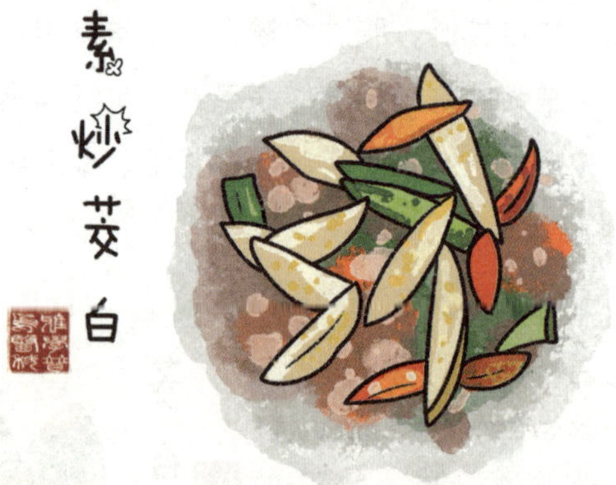

（九）三文鱼

【别名】大马哈鱼、萨门鱼。

【性味归经】甘，温，入胃经。

【营养成分】蛋白质、脂肪、镁、硒、钙等。

【每日食用量】100克。

【降压功效】三文鱼含有丰富的不饱和脂肪酸，能提升血液中高密度脂蛋白含量，降低胆固醇和甘油三酯浓度，可调节血压、促进脂质代谢、保护神经系统、防治心血管疾病，还能为机体补充优质蛋白、提高免疫力，是高血压患者首选的优质食材。

【食用建议】三文鱼中的Ω-3不饱和脂肪酸，是视网膜及神经系统在运作中必不可少的营养物质，中老年人适量食用三文鱼，可增强脑功能、延缓阿尔茨海默病进程。三文鱼中含有虾青素，是强效的抗氧化物，能够延缓皮肤衰老，同时还能保护皮肤抵御紫外线伤害。

【选购保存】选购时应以表面有光泽、肉质有弹性、无异味者为佳，如果发现肉质变暗、弹性下降则不宜食用。三文鱼属于生鲜食材，放置久后易出现细菌繁殖，故应购买后即食，尽量避免冷藏冷冻保存。

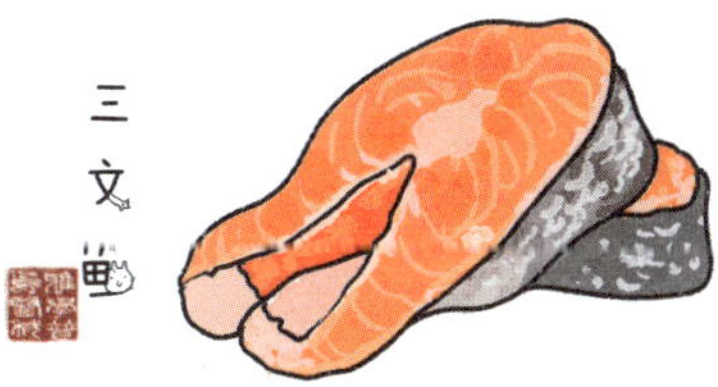

三文鱼焖饭

【材料】

大米100克，三文鱼150克，白玉菇50克，蟹味菇50克，洋葱80克，食用油、生抽、盐各适量。

【做法】

1.白玉菇、蟹味菇洗净切段，洋葱去皮切末备用。

2.砂锅热油，爆香洋葱末，放入切段的白玉菇、蟹味菇炒至断生，放入洗净的大米，适量清水，加入少许生抽和食用油，大火烧开后转小火加盖煮五分钟。

3.取一块三文鱼，表面撒盐后四面煎至金黄，放入砂锅中焖3分钟，最后充分搅拌均匀即可出锅。

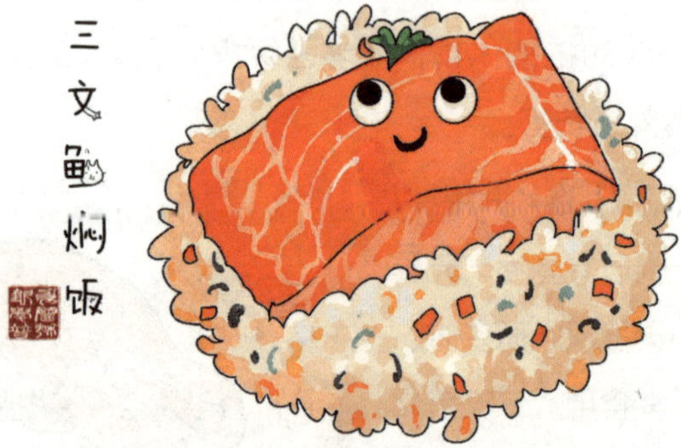

（十）莲子

【别名】藕实、莲实、莲蓬子、莲肉。

【性味归经】甘、涩，平，入脾、肾、心经。

【营养成分】蛋白质、磷脂、生物碱、黄酮等。

【每日食用量】30克。

【降压功效】莲子具有清心安神、放松情绪、泻心火的作用，尤其是莲子芯，对于经常心烦失眠、情绪紧张、急躁易怒导致血压高的患者有较好的食疗效果。莲子肉中含有大量的微量元素钾，有利于扩张外周血管，促进血液循环，从而达到降压的效果。

【食用建议】莲子是我们常见的可药可食之品，其不仅营养价值丰富，还具有补脾止泻、益肾固精之效，经常小腹坠胀、腹泻、腰酸梦遗者可多食莲子来进行日常食疗保健。另外，莲子还能够促进凝血，使机体内出现酶的活化效应，在维持神经传导、心跳节律、肌肉收缩等方面都具有重要意义。但莲子本身具有收涩的性质，大便干结及胃脘痞满者需慎重食用。

【选购保存】质量上乘的莲子通常形态饱和、外表颜色为白中带黄、有淡淡的清香味，其营养价值也相对较高。干燥的莲子可放在阴凉通风处密封保存，新鲜莲子则需用保鲜袋将其密封，放到冰箱冷藏，于3天内食用完毕。

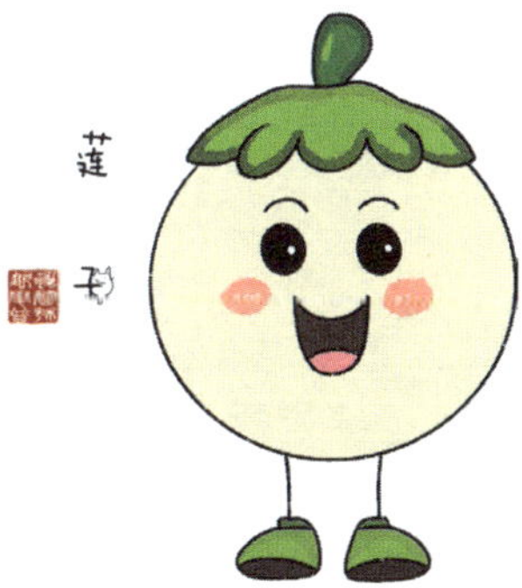

莲子红豆沙

【材料】

莲子80克，百合20克，红豆100克，陈皮10克，冰糖适量。

【做法】

1.莲子、红豆洗净后，清水浸泡约8小时，陈皮冲洗后切碎备用。

2.锅中烧水，水开后将泡开的红豆、莲子和陈皮倒入，中小火煮1小时。

3.最后下入适量冰糖，焖5分钟，即可出锅。

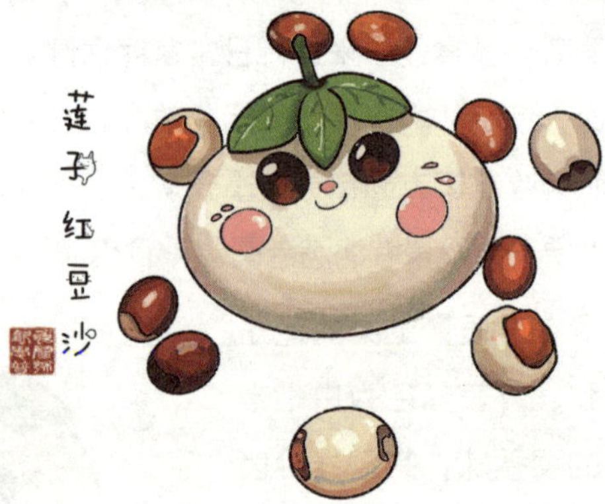

（十一）百合

【别名】中庭、重箱、重迈、摩罗。

【性味归经】甘，微寒，入肺、心经。

【营养成分】维生素B、维生素C、钙、磷、多糖等。

【每日食用量】200克。

【降压功效】百合中含有多种生物碱成分，能够舒张外周平滑肌血管，从而起到辅助降压的作用。另外，高血压病经常出现头晕耳鸣、烦躁失眠、口干舌燥等阴虚证候者，可通过食用百合达到缓解症状的效果。

【食用建议】百合对更年期女性来说是改善睡眠的上好食材，能够养阴润燥、清心安神，是调理心肺之佳品。而研究中还发现，百合中含有秋水仙碱成分，具有抗肝纤维化和肝硬化的作用，经常食用百合可改善肝脏功能，缓解脂肪肝、肝炎等疾病带来的种种不适。但百合性凉，一般为夏秋季节食用，感有风寒或脾胃虚寒者应慎重食用。

【选购保存】挑选百合时应选择叶瓣大而均匀的、肉质厚的，以颜色发白或淡黄、表面无黑斑者为佳。新鲜百合购买后，可用保鲜袋将其密封，放入冰箱内冷藏，最多可储存7天左右。

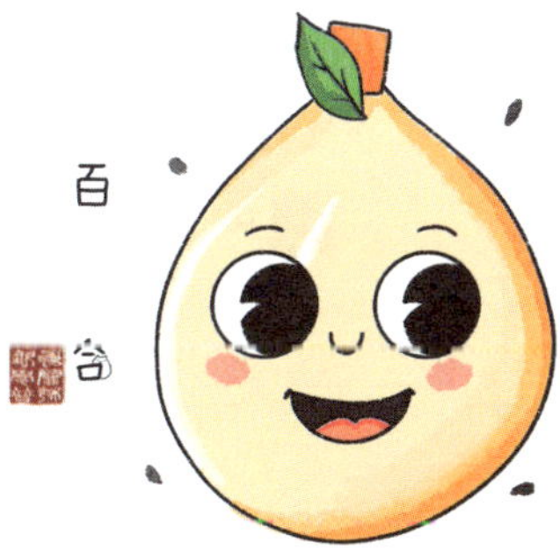

小炒百合

【材料】

鲜百合200克，黑木耳50克，莴笋150克，胡萝卜50克，姜2片，大蒜3瓣，盐、鸡精各少许。

【做法】

1.鲜百合剥开，洗净沥干；黑木耳提前泡发，洗净；莴笋去皮，切片；胡萝卜去皮，切片；姜、蒜切片备用。

2.炒锅放油烧热，爆香姜片、蒜片，依次下入胡萝卜、黑木耳、莴笋大火翻炒断生。

3.最后放入百合快速翻炒至百合边缘变透明，调入盐和鸡精，翻炒均匀即可出锅。

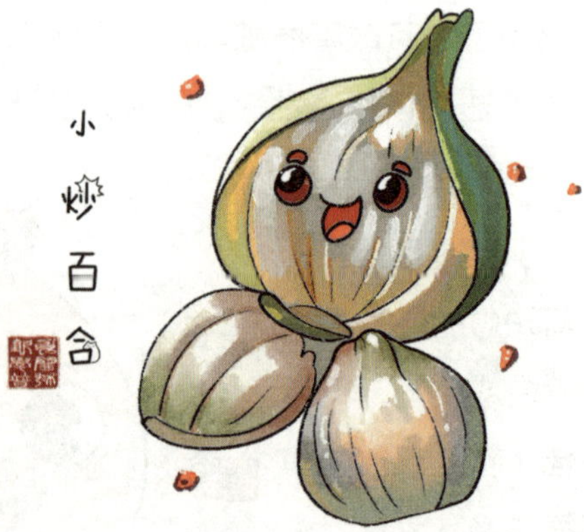

百合蒸南瓜

【材料】

南瓜300克，鲜百合100克，红枣5个，冰糖适量。

【做法】

1.新鲜百合剥开洗净，红枣洗净，去核去蒂，南瓜去籽，去皮，切片码在盘子上备用。

2.百合沥去水分放在南瓜上，红枣切片，撒在南瓜上。

3.锅内烧开水，把菜品放在锅内大火蒸20分钟，之后用热水将冰糖化开，浇在蒸好的南瓜百合上即可食用。

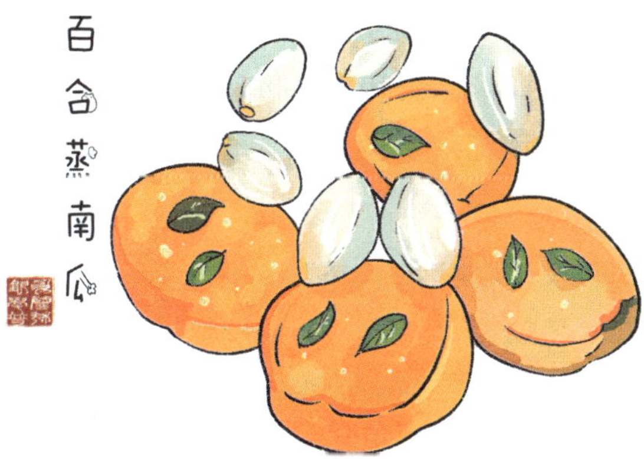

（十二）花生

【别名】落花生、长生果、地果。

【性味归经】甘，平，入脾、肺经。

【营养成分】脂肪、维生素E、锌、卵磷脂等。

【每日食用量】50克。

【降压功效】花生中含有亚麻油酸、次亚麻油酸等不饱和脂肪酸，适量食用可降低血压中的胆固醇和甘油三酯，去除管壁上吸附的脂肪，对高血压、高血脂、动脉粥样硬化等心脑血管疾病的防治具有重要意义。

【食用建议】花生富含维生素E和钾、镁、锌等多种微量元素，能增强记忆力、抗氧化、延缓衰老、滋润皮肤；花生提取物白藜芦醇能够畅通血管，防治肿瘤类疾病，其果实中的维生素K有止血作用，对多种出血性脑血管疾病都有良好的凝血功效。但花生油脂含量较高，在消化时会引起胆汁过度分泌，因此患有胆囊疾病者应忌食。

【选购保存】挑选时应以表面光滑干净、无斑点、果皮颜色深红者为佳，而有些花生颜色发白且肉质干瘪，则不建议购买。新鲜花生可洗净晾干后，直接放进保鲜盒，置入冰箱中冷藏；而晒干的花生可直接密封装袋，放在阴凉干燥通风的地方即可。

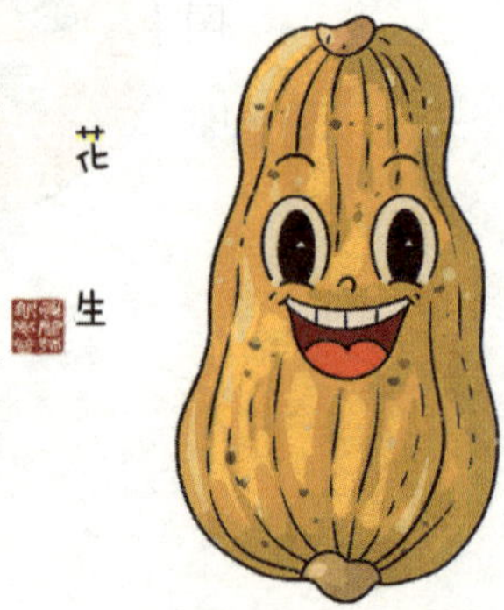

花生酪

【材料】

花生60克，生糯米20克，白砂糖适量。

【做法】

1.先将带皮的花生和糯米一起浸泡3小时以上泡软。

2.将泡好的花生和糯米放入破壁机，加一碗水，选择“豆浆”模式搅打成米浆。

3.用筛网将浆中的渣滓过滤出来，滤液放入小锅中，小火加热，一边加热一边搅拌，当米浆变浓稠时，加入少许糖，即可出锅。

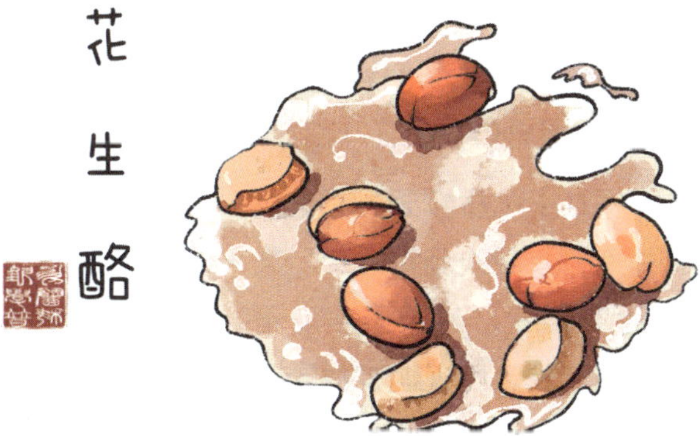

（十三）板栗

【别名】栗子、毛栗、油栗、风栗。

【性味归经】甘、咸，温，入脾、胃、肾经。

【营养成分】蛋白质、脂肪、钙、铁、锌等。

【每日食用量】100克。

【降压功效】板栗营养价值丰富，其中包含一种叫作酪氨酸的物质，它可以促进肾上腺素的分泌，使心脏收缩力增强，帮助机体调节血压。板栗还含有丰富的不饱和脂肪酸，对预防高血压、冠心病、动脉硬化等疾病具有食疗效果，中老年人群可适量食用。

【食用建议】板栗对人体具有滋补功能，被称为“肾之果”，常用于改善腰酸膝软、腿脚无力等症状，尤其对肾虚患者有良好的疗效。传统医学认为它能补脾健胃，补肾强筋，活血止血，经常食用可增强体质、调理肠胃、祛病延年。但板栗易产生积滞，不宜多食，过食则伤及脾胃，故脾胃虚弱、消化不良的人群应少量食用。

【选购保存】优质板栗表面呈褐色，具有弹性，其果肉颜色淡黄、肉质紧实、甜度较高，若板栗表皮干瘪、果肉口感较硬，则说明其放置时间较长，应避免购买。新鲜的板栗水分较大，可先在通风处将其进行晾晒，然后用透气的布袋将其装好，放在阴凉避光处储存即可，也可直接用保鲜袋密封冷藏，可存放数月之久。

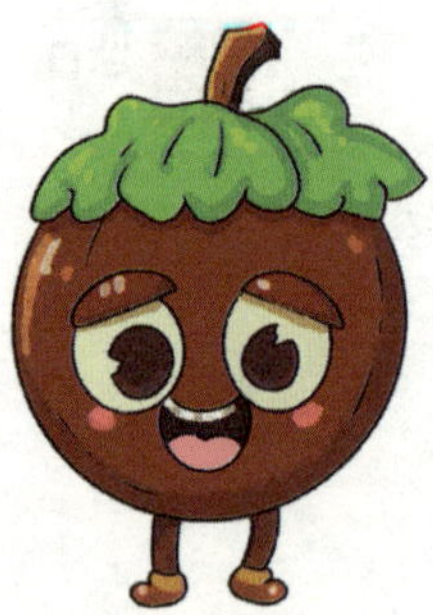

板栗

板栗烧鸡

【材料】

鸡腿300克，香菇5朵，栗子200克，姜4片，蒜3瓣，葱20克，料酒20毫升，生抽、老抽、蚝油、糖各适量。

【做法】

1.栗子洗净，冷水下锅，水开后煮1分钟关火，将栗子去壳剥皮备用。

2.鸡腿洗净后斩成小块，冲去血水，葱、姜、蒜用刀拍好，香菇洗净去根，切小块备用。

3.锅中倒油，油热后下葱、姜、蒜爆香，接着倒入鸡块，炒干水分，直至有鸡油析出。

4.倒入料酒、生抽、老抽、糖调味翻炒，放入准备好的香菇和板栗，加些清水，水没过鸡块，中小火焖20分钟，加入适量蚝油提鲜，即可盛出享用。

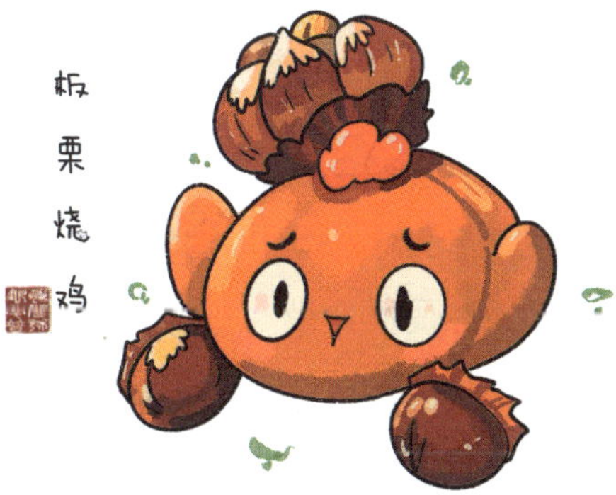

（十四）梨

【别名】雪梨、鸭梨、黄梨、白梨、快果。

【性味归经】甘、微酸，性凉，归肺、胃经。

【营养成分】葡萄糖、维生素C、烟酸、胡萝卜素等。

【每日食用量】150克。

【降压功效】梨不仅能滋阴解渴，其果肉中还含有丰富的维生素B族，能保护心脏，增强心肌活力，缓解疲劳，对于高血压病有很好的降压作用；梨的果胶含量很高，可帮助消化、通利大便，能减少由于便秘引起血压飙升的风险。

【食用建议】梨在食疗中具有润肺凉心、消痰降火的作用，对于上呼吸道感染、急慢性气管炎、急慢性咽炎引起的咽干喉痛、声音沙哑、便干尿赤等症状有改善作用；另一方面，梨还有促进胃酸分泌、保护肝功和促进消化等作用，肝炎、肝硬化患者常吃梨可使食欲增强，精神转佳。梨性寒，且含较多膳食纤维，体质偏寒或有肠胃疾病者多食后易出现腹泻。

【选购保存】挑选时应以外观完整、果形规则、果皮颜色均匀、没有斑点或破损者为佳。梨是易腐食品，需要注意保鲜，最好将其放在阴凉、通风、干燥的地方，或者用厨房纸包裹，放在冰箱冷藏，3天内食用完毕。

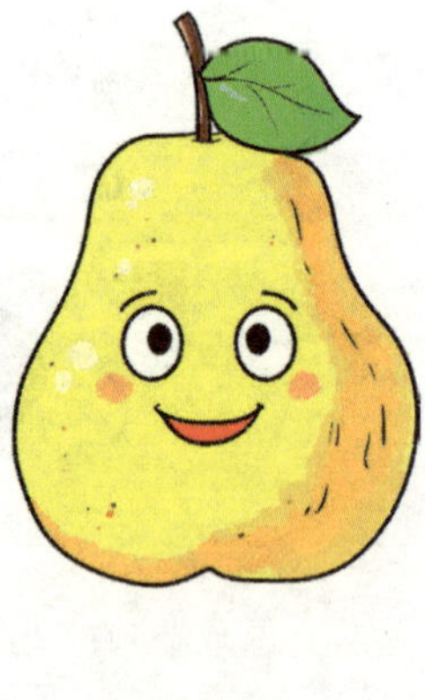

雪梨

小吊梨汤

【材料】

雪花梨500克，鲜银耳100克，黄冰糖80克，枸杞10克。

【做法】

1.雪花梨削皮后切成小块，梨皮和梨核保留，银耳撕成小块备用。

2.将准备好的所有食材全部放入砂锅中，加入冰糖，大火烧开后转小火，炖煮1小时。

3.最后将梨汤用滤网滤出，即可饮用。

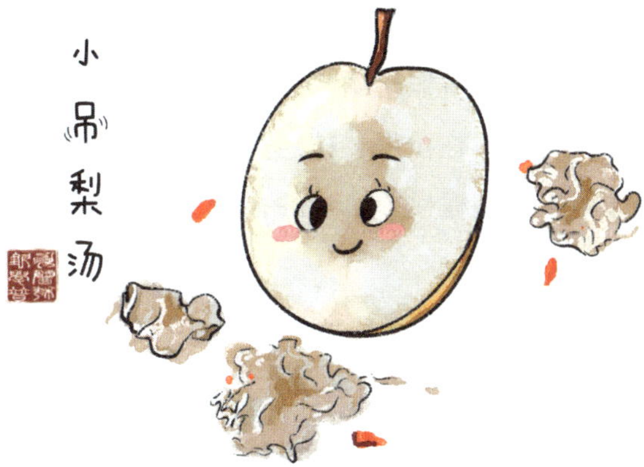

（十五）猕猴桃

【别名】奇异果、木子、毛木果、麻藤果。

【性味归经】味酸、甘，性寒，入胃、肝、肾经。

【营养成分】维生素A、维生素E、钙、磷、铁等。

【每日食用量】100克。

【降压功效】猕猴桃中含有丰富的钾与镁，二者能够使血管扩张，保护心脏，从而改善高血压。其果肉中的果胶成分，能够加快身体的脂质代谢，降低胆固醇的吸收，减少血管硬化的风险，进而调控血压。

【食用建议】猕猴桃能够清热生津，和胃消食，利尿通淋，可用于秋季咽干口燥、食欲不振、消化不良、尿路感染等疾病的饮食调理。猕猴桃中的多糖复合物能激活巨噬细胞，可增强其吞噬功能，在抗癌、抗感染、清除体内有害产物中发挥了重要作用。但猕猴桃本身性酸，患有胃溃疡、胃酸分泌过剩等肠胃疾病者应慎食。

【选购保存】猕猴桃应选择质地较硬、果蒂较小、体型饱满、外皮接近土黄色者，这样的猕猴桃较为新鲜且可存放时间较久。在储存时，可以将购买的猕猴桃放到透气的盒子里，置于阴凉、干燥处，一般可存放2周左右。

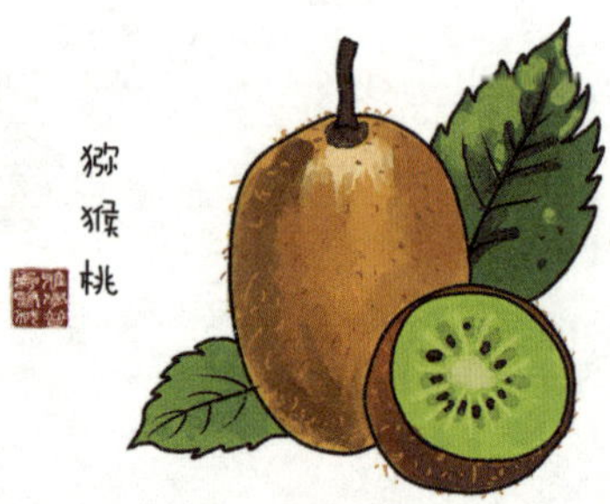

猕猴桃酸奶

【材料】

猕猴桃100克，酸奶200克。

【做法】

1.挑选较为成熟的猕猴桃，剥皮切小块备用。

2.将酸奶盛入碗中，放入一半猕猴桃，用料理机打碎，最后放上剩余的猕猴桃丁进行装饰，即可上桌享用。

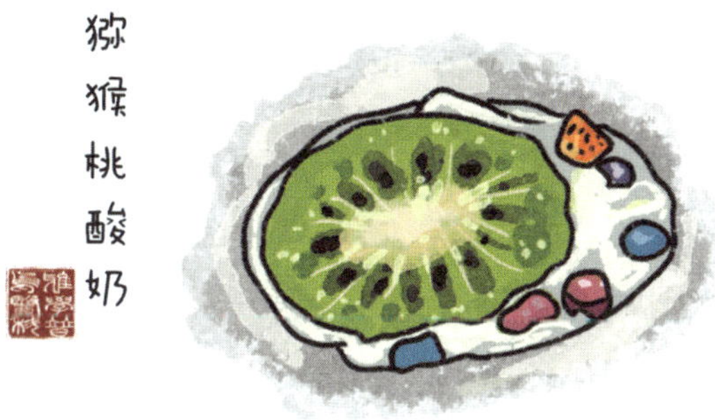

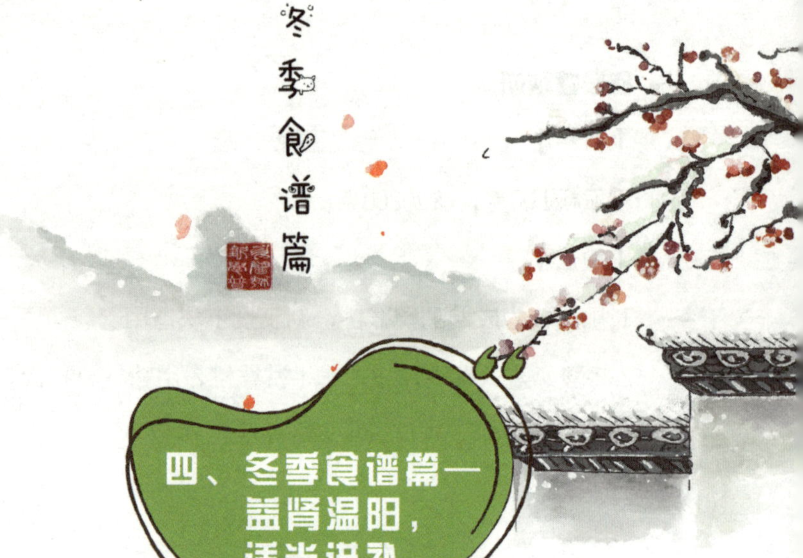

四、冬季食谱篇——益肾温阳，适当进补

冬季气候寒冷，万物收敛潜藏，人的阳气也在顺应时节变化潜行于内。但若人体阳气不足，加之寒邪侵袭，就会导致体内气血运行受阻，引发一系列疾病，如哮喘、卒中、高血压等。另外，冬季室内外温差较大，常常使人体血管收缩加剧、脆性增强，必然导致血压升高，更有甚者突发脑出血，危及生命。所以，高血压患者在冬季不仅要做好保暖，也要注意饮食的调护，根据“虚者补之，寒者温之”的原则，通过摄入益肾温阳的食物来提高自身的抗病能力、御寒能力，例如肉类、豆制品、鱼类等。不过，冬季人们的活动时间减少，代谢相对缓慢，所以在进补时仍需遵循适量原则，灵活把控补益食材的摄入，以免因食用过多造成消化不良等脾胃不适。

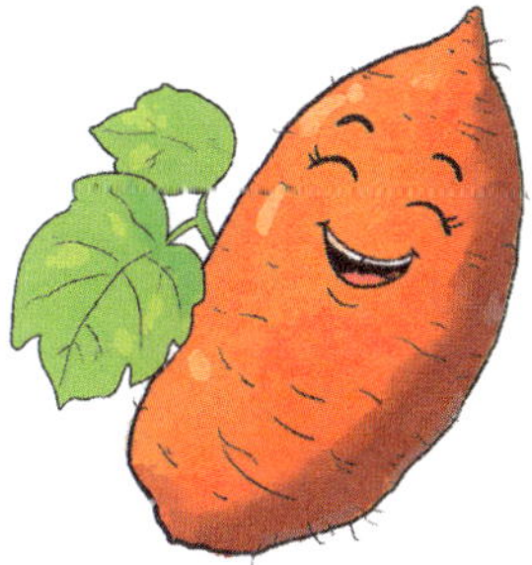

（一）红薯

【别名】山芋、番薯、甘薯、地瓜、红苕。

【性味归经】甘，平，入脾、肾经。

【营养成分】蛋白质、碳水化合物、钾、镁等。

【每日食用量】150克。

【降压功效】红薯的切面会分泌一种白色的浆状物质——黏蛋白，可以保护血管黏膜，促进胆固醇代谢，维持血管弹性，有助于辅助降血压。而且红薯中的钾元素十分丰富，能促进钠的代谢，从而促进血管扩张，降低血压。

【食用建议】红薯具有补脾益胃、宽肠通便、补中和血的功效，不仅富含大量的胡萝卜素和维生素E，对皮肤角质的代谢大有帮助。而且红薯中还含有膳食纤维，可协助清理体内毒素以及肠道中的废物，以达到美容、减肥的效果。不过红薯属于粗纤维食物，较难被消化，如若出现胀气、反酸等症状，应尽量避免食用。

【选购保存】应优先挑选表面光滑、无黑斑、纺锤形、闻起来无异味的红薯，上面长芽的红薯不要购买，以免进食后发生食物中毒。储存时可用报纸将红薯整个包裹，放到阴凉、通风处、干燥处，在5～7天内食用完毕。

香煎红薯饼

【材料】

红薯150克，鸡蛋1个，面粉40克，白糖适量。

【做法】

1.红薯洗净，去皮切成丝放入碗中。

2.鸡蛋打散，倒入红薯丝中，加入白糖和面粉，用手抓均匀。

3.平底锅倒油，取适量红薯丝团成红薯团，放入锅中压扁，隔1～2分钟翻一下，直到两面金黄，即可出锅食用。

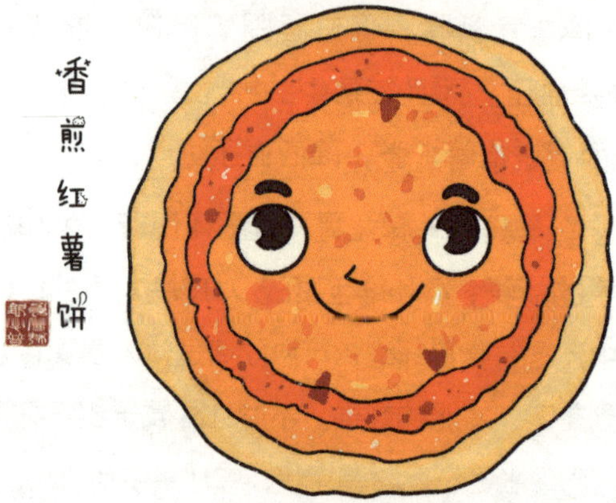

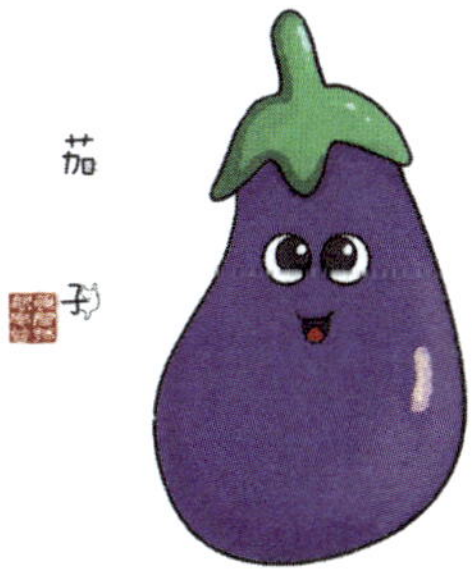

（二）茄子

【别名】茄、矮瓜、吊菜子、落苏。

【性味归经】甘，凉，入胃、脾、大肠经。

【营养成分】膳食纤维、维生素E、维生素P、龙葵碱等。

【每日食用量】200克。

【降压功效】茄子中富含芦丁，可增强血管壁弹性，减小血管阻力，以达到使血液流通顺畅，进而降低血压的效果。茄子中所含的胆碱等物质，能够分解血液中的同型半胱氨酸，对高血压患者防治冠心病、脑动脉硬化等心脑血管疾病十分有益。

【食用建议】茄子能够活血化瘀、清热消肿，常用于皮肤疮痈肿毒、痔疮出血等症的饮食调护；茄子还具有抗氧化功能，其果肉中富含龙葵碱，对肿瘤细胞的增殖具有抑制作用，能防止细胞癌变，同时也能降低血液中胆固醇的含量，预防动脉硬化、保护心脏。茄子中的茄碱成分较多，孕妇以及经常腹泻者应慎重食用，以免对身体造成不良影响。

【选购保存】选购时需以形态周正、无裂口、无斑点、皮薄肉厚、肉质细嫩的为佳。如果购买的茄子表皮覆盖一层蜡质，属于正常现象，具有保护茄子的作用。在储存时，可将茄子用保鲜膜包裹好，放入干燥的纸箱中，置于阴凉、通风处保存，最多可存放5～7天。

茄子打卤面

【材料】

茄子500克，瘦肉100克，手擀面100克，香菜20克，葱20克，蒜3瓣，姜3片，八角2个，盐、生抽、料酒、老抽各适量。

【做法】

1.将茄子洗净切小块，瘦肉切成肉丁，香菜择洗干净，切段，葱、姜、蒜切末备用。

2.锅烧热，倒入油，下入八角炒香，放入切好的茄丁炒至金黄捞出。

3.锅中留底油，下入切好的肉丁，翻炒至变色，放入葱、姜、蒜炒香，倒入料酒，再放入生抽、老抽继续翻炒，待酱汁黏稠后，加少许清水，小火慢煮10分钟，根据口味加入适量盐调味。

4.另起一锅加水，锅中水开放入面条，煮熟后捞出，浇上茄子卤，撒上香菜，即可享用美食。

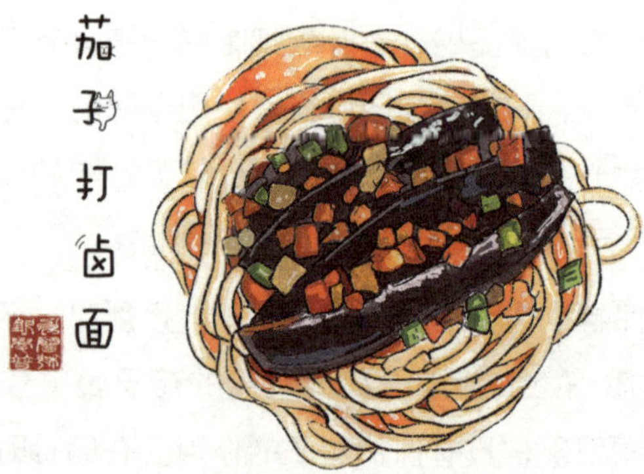

（三）黑米

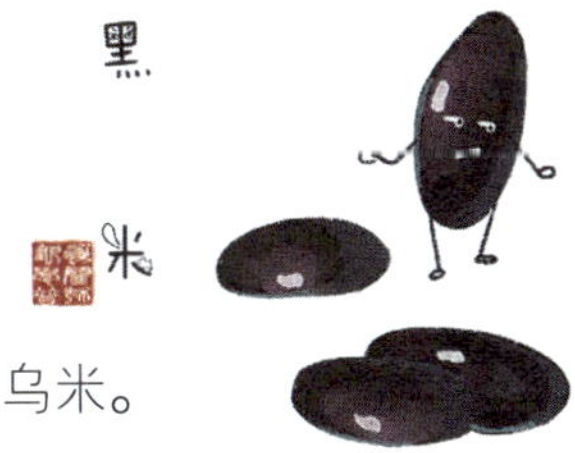

【别名】血米、紫糯米、乌米。

【性味归经】甘，平，入脾、胃经。

【营养成分】碳水化合物、蛋白质、钙、维生素B等。

【每日食用量】80克。

【降压功效】黑米具有补益气血的功效，能够提高人体中血红蛋白含量，有利于心血管健康，还能降压降糖、益肾抗衰、预防动脉硬化。黑米中的硒元素可以保护心肌和血管内壁细胞，降低高血压、冠心病等血管疾病的发病风险。

【食用建议】黑米富含膳食纤维，能减缓淀粉消化速度，在调节餐后血糖中具有较好的食疗作用；黑米中包含大量的花青素、铁元素，具有较强的抗氧化、抗衰老、生血的作用，在预防缺铁性贫血的同时，还可清除血液中的自由基，有助于维持血管活力。黑米虽能补益，但病后消化功能较弱者需禁食，以免引起胃黏膜损伤出血。

【选购保存】优质的黑米应选择粒大饱满的、黏性强的、有光泽的，碎米、有杂质、有裂纹和虫蛀的黑米应避免购买。黑米的保存条件需在通风、阴凉处，可用保鲜袋将其密封，直接放在通风处，或把黑米放入不锈钢容器内，密封后置于阴冷、干燥、通风处保存在3～5个月内食用完毕。

黑米蒸糕

【材料】

黑米粉100克，糯米粉25克，鸡蛋 3个，牛奶80毫升，食用油、白砂糖各适量。

【做法】

1.分离蛋黄和蛋清，分别放入盆中，蛋黄中加入食用油和牛奶，用打蛋器搅打均匀。

2.筛入混合好的黑米粉和糯米粉，用手动打蛋器“Z”字拌匀，直至没有干粉和颗粒即可。

3.在蛋白中分次加入砂糖，用打蛋器搅打至发泡，纹路清晰，提起打蛋器有挺立的小尖勾。

4.将蛋白分次加入米粉糊，翻拌均匀，倒入模具中，放入沸腾的蒸锅上，中火蒸一小时，关火后焖5分钟，开盖取出即可。

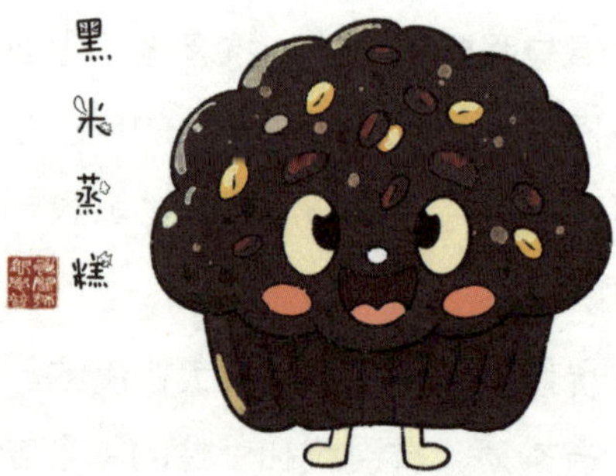

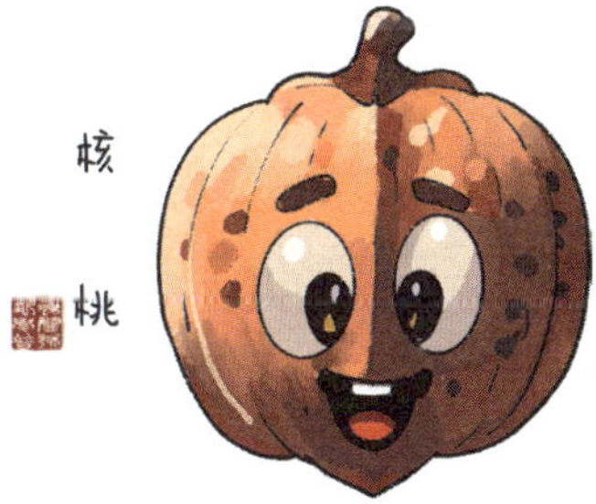

（四）核桃

【别名】胡桃、羌桃。

【性味归经】甘，温，入肾、肺、大肠经。

【营养成分】蛋白质、亚油酸、锌等。

【每日食用量】50克。

【降压功效】核桃中含有大量的不饱和脂肪酸，有助于舒缓情绪，控制体内的胆固醇水平，对情绪问题造成的血压升高具有缓解作用。核桃中还含铬、锌、铁等微量元素，在稳定血压及保护心脑血管等方面具有重要作用。

【食用建议】核桃具有滋补肝肾、强健筋骨的功效。核桃油作为优质食用油，包含了丰富的磷脂，对脑神经发育具有很好的保健作用。核桃中富含多种氨基酸，可对脑细胞起到滋养作用，可增强大脑功能，经常食用核桃，既能强身健体，又能补益大脑。但如果是热性体质者，应减少核桃的食用量，否则可能会出现牙龈肿痛、口干舌燥、口腔溃疡等上火症状。

【选购保存】挑选核桃时需选择外壳圆整、薄而洁净、纹路均匀者，用手掂量可感受到肉质不空，如果核桃外壳颜色较暗，则说明放置时间过长，应避免购买。在储存时，可将核桃倒入透气的保鲜盒中，放到阴凉、干燥的通风处保存，最好在半年内食用完毕。

核桃红枣酥

【材料】

核桃碎30克，红枣碎50克，中筋面粉150克，鸡蛋1个，泡打粉3克，小苏打3克，食用油、白砂糖各适量。

【做法】

1.面粉过筛，放入食用油、鸡蛋、泡打粉、小苏打、白砂糖搅拌均匀。

2.核桃碎170℃10分钟烤香，与红枣碎一起放入和好的面糊中，团成圆球压扁，排列在烤盘里。

3.表面刷蛋液，180℃烤15分钟即可食用。

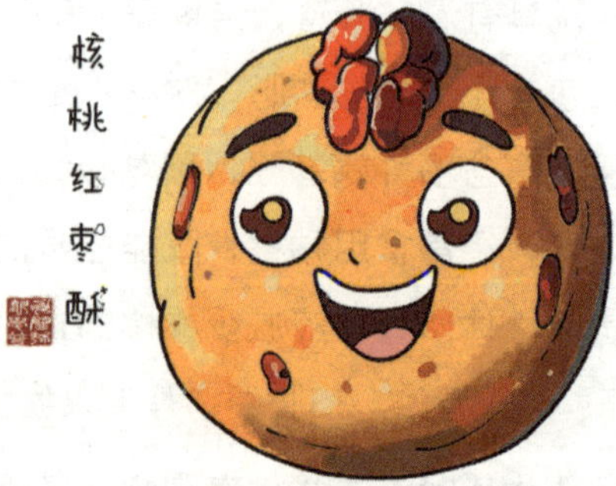

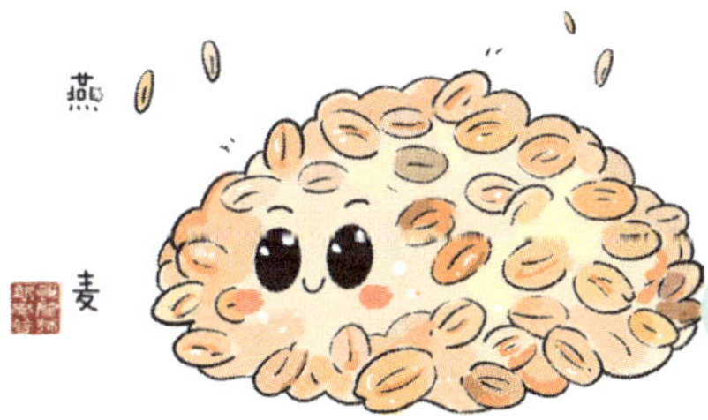

（五）燕麦

【别名】雀麦、野麦子。

【性味归经】甘，温，入肝、脾、胃经。

【营养成分】膳食纤维、维生素E、叶酸等。

【每日食用量】100克。

【降压功效】燕麦含有的抗氧化剂和多种微量元素，不仅具有对钠离子的吸附作用，可促进钠盐排出体外，还有利于减少血液中的胆固醇，减少高血压、冠心病、糖尿病等慢性疾病的发病风险。

【食用建议】燕麦是一种低糖食品，富含可溶性纤维，可促进胆酸排出体外，有效地降低人体中的胆固醇，保护心脑血管健康，而且饱腹感强，是减脂瘦身的最佳选择。燕麦中含有的钙、磷、铁、锌等微量元素，有助于骨质疏松、贫血等疾病的预防及调护。需注意的是，脾胃虚弱者由于消化功能失调，在选择食材时，尽量避免挑选燕麦这种富含粗纤维的食物，以免对肠胃造成过多负担。

【选购保存】应选择大小均匀、质地饱满、富有光泽的燕麦粒，这样的燕麦不仅口感好，而且营养流失较少。贮藏时需将干燥的燕麦装入密封罐中保存，放在阴凉、避光处即可，保质期约为1年。

时蔬燕麦粥

【材料】

大米150克，燕麦50克，胡萝卜20克，西蓝花50克，玉米粒30克，盐、白胡椒各适量。

【做法】

1.胡萝卜、西蓝花洗净切碎备用。

2.把燕麦、大米淘洗干净，用少许清水浸泡30分钟。

3.锅里加水，与大米的比例为10:1，开火煮沸，水开后将大米和燕麦倒入锅中，盖盖煮开。

4.之后转小火慢煮，直到大米开花，这时将蔬菜放入锅中，然后一直搅拌，直到粥变得黏稠。

5.最后加少许盐和白胡椒，搅拌均匀即可。

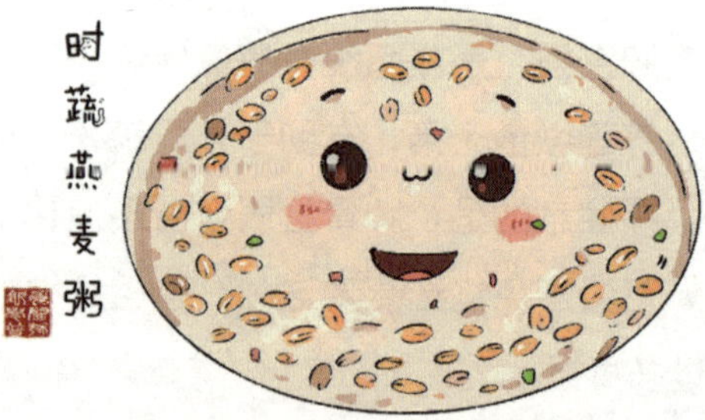

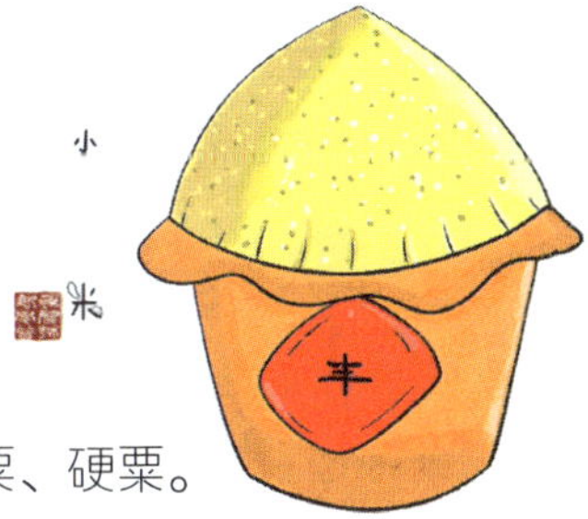

（六）小米

【别名】粟、稞子、黏米、籼粟、硬粟。

【性味归经】甘、咸，凉，入脾、肾、胃经。

【营养成分】蛋白质、碳水化合物、钙、磷等。

【每日食用量】40克。

【降压功效】小米属于高钾低钠类谷物，富含维生素B族、钙、铁等多种营养成分，多进食些可有助于抑制血管收缩，辅助降低血压。小米中的纤维素还能起到促消化的作用，能帮助机体代谢掉多余的废物，改善血管弹性，从而降低血压。

【食用建议】小米中的维生素B族含量较高，对预防口疮、口腔溃疡等疾病有很大帮助；而且小米含有丰富的铁质，铁元素缺失者可通过食用小米来达到补益气血、保护发质、滋润皮肤的效果，对于肝炎、肝硬化合并贫血的患者也是一种优质的补益食材。不过小米是凉性食材，经常出现怕冷、小便清长等虚寒表现的人群应减少食用频率。

【选购保存】挑选应以米粒大小、颜色均匀，无虫，无杂质，闻起来无异味者为佳。贮存条件应选择低温、干燥、避光处，容器可选择塑料或陶瓷的密封罐，可直接将小米倒入其中进行储存，在1年内食用完毕即可。

小米南瓜糕

【材料】

小米150克，南瓜100克，糯米粉80克，澄粉50克，白糖、玉米油各适量。

【做法】

1.锅中适量水，将洗净的小米放入锅中，大火烧开，转中小火慢煮。

2.南瓜去皮切薄片，放入破壁机中，加少许清水打成南瓜泥。

3.南瓜泥倒入锅中，加白糖调味，用勺子搅拌均匀，小火煮至水分蒸发呈黏稠的糊状，盛出备用。

4.糯米粉和澄粉混合均匀，加适量的食用油、清水搅拌至糊状，倒入小米糊中搅匀。

5.锅中水开，大火蒸20分钟，放置稍凉后取出，切片装盘即食。

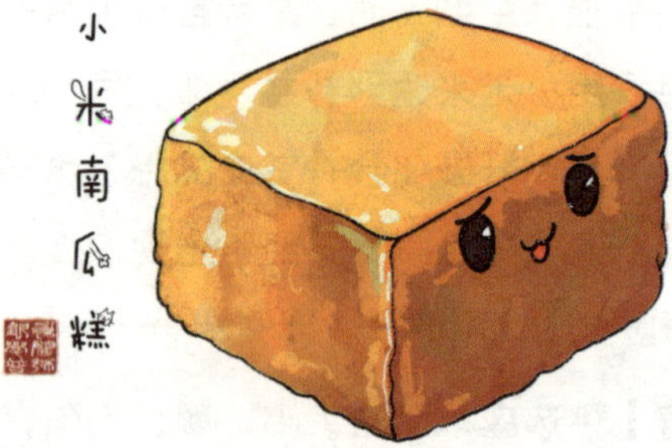

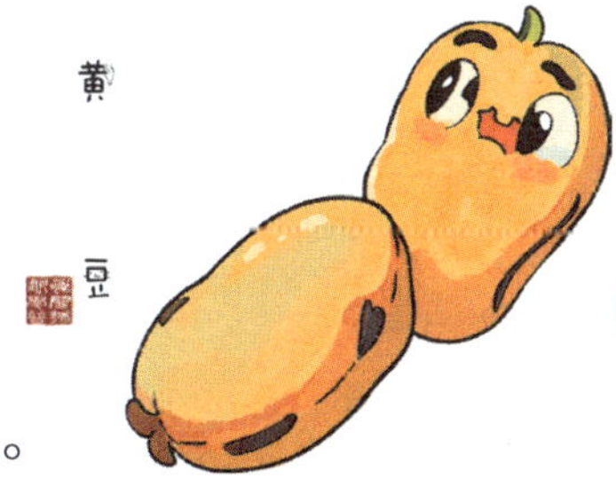

（七）黄豆

【别名】大豆、泥豆、秣食豆。

【性味归经】甘，性平，入脾、胃、大肠经。

【营养成分】蛋白质、维生素B、钾、锌、钙等。

【每日食用量】50克。

【降压功效】黄豆中的钾元素含量较高，能维持细胞内外的渗透压和酸碱平衡，排出人体多余的钠，而且对于长期服用利尿型降压药的人群，可通过食用黄豆，来补充身体流失的微量元素。黄豆中还含有丰富的亚油酸和磷脂，是防治高血压、冠心病、动脉硬化的理想食材。

【食用建议】黄豆中的大豆异黄酮是一种天然的植物性雌激素，能够延缓衰老，维持皮肤活性，促进骨骼的闭合生长，并且对人体免疫可起到一定的积极作用。黄豆富含水溶性纤维，有助于控制血糖，是高血压合并糖尿病患者的不二之选。但由于大豆属于产气食物，胃肠不适人群在进食后可能会加重腹痛、腹胀情况，故应避免多食。

【选购保存】可通过外观进行辨别，应选择椭圆形、外皮无破损且较为光滑、颜色呈淡黄、表面干燥者为佳。黄豆极其不耐潮湿，故存放时应先将黄豆晾干，再倒入密闭的袋子中，然后放在干燥、通风处进行保存，最多可储存1年。

椰香豆乳冻

【材料】

椰浆400毫升，黄豆30克，牛奶200毫升，吉利丁片20克，白砂糖适量。

【做法】

1.黄豆洗净，提前一晚泡好，放入破壁机中，加入牛奶和适量水打成豆乳，晾凉备用。

2.吉利丁片冷水泡软，倒入椰浆中，小火煮至融化。

3.最后将豆乳与椰浆混合，加糖搅拌均匀，装入容器，放入冰箱冷藏4小时即可食用。

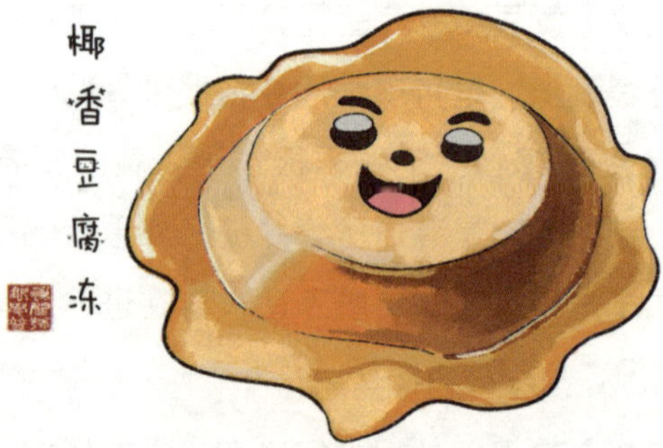

（八）牛肉

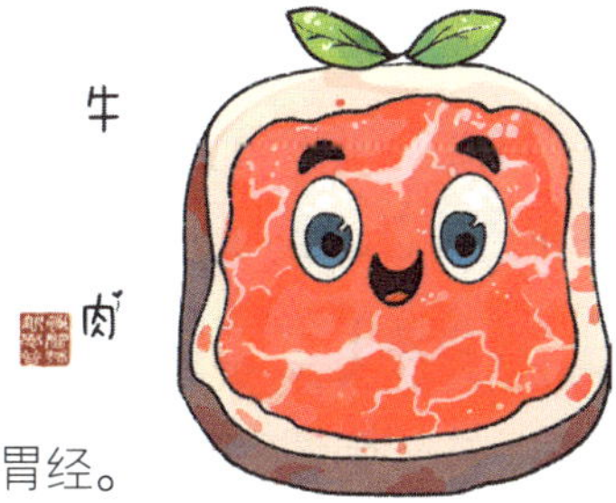

【别名】黄牛肉、水牛肉。

【性味归经】甘，平，入脾、胃经。

【营养成分】蛋白质、脂肪、视黄醇、烟酸等。

【每日食用量】75克。

【降压功效】牛肉中含有大量的优质蛋白，适量摄入可保护血管，提高人的抗病能力，可减少高血压病的患病风险。牛肉中的锌元素丰富，经常补充能够防止人体因镉增高诱发的血压升高。而且牛肉中的脂肪含量较低，是对高血压患者健康有益的肉类食材。

【食用建议】牛肉可温脾胃、补气血，是冬季进补的优质食材。牛肉中富含镁元素，能增强肌肉力量，支持蛋白质合成，提高胰岛素合成代谢效率，进而稳定血糖。而且牛肉中含有维生素B族，能够增强身体抗病能力，提高身体免疫力。不过正因牛肉属于高蛋白食物，慢性肾功能不全者应避免食用，以免加重肾脏负担。

【选购保存】新鲜的牛肉呈红色，具有光泽，肉质微干，摸起来略黏，如果遇到肉质无弹性、颜色暗红、气味变酸的牛肉一定不要购买。牛肉购买后若非即食，应用保鲜膜包裹放入冰箱冷藏，2天之内食用完毕，也可以冷冻保存3～4周。

杏鲍菇牛肉粒

【材料】

牛里脊300克，杏鲍菇250克，杭椒2棵，蒜5瓣，食用油、蚝油、料酒、生抽、老抽、黑胡椒粒各适量。

【做法】

1.牛里脊切成1指节大小的粒，加入蚝油、生抽、少许老抽和食用油提前腌制半小时入味，杏鲍菇洗净切块，杭椒切小段，蒜切碎备用。

2.锅中倒油，油热后放杏鲍菇中火煸炒，炒出香味且发黄时，倒入蒜末，继续煸炒。

3.倒入腌制好的牛肉，中小火翻炒，期间撒入黑胡椒粒，待牛肉全部变色，放入切成小段的杭椒，翻炒片刻即可出锅。

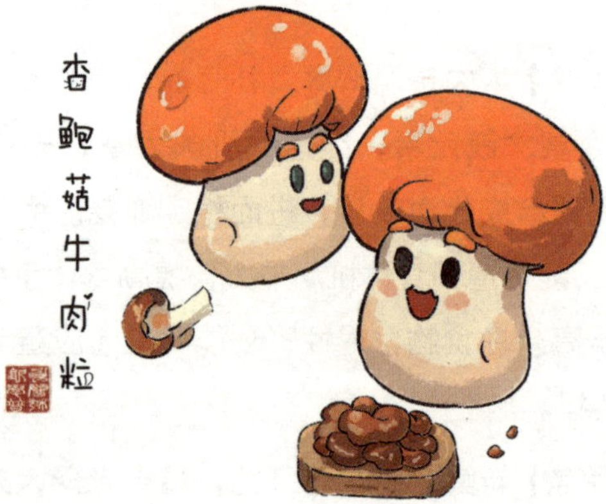

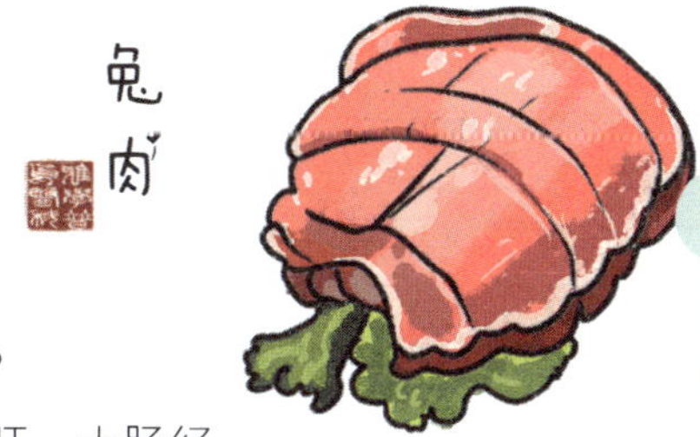

（九）兔肉

【别名】菜兔肉、野兔肉。

【性味归经】甘，凉，入肝、大肠经。

【营养成分】蛋白质、维生素A、维生素B等。

【每日食用量】80克。

【降压功效】兔肉是一种低脂、高蛋白肉类，其所含胆固醇、脂肪含量均低于其他肉类，有“荤中之素”之称，是非常适合高血压患者食用的肉类食材。兔肉中的卵磷脂可促进多余的胆固醇代谢出体外，可预防动脉粥样硬化和血栓的发生，进而保护血管，降低血压。

【食用建议】兔肉有补中益气、凉血解毒的功效，能够提高机体抵抗力，对于平时稍微进补就上火的人群来说，是可靠的平补食材。兔肉中的不饱和脂肪酸是大脑在发育过程中必不可少的营养元素，因此多食兔肉有助于智力发育，降低老年痴呆的发病风险。兔肉为凉性食物，脾胃阳虚者应慎食，过度食用则会加重胃肠道负担，引起消化不良、腹胀、腹泻等症状。

【选购保存】兔肉颜色发红、表面有光泽、肉质有弹性者较为新鲜且口感好，颜色发暗的兔肉大多放置时间较长，不建议购买。新鲜处理的兔肉应用保鲜膜包好，及时放进冰箱冷藏或冷冻保存，以免滋生细菌，失去食用价值。

干锅兔丁

【材料】

兔子400克，黄瓜150克，藕200克，洋葱150克，二荆条50克，姜5片，葱30克，蒜5瓣，花椒、八角少许，盐、豆瓣酱。

【做法】

1.兔子切小块后，用盐腌制半小时，然后在热油中将水分炒干，捞出备用。

2.黄瓜洗净切段，藕去皮洗净切片，洋葱切块，二荆条斜切成片，葱姜切丝，蒜切片备用。

3.热锅凉油，先炒豆瓣，等味道出来后加姜、葱、蒜、二荆条、花椒、八角下去翻炒，接着放入兔肉，炒至入味。

4.最后下入剩余蔬菜，翻炒至断生，根据个人口味加少许盐调味即可出锅。

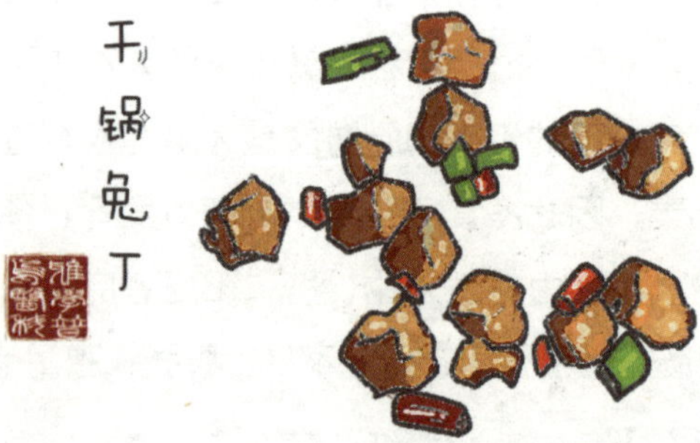

（十）海参

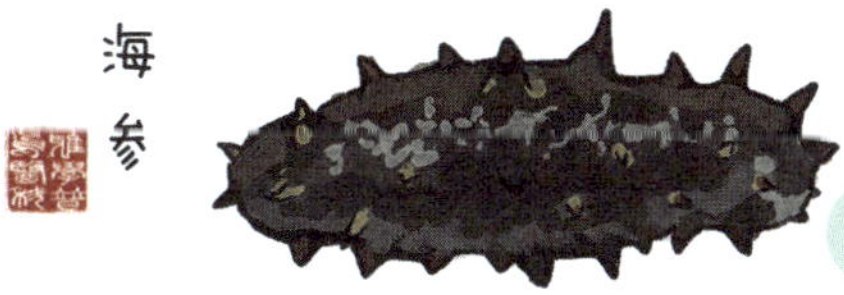

【别名】土肉、刺参。

【性味归经】甘、咸，平，入肺、肾经。

【营养成分】蛋白质、钙、镁、硒等。

【每日食用量】30克。

【降压功效】海参是低胆固醇食材，脂肪含量相对其他海鲜较少，是适合高血压患者食用的食疗佳品；海参中的多种氨基酸具有降低血液黏度的作用，对高血压、动脉粥样硬化等血管相关疾病的防治具有重要意义。

【食用建议】海参具有补肾填精、养阴润燥的功效，对肾精亏虚导致的头晕耳鸣、腰酸乏力、遗精以及阴虚火旺所致便秘、咽干口燥等症状都有不错的调理作用。其次，海参中还含有海参皂苷等物质，可激活胰岛B细胞活性，进而降低血糖。食用时应注意，患有急性肠炎、细菌性痢疾、感冒、哮喘等疾病的患者不宜食用。

【选购保存】优质海参应以外皮黑褐色、鲜亮、半透明状，参体均匀呈圆柱形，肉质均匀，肉刺完整，内部无硬心者为佳。发好的海参不能久存，需放在冰箱冷藏，最好不超过3天，期间每天换水两次，保持密封状态。

海参炖鸡汤

【材料】

海参100克，土鸡250克，虫草花15克，葱 2根，姜5片，大蒜2瓣，料酒、盐、鸡精各适量。

【做法】

1.将鸡肉剁成合适大小，冷水下锅，放入葱、姜，倒入适量料酒煮开，去除血沫后捞出。

2.海参洗净，虫草花提前泡发。

3.鸡块放入砂锅，加入适量清水，放姜片和蒜，大火煮开转小火，炖煮60分钟。

4.出锅前10分钟加入海参和虫草花，根据个人喜好，调入鸡精和盐，关火盛出，即可享用。

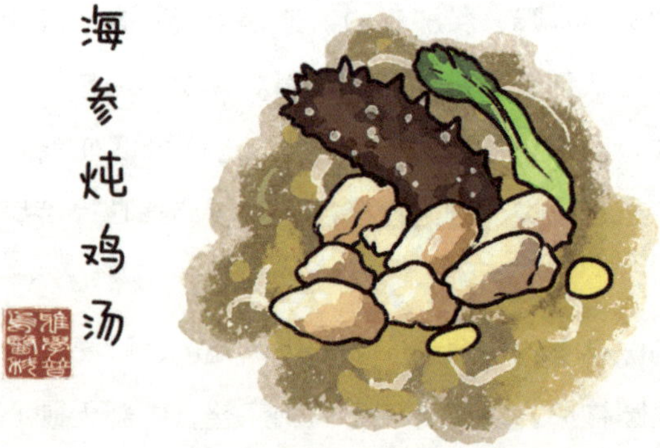

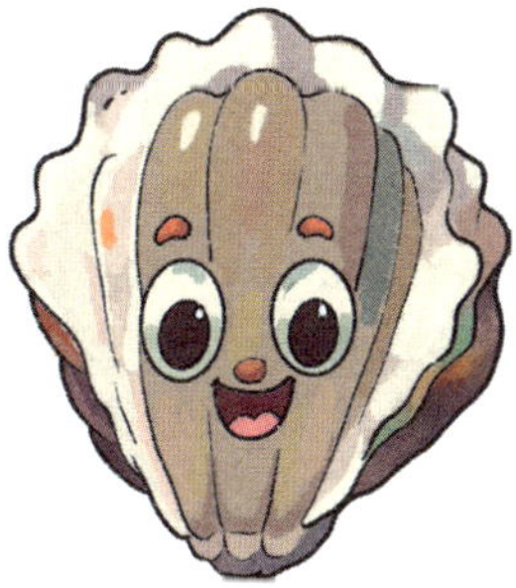

牡蛎

（十一）牡蛎

【别名】蚝、海蛎子。

【性味归经】咸，微寒，入肝、胆、肾经。

【营养成分】蛋白质、锌、钙、牛磺酸等。

【每日食用量】80克。

【降压功效】牡蛎中富含牛磺酸，有助于扩张血管，降低血黏度，从而起到辅助降压的作用。牡蛎中的微量元素锌，可以抑制有毒物质对人体的伤害，保护血管，不仅能降低动脉硬化的风险，还可通过调节免疫功能来平稳血压。

【食用建议】牡蛎作为一种高蛋白、低脂肪的优质海产品，富含甘氨酸，具有解毒作用，能够帮助人体排出血管中的有害毒素。牡蛎中的钙质十分丰富，适当摄入有助于骨骼、牙齿的生长，而且牡蛎能够补肾壮阳，对于阳虚自汗、遗精阳痿、腰酸膝软都具有食疗作用。

【选购保存】在选购优质牡蛎时应挑选肉质肥厚、颜色淡黄、体形均匀、无异味且缝隙严密的。新鲜的牡蛎应即买即食，在温度很低的情况下，如0℃左右，可以保存3～5天，但新鲜度会降低，口感也会发生变化。

蒜蓉粉丝蒸牡蛎

【材料】

牡蛎肉300克，粉丝100克，蒜5瓣，姜2片，小米辣1颗，食用油、生抽、蚝油、盐各适量。

【做法】

1.新鲜牡蛎肉提前用水清洗干净，粉丝用温水泡软，大蒜和姜切末，小米椒切圈备用。

2.锅中热油，放入姜、蒜、辣椒煎香，关火加入生抽、盐、蚝油拌匀盛出。

3.粉丝捞出剪段，铺上牡蛎肉，均匀浇上蒜蓉辣椒酱汁。

4.锅内水烧开，再放入食材大火蒸10分钟，即可食用。

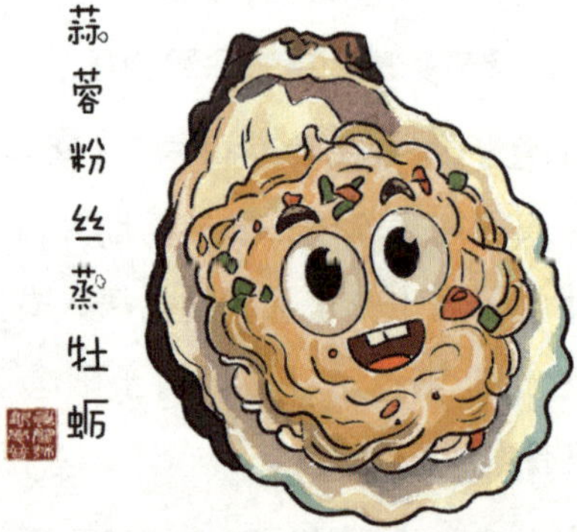

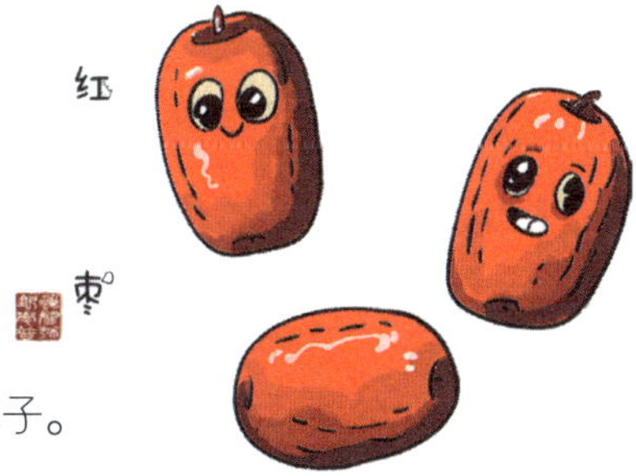

（十二）红枣

【别名】大枣、干枣、枣子。

【性味归经】甘，温，入脾、胃经。

【营养成分】碳水化合物、维生素C、维生素A、多酚等。

【每日食用量】50克。

【降压功效】大枣中含有丰富的芦丁，一方面可以降低体内胆固醇含量，另一方面能使血管软化，促进血液流通，降低血压；大枣中的含钾量较高，每100克大枣中可提取出524毫克钾，经常服用大枣煎剂有助于钠盐排出，减轻血管负荷，进而使血压下降。

【食用建议】大枣能补中益气、养血安神，促进人体恢复元气；老年慢性病患者通常体弱，食用红枣可增强体质、延缓衰老、减轻失眠等神经衰弱症状。此外，大枣中富含皂苷物质，具有促进代谢、调节免疫功能、抗炎、抗过敏、调节血糖等作用。

【选购保存】大枣需选择形体适中、肉质饱满、外皮光滑者，如果大枣外形较大，但中空干瘪，则不宜选购。存放时可将大枣外层的灰土擦拭干净，装在密封的保鲜盒中，置于通风、干燥处即可。

红枣糯米糕

【材料】

糯米粉250克，红枣350克，牛奶200毫升，白糖适量。

【做法】

1.红枣去核洗净，切成小块，糯米粉过筛备用。

2.将牛奶分次倒入糯米粉中搅拌均匀，加入红枣块，团成小团。

3.锅中加水，水烧开后大火蒸20分钟即可享用。

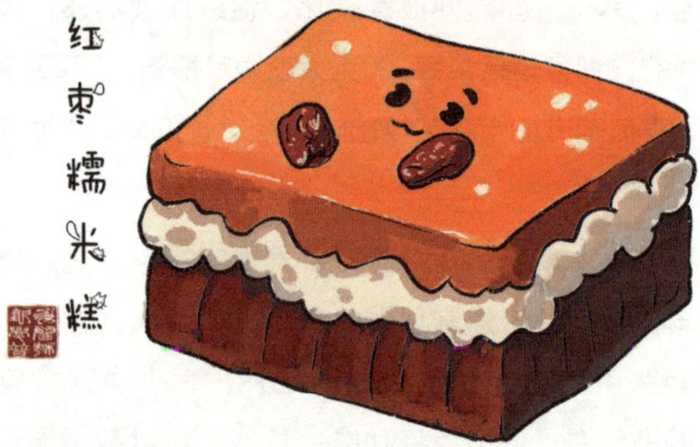

第四章 高血压禁忌食物大全

高血压虽与饮食有着密切的关系，但很多中老年人，从饮食上进行调整，仅仅是对食盐的摄入进行把控，却忽略了最重要的食材选择，最后不明所以患上了高血压，可再去分辨却也为时已晚。那么，吃什么食物会导致血压升高？引起血压升高的原因又是什么？本章为您一一列举了30种生活中的常见食材，通过逐步分析，教您如何去辨别饮食当中的危险因素，帮您扫清降压路上的“绊脚石”。

一、咖啡

成分表（每100克）	
热量（千卡）	346.4
碳水化合物（克）	46.8
脂肪（克）	16
咖啡因（毫克）	182

禁忌人群：失眠、心律失常、高血压、冠心病、胃肠功能紊乱、贫血者

咖啡中的热量和脂肪是促使血压升高的罪魁祸首，咖啡豆中的咖啡醇等物质可导致血清总胆固醇、低密度脂蛋白胆固醇以及三酰甘油的水平升高，进一步导致动脉硬化，致使高血压、冠心病的出现，而营养学研究中亦证明，中老年人每天饮用大量咖啡，总胆固醇水平要比不喝咖啡的人群高一倍以上。

咖啡中的咖啡因含量较高，饮用咖啡可使心率加快、血压升高、大脑皮质活跃，使人体处于亢奋状态，尤其是情绪波动较大的高血压患者，咖啡因会促使血压激增，对健康造成不利影响。

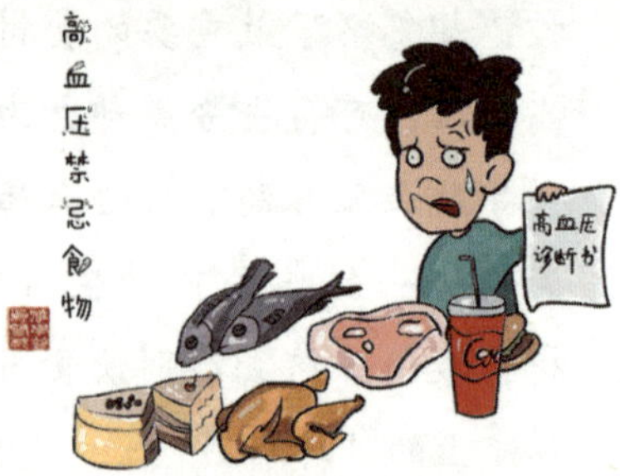

二、浓茶

成分表（每100克）	
茶碱（毫克）	41
咖啡因（毫克）	54
禁忌人群：心脏病、高血压、胃溃疡、便秘、神经衰弱、甲状腺功能亢进、缺铁性贫血者	

浓茶作为许多老年人钟爱的饮品，含有大量的咖啡因和茶碱等生物碱，能够暂时性的造成血压升高。对于高血压患者而言，这种影响可能会使血压难以趋于平稳，进而引起心跳加速、血压波动异常。

浓茶中还含有许多鞣酸，与食物中的蛋白质结合后会产生鞣酸蛋白，造成便秘，因此，我们可以通过使用一些花草茶作为替代，例如菊花茶、地丁茶、决明子茶等一些不含咖啡因的饮品，对于辅助控制血压也是一个健康的选择。

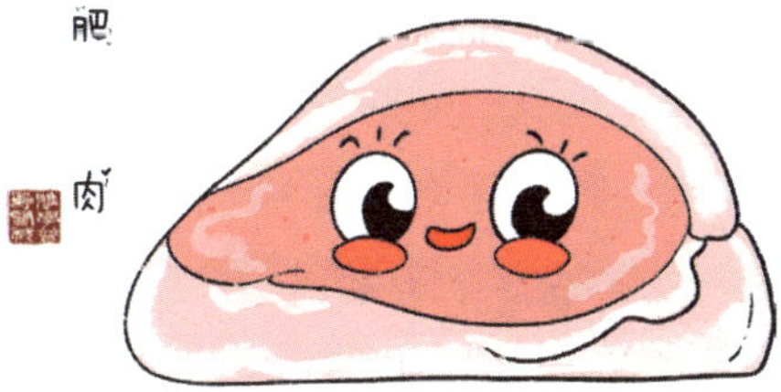

三、肥肉

成分表（每100克）	
饱和脂肪酸（克）	34.4
热量（千卡）	813
禁忌人群：胃食管反流、慢性胃炎、胆囊炎、脂肪肝、胆结石、高脂血症、高血压、冠心病者	

肥肉中对血压影响最大的成分莫过于饱和脂肪酸，不论健康人群还是高血压群体，过多摄入饱和脂肪酸都会引起肥胖，加重血管负担，导致血压升高，增加心脑血管疾病的风险。而我们在烹饪肥肉过程中，为了提升味道和口感，常常会使用不健康的烹调方式并加入大量调味料，无形当中增添了不利于控制血压的危险因素。

从中医角度看，经常食用肥肉会在体内积累痰湿，阻滞气机运行，使身体机能减弱，产生的废液无法及时代谢，给五脏六腑带来极大负担。

四、松花蛋

成分表（每100克）	
钠（毫克）	504
胆固醇（毫克）	680
热量（千卡）	171
禁忌人群：肝肾功能不全、高血压、高脂血症、冠心病、胃肠功能紊乱者	

松花蛋的制作过程比较特殊，会产生大量的钠元素，若高血压人群过多食用，则会导致水钠潴留，使管壁压力增大，血压升高。

松花蛋中胆固醇含量较高，过量食用会增加动脉粥样硬化风险，使管腔变狭窄，进而引发高血压。

松花蛋中的酪胺成分可刺激神经递质，产生血管收缩，导致血管阻力增加，对高血压患者产生不利影响。

五、熏肉

成分表（每100克）	
钠（毫克）	2315
热量（千卡）	543
脂肪（克）	42.8
禁忌人群：胃溃疡、十二指肠溃疡、高血压、冠心病、高脂血症、肥胖、慢性肾炎者	

高血压患者需严格控制熏肉的摄入量，因为熏肉中不仅含钠量高，而且亚硝酸盐存在广泛，长期食用熏肉会对人体的血管、心脏、肾脏造成较大的负担，进而引起血压升高，还会增加患癌风险。

熏肉中的脂肪含量也不可小觑，经常食用熏肉容易引起血液黏稠度增加，使血流速度减缓，更容易增加患高胆固醇血症的风险，不利于高血压患者的病情控制。

六、榨菜

成分表（每100克）	
钠（毫克）	2585
禁忌人群：胃食管反流、十二指肠溃疡、高血压、冠心病、肾功能不全者	

榨菜被许多人当作开胃小食，几乎每顿饭餐桌上都离不开它。但由于钠离子含量较高，长期吃榨菜会加重血管负担，导致身体出现水肿、心肾负荷加重，还会引发血压升高。而榨菜腌制过程中产生的亚硝酸盐量也比较高，经常摄入会增加致癌的风险，所以高血压人群尽量不要吃榨菜，像平时生活中的腌萝卜干、泡菜、辣白菜等都不推荐食用。

七、奶油

成分表（每100克）	
脂肪（克）	38
热量（千卡）	347
禁忌人群：胰腺炎、高脂血症、胆囊炎、高血压、冠心病、肥胖者	

奶油中含有大量的脂肪，过多食用会引起胆固醇升高，出现高脂血症，不利于高血压患者的体重控制。同时，奶油也属于高热量食物，内多含饱和脂肪酸，摄入过量会加速血管内壁斑块形成，增加罹患心血管疾病的风险。

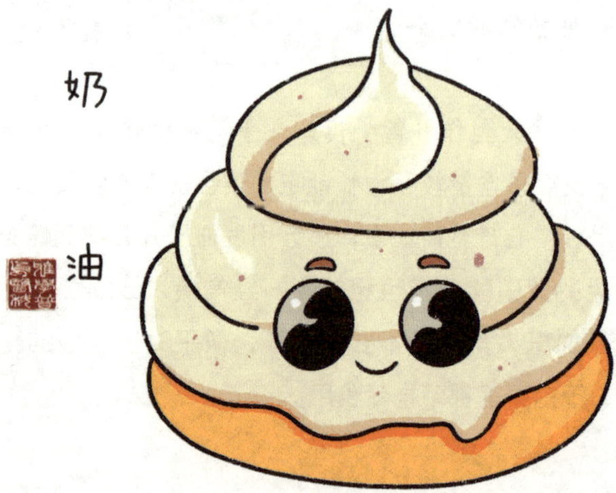

八、猪肝

成分表（每100克）	
胆固醇（毫克）	302
热量（千卡）	168
禁忌人群：痛风、高脂血症、高血压、冠心病、肥胖者	

猪肝中铁元素含量较高，适当食用对人体有益，但本品胆固醇含量较高，若食用过度则易出现高胆固醇血症，造成血管管腔狭窄、血管弹性下降，进而加重高血压病情。

高尿酸血症尤其是高血压病合并痛风者应忌食。

九、咸鸭蛋

成分表（每100克）	
胆固醇（毫克）	651
钠（毫克）	2732.2
热量（千卡）	187
禁忌人群：消化不良、肝肾功能不全、高胆固醇血症、高血压、冠心病、肥胖者	

咸鸭蛋属于高盐分食物，摄入过量可发生水、钠的潴留，促使血容量增加，进一步使血压升高，同时造成心脏负荷加重，甚至能够引发心脏病。

咸鸭蛋中的胆固醇含量极高，由于胆固醇沉积在血管内皮，可形成脂斑，遂造成了动脉管腔狭窄，血管压力也随之升高。

咸鸭蛋的热量较高，多食会不利于体重控制，对于肥胖的高血压患者来说是较大的危险因素。

十、西柚

成分表（每100克）	
碳水化合物（克）	8.14
禁忌人群：慢性腹泻、胃食管反流、高钾血症、高血压、肾功能不全、糖尿病者	

高血压患者应避免食用西柚，尤其是在服药期间，因为西柚当中的化学成分能与高血压病人日常服用的药物发生相互作用，干扰药物正常代谢，增加药物在血液中的浓度，使血压大幅下降，给人体健康带来严重威胁，故长期服降压药的中老年人应忌食。

西柚的含糖量较高，尤其是果糖和葡萄糖，这些成分极易被人体吸收，加速血糖增长，患有糖尿病的人群应谨慎食用。

十一、荔枝

成分表（每100克）	
碳水化合物（克）	17.1
禁忌人群：便秘、痤疮、急性咽炎、高血压、糖尿病者	

高血压患者不可多食荔枝，因为荔枝性温，多食后易上火，使本身患有高血压的中老年人加重便秘，进而引起血压升高。此外，高血压多是由于肝阳上亢引起的，常常伴随头晕、口干、烦躁等症状，而多食荔枝后会使火气上攻，加重一系列高血压伴随症状。

荔枝属于高糖食物，其中易吸收的葡萄糖含量高达66%，果糖和蔗糖的含量占比也比较大，多食则不利于糖尿病患者的血糖控制。

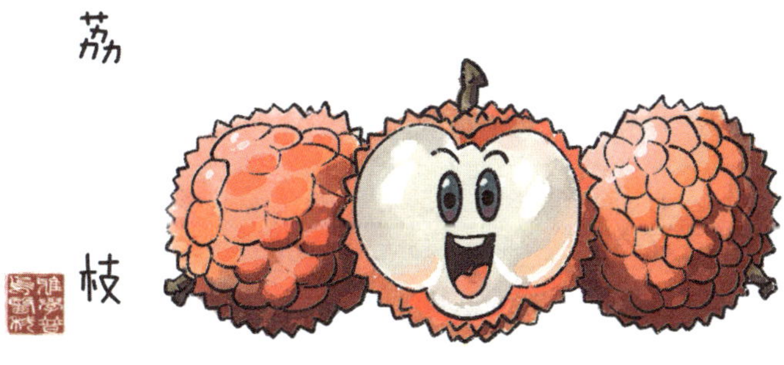

十二、猪肾

成分表（每100克）	
胆固醇（毫克）	381
禁忌人群：胃肠功能减弱、高胆固醇血症、高血压、冠心病、痛风者	

患有高胆固醇血症、高血压、动脉硬化、冠心病的中老年人不宜食用猪肾。猪肾虽然营养丰富，但其本质上属于高胆固醇食物，每100克猪肾就含有381毫克胆固醇，胆固醇在动脉壁堆积，能够减缓人体脂质代谢，导致血管管腔狭窄，血流通道不畅致使血压升高，甚至可能引发动脉硬化、脑卒中等。

猪肾属于动物的内脏，嘌呤含量偏高，长期过量食用容易导致体内的嘌呤聚集，引起高尿酸血症。

十三、辣椒

成分表（每100克）	
碳水化合物（克）	8.2
禁忌人群：胃溃疡、胃肠炎、支气管哮喘、口腔溃疡、高血压、冠心病、便秘、痔疮者	

辣椒味辛性热，肝阳上亢、阴虚阳亢体质的高血压人群应慎食，如若食用过多，则易引起口干、便秘、烦躁、血压升高等情

况。同时，患有溃疡、咳喘、急慢性咽炎、痔疮的中老年人均应忌食辣椒。

辣椒中的辣椒素具有一定的刺激性，食用后可使心率加快、循环血液量剧增，从而使血压升高，甚至还可能对心脏产生不良影响，严重影响中老年人的身体健康。

十四、白酒

成分表（每100克）	
热量（千卡）	297
禁忌人群：胃溃疡、肝功能不全、支气管哮喘、口腔溃疡、高脂血症、高血压、冠心病、痔疮者	

白酒中的酒精成分有促进血管扩张的作用，经常饮酒会造成血压大幅波动，血管脆性增强，严重者会出现脑出血、脑梗死等突发性心脑血管疾病。

白酒的热量也比较高，多饮容易引起肥胖，影响肝脏代谢，使血浆中的胆固醇以及甘油三酯浓度升高，引起心肌脂肪的沉积，使得心肌扩张，从而引起高血压和冠心病。

十五、油炸食品

成分表（每100克）	
热量（千卡）	291
脂肪（克）	21.6
钠（毫克）	574

禁忌人群：消化不良、肥胖、胆结石、胆囊炎、十二指肠溃疡、高脂血症、肾功能不全、高血压、冠心病者

油炸食品属于高热量食物，食用后常常使人体重增加，令血中胆固醇与脂肪含量升高，从而引发高脂血症，不利于高血压病情控制。

油炸食品在烹制过程中会产生致癌物丙烯酰胺，过量食用可使其在身体里大量堆积，加大了中老年人患癌症的概率。

油炸食品在腌制时需靠盐等调味剂调制，钠离子含量较高，食用后可使血压升高，还可能引发其他心血管疾病。

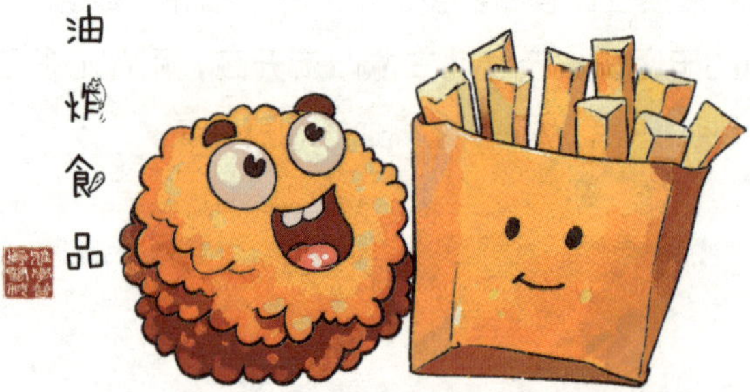

十六、冰淇淋

成分表（每100克）	
热量（千卡）	201
脂肪（克）	11.3
碳水化合物（克）	24.6

禁忌人群：胃肠功能紊乱、支气管哮喘、糖尿病、高脂血症、高血压、冠心病、偏头痛、肥胖者

冰淇淋属于寒凉食物，对患者胃肠道刺激比较大，过度食用会引起胃肠道不适，另一方面会促使周围血管收缩，使人出现头晕、头痛，甚至血压升高等现象。

冰淇淋的主要原料为糖类和奶油，所以热量也十分高，食用后可使血液中的胆固醇水平升高，加重肥胖患病率，更不利于患有“三高”的中老年人群。

十七、鸡汤

成分表（每100克）	
钠（毫克）	459

禁忌人群：胃肠炎、胰腺炎、胆结石、胆囊炎、痛风、肾功能不全、高血压、冠心病者

鸡汤自古以来被视为疾病调养的“万能药”，但对于高血压患者来说并非如此。由于鸡汤中的钠含量较高，在过量食用后会

导致体内的血容量增加，血压升高，肢体水肿，甚至给心脏带来不良影响。

鸡汤属于高嘌呤食材，过多的摄入会引起体内尿酸升高，因此会让痛风患者症状加重，出现关节红、痛、肿、疼等现象。

十八、鱼子

成分表（每100克）	
热量（千卡）	179
胆固醇（毫克）	379
禁忌人群：脂肪肝、高脂血症、痛风、肾功能不全、高血压、冠心病、肥胖者	

鱼子中的胆固醇含量很高，多食可使血液中的胆固醇和三酰甘油水平升高，胆固醇堆积在血管内皮致使管腔狭窄，血液流通受阻，造成血压升高。

鱼子营养价值较高，但其亦属于高热量食物，不适合“三高”人群经常食用。虽然并非所有的肥胖人士都患有高血压，但总体上来说，体重越重，平均血压也越高，肥胖也就成为引发心脑血管病的一个危险因素，控制体重便成为高血压患者降低血压的一个重要的途径，所以说患有高血压的中老年人应慎食鱼子。

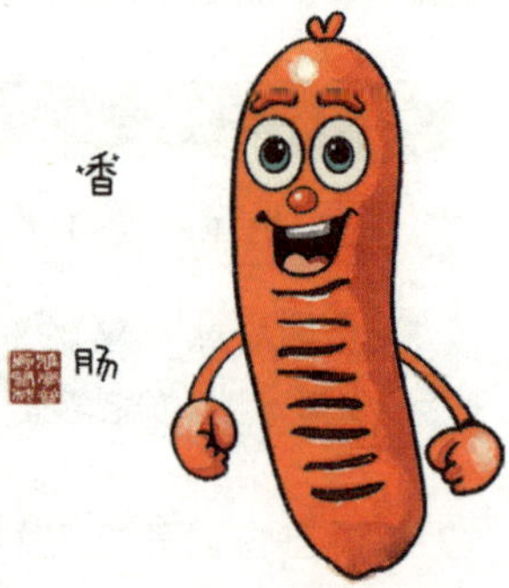

十八、香肠

成分表（每100克）	
热量（千卡）	332
脂肪（克）	28.4
钠（毫克）	917
禁忌人群：胆囊炎、消化不良、脂肪肝、高胆固醇血症、肾功能不全、高血压、冠心病、肥胖者	

香肠属于肉类加工食品，在制作过程中会加入大量钠盐，使其含钠量超出猪瘦肉十几倍，过量摄入不仅会影响血压平稳，还会造成钙质流失，给中老年带来骨质疏松的风险。

市面上多数香肠的肥肉含量多达50%左右，因此脂肪含量非常高，在大量摄入后可提高血液中胆固醇含量，增加血液黏稠度，甚至引发高脂血症、动脉粥样硬化、高血压、中风等心脑血管疾患。

二十、泡菜

成分表（每100克）	
钠（毫克）	743
禁忌人群：消化不良、上呼吸道感染、肾功能不全、高血压、冠心病者	

泡菜能够增进食欲，但不利于中老年人的体重控制。在泡菜腌渍的过程中，许多营养成分被大量破坏，长期食用容易造成营养失衡。

泡菜还含有较多钠离子，食用过多会引起口干、咳嗽、水肿等症状，中老年人食用后易导致血压升高，不利于血管健康。

泡菜的腌制过程会产生较多的亚硝酸盐，摄入过量会引起恶心、眩晕等中毒症状，故应慎食。

二十一、豆瓣酱

成分表（每100克）	
钠（毫克）	6191
禁忌人群：胃溃疡、肾功能不全、高血压、冠心病、痛风、蚕豆病者	

豆瓣酱是我们在烹饪中经常用到的调味剂，而它的含钠量非常高，每100克中约含有6克钠，大量摄入后可引起水、钠的潴留，使血管收缩，导致水肿和高血压的出现。若选用口味较辣的豆瓣酱，还可能造成中老年人便秘，进而引发高血压。

豆瓣酱在加工过程中会投入许多食品添加剂，在制作过程中所产生的亚硝酸钠含量较高，食用过量可增加各种组织器官罹患肿瘤的风险，对中老年人健康无益。

二十二、芥末

成分表（每100克）	
钠（毫克）	2751

禁忌人群：胃炎、胃溃疡、急慢性结膜炎、哮喘、高血压、冠心病者

芥末具有强烈的刺激性辣味，食用后可使人心跳加快、周围血管收缩、血压升高，患有高血压、冠心病的中老年人需慎食。

芥末酱在制作过程中会使用许多含钠添加剂，多食后可对血管弹性产生不良影响，尤其是患有高血压病的中老年人应避免食用。

由于芥末对胃肠黏膜产生的刺激较大，有胃炎或消化道溃疡的中老年人均应忌食。

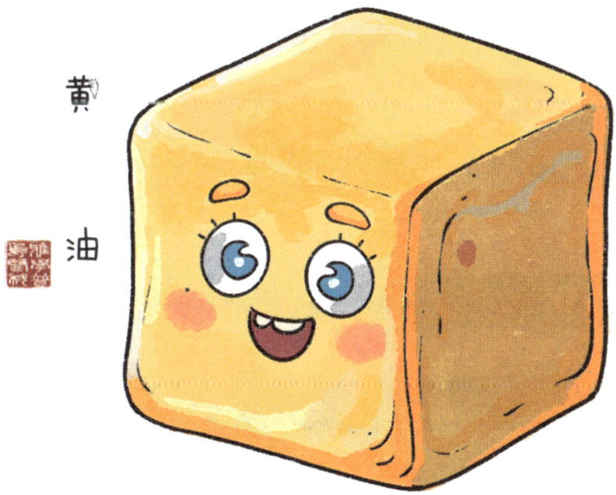

二十三、黄油

成分表（每100克）	
热量（千卡）	732
脂肪（克）	81.4
钠（毫克）	612

禁忌人群：乳糖不耐受、胰腺炎、胆囊炎、高脂血症、高血压、冠心病、肥胖者

黄油的主要成分是脂肪，其热量极高，每100克中脂肪含量为81.4克，可产生732千卡的热量，中老年人尤其是肥胖型的高血压老年患者不宜食用。

黄油中含有大量的饱和脂肪酸，占比高达60%，与胆固醇结合后可在血管壁形成脂斑，引发冠心病，诱发高血压病、高脂血症等，因此不建议中老年人多食。

在部分黄油的制作中，为了使烹饪简便，会加入食盐，高血压患者如果过量食用，则不利于血压调控，会对病情产生不良影响。

二十四、可乐

成分表（每100克）	
碳水化合物（克）	10.6

禁忌人群：骨质疏松、睡眠障碍、糖尿病、高血压、冠心病、肥胖者

可乐中含有的大量咖啡因，同比例之下甚至胜过咖啡，大量饮用后可使人精神振奋、心跳加快，从而升高血压，不利于中老年人的血压控制。

可乐营养低、糖分高，多饮可增加罹患糖尿病的风险。而可乐中的糖分多为精制糖，在人体中的吸收速度极快，可使血糖快速升高，若无法消耗则转化为脂肪，增加肥胖风险。

可乐中含有大量的磷酸，磷酸可导致钙盐的沉积减少，抑制钙质吸收，并会导致骨质疏松的发生。

二十五、烤猪五花肉

成分表（每100克）	
热量（千卡）	245
钠（毫克）	224
禁忌人群：消化性溃疡、胃食管反流、胆囊炎、高脂血症、高血压、冠心病、肥胖者	

烤猪五花肉中往往油脂成分比较高，过量进食后易引起血脂升高，加速动脉粥样硬化的进程，长此以往则会使大动脉管壁僵硬、脆性增加，大动脉弹性减退，最后导致血压波动幅度加大，形成高血压病。

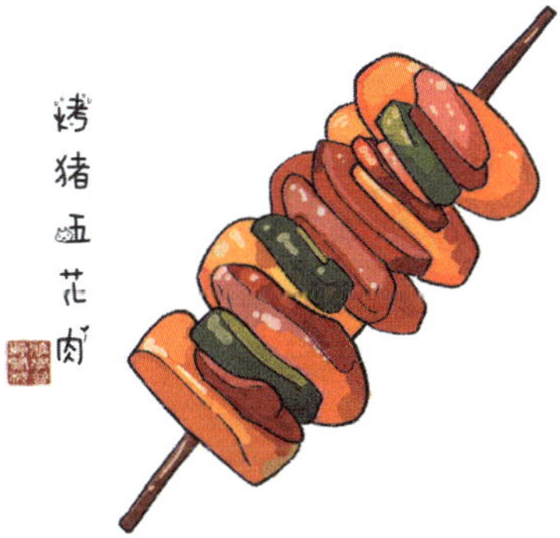

其次，食物在经过烤制后营养会被大量破坏，在其烹饪过程中会产生一种叫苯并芘的高度致癌物质，长期食用烧烤类食物会使苯并芘在人体内蓄积，有诱发胃癌、肠癌的风险。

二十六、巧克力

成分表（每100克）	
热量（千卡）	529
脂肪（克）	32
碳水化合物（克）	59.6
禁忌人群：睡眠障碍、糖尿病、高脂血症、高血压、冠心病、肥胖者	

虽然常吃巧克力会使人心情愉悦，但对于高血压患者来说，过量摄入会导致不良后果。巧克力属于高油、高糖食物，无益于体重控制和血压健康，过度食用会增加血液黏度，造成脂肪堆积，在血管内形成斑块，给中老年人带来高血压、冠心病、糖尿病等疾病问题。

巧克力中富含可可碱，而这种成分在摄入过度后可引起中枢神经兴奋，使中老年人产生睡眠障碍，不利于高血压的病情控制。

二十七、蟹黄

成分表（每100克）	
热量（千卡）	257
胆固醇（毫克）	466
禁忌人群：消化不良、痛风、高脂血症、高血压、冠心病、肥胖者	

蟹黄中胆固醇的含量非常高，食用后可使血脂升高，而且中老年人的代谢速度较慢，胆固醇易在血管内皮下堆积，形成脂质斑块，甚至引发冠状动脉粥样硬化，对于高血压病、高脂血症患者来说是比较危险的，所以中老年人应慎重食用。

由于蟹黄的热量较高，多食可引起肥胖，患有高血压、冠心病的中老年人应避免食用。

二十八、糕点

成分表（每100克）	
热量（千卡）	494
脂肪（克）	23.1
碳水化合物（克）	66
禁忌人群：胃食管反流、糖尿病、高脂血症、高血压、冠心病、糖尿病、肥胖者	

高血压患者应控制糕点的摄入，因为糕点的含糖量和油脂含量都偏多，热量也比较高，会加快高血压病的疾病进展，对糖尿病、高脂血症、冠心病等并发症产生不利影响，所以应减少食用。

糕点中的反式脂肪酸含量非常高，在同样食量下，反式脂肪酸摄入越多，肥胖的概率就会越大，罹患心脑血管疾病的风险也就越高，故建议中老年人慎食。

二十九、榴梿

成分表（每100克）	
热量（千卡）	148
碳水化合物（克）	27.6
禁忌人群：消化不良、便秘、糖尿病、高脂血症、高血压、肾功能不全、糖尿病、肥胖者	

榴梿的含糖量较高，过量的糖分摄入如果未得到及时消耗，就会在体内转化为内源性甘油三酯，使血清甘油三酯浓度升高，高血压患者应尽量少吃，而患有高脂血症的中老年人则应尽量不吃。

榴梿

榴梿性热，多食则生火，高血压病患者多为阳热体质，过食后易出现头晕胀痛、大便秘结、口苦咽干、血压升高等症状。

三十、胡椒

成分表（每100克）	
热量（千卡）	255
禁忌人群：消化性溃疡、口腔溃疡、咽炎、痔疮、便秘、高血压、冠心病者	

胡椒虽能增进食欲，但会使人摄入过多食物，给中老年人带来肥胖风险，进而促使血管内斑块形成，使管腔狭窄、血压升高。

胡椒味辛性热，温热作用较强，而高血压患者内热素盛，过食胡椒还易引起火热上攻，从而引发便秘、痔疮、头晕头胀、目赤肿痛、血压升高等临床症状。

第五章 中医药膳——助您攻克降压难关

药膳是在中医理论指导下，利用食物与药物特性来调节机体功能，使其获得健康或愈疾防病的一种方法，是食疗发展历程中不可或缺的环节。本章从传统医学角度对高血压病进行剖析，从各个分型入手，在烹饪学和中医学理论指导下，寓医于食，选用合适的食材与药材搭配，让高血压病的药膳治疗融入普罗大众的日常。

一、中医眼中的“高血压”

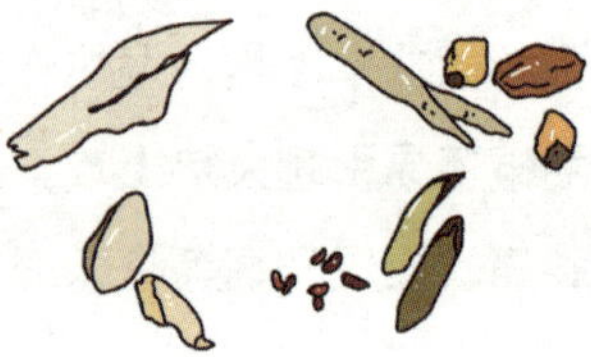

（一）关于中医如何诊断高血压

血压升高通常只是高血压病的表面现象，而在中医理论范畴中，高血压病往往对应着“眩晕”“头痛”“耳鸣”等多种疾病。在面对高血压人群时，除了测量血压，医者往往还通过“望、闻、问、切”四诊合参的方法综合考虑，以对患者做出确切诊断。

望诊

望诊指观察患者身体各部位的当前状态，从而推断出患者当前体质的诊断方法。高血压患者在望诊时一般呈现为面色通红、目睛发赤、双目有神，并可兼见烦躁不安、身形肥胖、舌红、苔黄厚等特点。

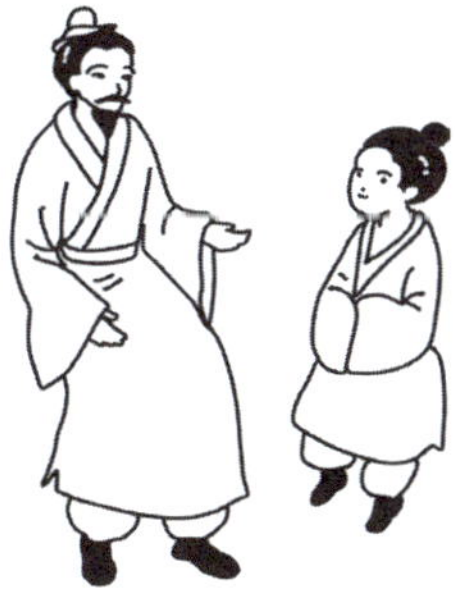

望诊

闻诊

在闻诊时需要对声音及气味两方面进行采集，高血压群体常表现为声音洪亮、言语较亢奋、语速比常人快，并可闻及口中臭秽等。

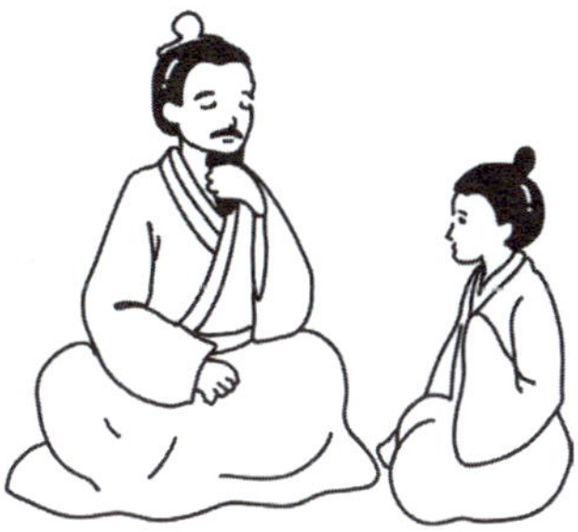

闻诊

问诊

患者自觉症状主要由医生的问诊得出，高血压者可具体表现为眩晕、头痛、头胀、胸闷心慌、耳鸣、眼干、失眠多梦、情绪易怒、口干苦等等。

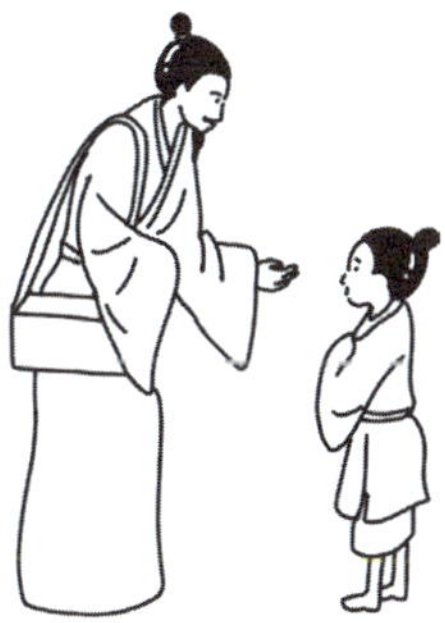

问诊

切诊

中医运用切诊的方法，可根据不同的脉象表现，结合实际的症状互为参考，最终得出对应的疾病以及分型，而高血压病最常见的脉象为弦脉、弦数脉。

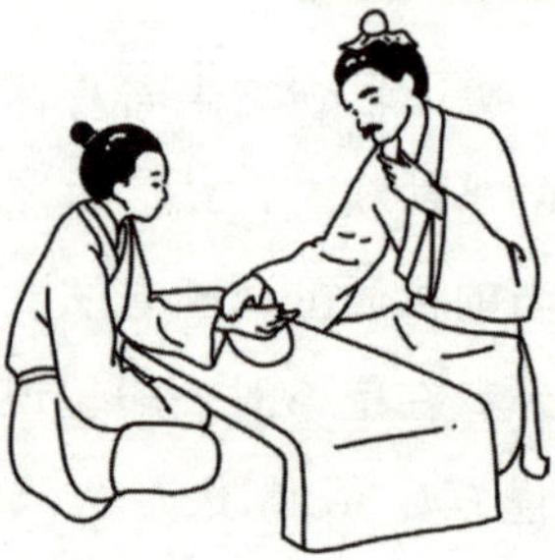

切诊

（二）高血压的中医治疗概要

药物

在高血压病的中医分型中，主要以肝阳上亢型为多见，治疗多以清肝降火、滋补肝肾为法，在临床中经常会使用菊花、决明子、龙骨、牡蛎、葛根、鳖甲、枸杞子、杜仲等药材组方，常用方剂有天麻钩藤饮、羚角钩藤汤、镇肝熄风汤等等。

针灸

可根据高血压患者的不同症状，酌情选择穴位，主要方法可采用近端取穴、远端取穴、辨证取穴以及特定穴位等等，例如肝阳上亢伴有脾气急躁、头晕头痛者，可选取太冲、风池、曲池、太阳、百会等穴位进行针刺；痰湿内盛伴有身形肥胖、胸闷憋气者，则可选取足三里、神阙、涌泉等穴位进行艾灸。

拔罐

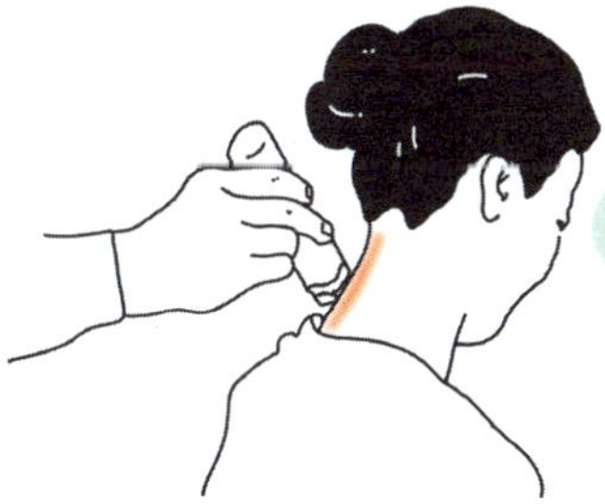

拔罐疗法对高血压患者具有较好的祛湿泻热效果，临床中经常使用的穴位有风池、大椎、肝俞、脾俞、肾俞等，可有效改善头晕、头胀、胸闷、气短、失眠、焦虑等高血压病常见症状。

推拿

推拿常被应用在轻度高血压的临床保健治疗中，利用揉法、按法、拿法、插法等推拿手法刺激相应穴位，达到平肝潜阳、降低血压的治疗目的。

药膳

药膳疗法不仅可以辅助降压，还能够控制体重、平衡膳食、补充机体缺失营养、调节代谢，是高血压患者日常生活中最简便易得的治疗手段。

二、高血压中医分型&对应药膳

（一）肝阳上亢型

中医认为，肝属五脏，是调控血液、储血藏血的重要脏器，而众所周知“怒伤肝”，易生肝火，也是对肝统情志的重要表达，因此，高血压的发病与肝有着密切联系。尤其是处于高血压初期的患者，情绪常常处于急躁易怒状态，导致肝火过旺、肝阳上亢，继而出现血压升高。在临床上，高血压人群多有肝阳、肝气易上亢的特点，肝阳上亢也成为本病最常见的证型。

【症状自查】眩晕、耳鸣、头目胀痛、面红目赤、烦躁易怒、失眠多梦、大便干结、小便黄赤、舌红少津、舌苔干黄等。

牡蛎海带汤

【材料】

水发海带200克，牡蛎80克，姜丝5克，葱末5克，盐、醋、鸡精各适量。

【做法】

1.将水发海带洗干净，切成宽约3厘米长的片；牡蛎去壳，洗净泥沙备用。

2.砂锅中放入海带、姜丝、葱末，加入水煮沸，放入少量醋，改小火将海带煮至熟烂，下入牡蛎，煮开之后加盐、鸡精调味即可。

【食疗要点】

本品既能补肝肾之阴，又可除心肝之火，牡蛎中的钙质还能帮助钠离子排出，进一步降低血压，对于肝阳上亢型高血压患者来说是个不错的药膳选择。

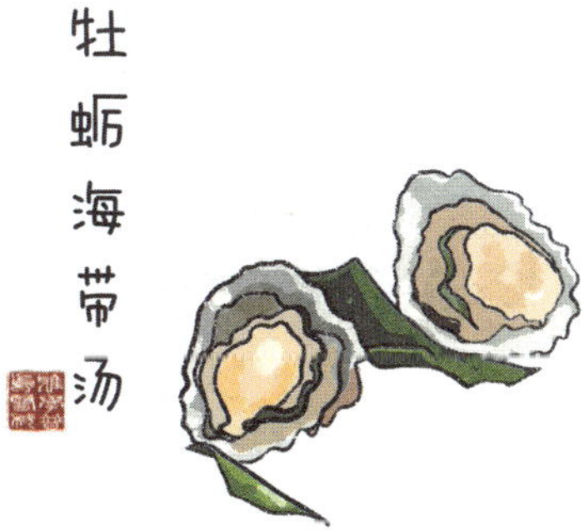

夏枯草瘦肉煲

【材料】

夏枯草30克，猪瘦肉100克，盐少许。

【做法】

1.夏枯草洗净沥干水分，瘦肉洗净切片备用。

2.将食材放入炖盅内，加入纯净水，大火炖煮20分钟后，转小火炖3小时，出锅后根据口味加入少量食盐，即可食用。

【食疗要点】

夏枯草具有清肝泻热、散结明目的作用，瘦肉可滋阴益肾，二者合用能够改善肝阳上亢型高血压导致的头晕头痛、目珠胀痛、腰膝酸软等症状。

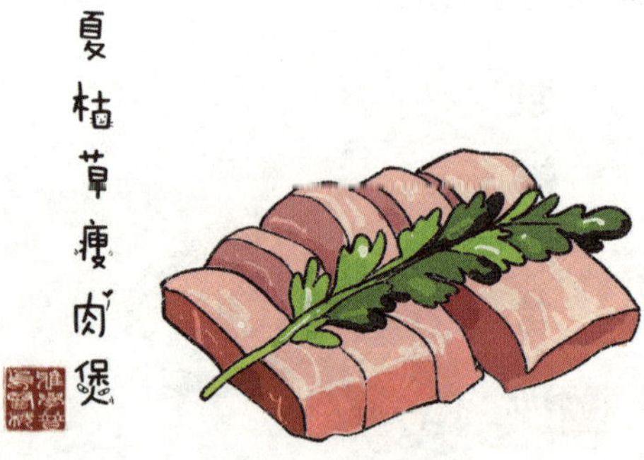

决明子粥

【材料】

炒决明了12克，白菊花9克，粳米80克，黄冰糖10克。

【做法】

1.先将决明子与菊花洗净，浸泡30分钟，放入锅中煮开后转中小火煮20分钟后滤出药汁。

2.将粳米洗净，倒入药汁与适量水，小火炖煮成稀粥即可。

【食疗要点】

本品能够清肝降压、清热明目、润肠通便，适用于肝火上炎出现目赤肿痛、头晕头痛、大便秘结的高血压患者。

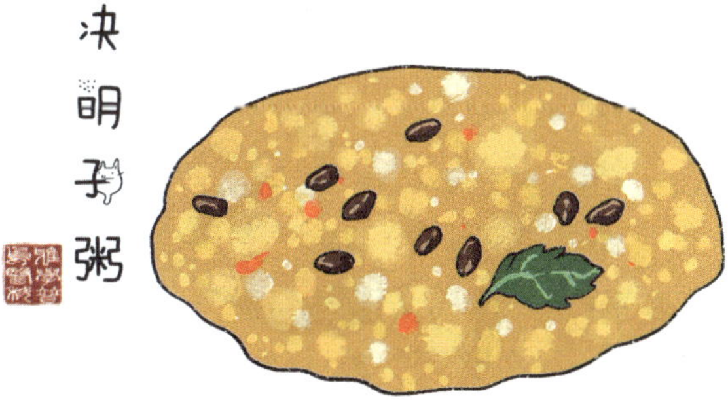

葛根炖小排

【材料】

葛根300克，猪小排250克，陈皮2片，姜2片，盐适量。

【做法】

1.将猪小排洗净切段；葛根去皮洗净，切块；陈皮洗净备用。

2.将处理好的食材全部放入砂锅中，加入适量清水，中小火炖煮2小时，根据口味加入适量盐调味，即可享用。

【食疗要点】

针对肝阳上亢引起的头晕、头痛、项僵、肢体麻木、血压升高，葛根有很好的缓解作用。

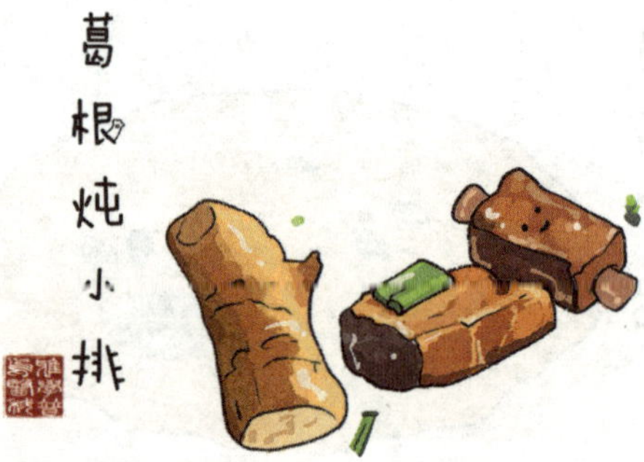

（二） 阴虚阳亢型

阴阳平衡是人体最理想的健康状态，而阴虚阳亢的人群大多火气虚浮。由于饮食辛辣、久病耗伤、房事不节等因素，导致体内津液耗伤，阴气亏损，阳气失去制衡，就会产生阳热亢盛的病理变化，于是便出现火气上攻而精亏血少的局面。而临床中，该证型亦见于高血压、糖尿病等多种慢性病的疾病进程中。

【症状自查】头晕耳鸣、头重脚轻、眼干眼涩、腰膝酸软、五心烦热、潮热盗汗、心悸、失眠、舌质红、舌苔薄白或有裂纹。

甲鱼枸杞汤

【材料】甲鱼1只，枸杞10克，姜5片，红枣10颗，盐适量。

【做法】

1.甲鱼处理干净，切块；枸杞、红枣分别洗净备用。

2.甲鱼放入砂锅内，加适量水，放入姜片炖40分钟。

3.放入枸杞、红枣继续炖煮20分钟，出锅前加盐调味即可。

【食疗要点】

甲鱼为血肉有形之品，可补益阴精，与枸杞共用可发挥滋阴益肾、清退虚热之效，对阴虚阳亢型高血压有辅助治疗的作用。

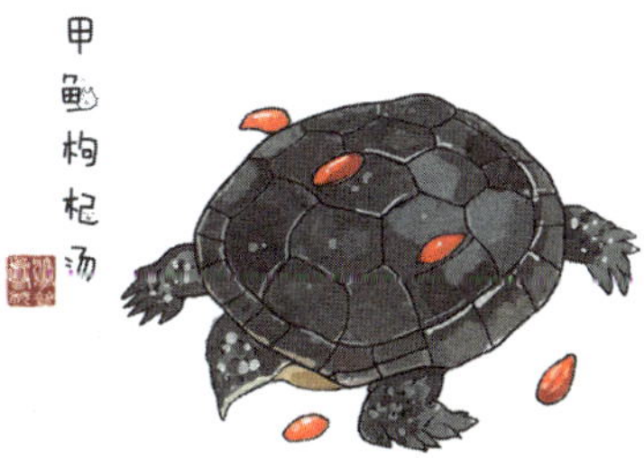

淮山药枸杞粥

【材料】

淮山药100克，枸杞10克，小米50克。

【做法】

1.山药洗净，去皮切块；小米洗净，提前泡好备用。

2.将小米和山药连清水一起倒入砂锅内，视情况加水，大火煮开后，转小火熬40～50分钟，放入枸杞，继续煮10分钟，即可出锅。

【食疗要点】

本品中山药可补益肺脾肾之阴，枸杞能够滋补肝肾、益精明目，二者共食可改善阴虚阳亢型高血压患者腰膝酸软、眼睛干涩、头晕耳鸣等症状。

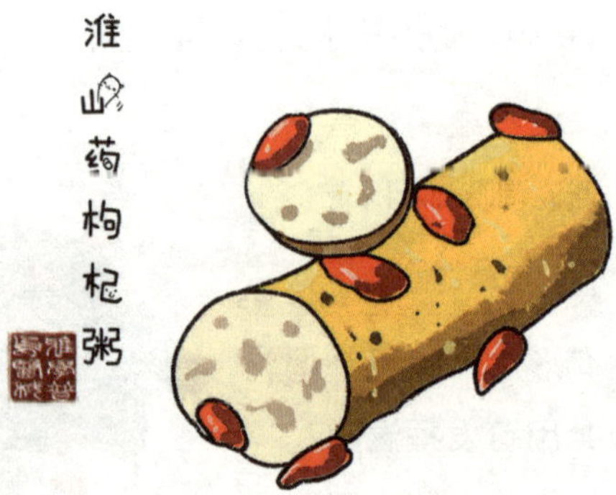

杜仲猪脚煲

【材料】

猪脚400克，杜仲50克，花生50克，大枣5个，盐适量。

【做法】

1.猪脚洗净切块，焯水备用；杜仲、大枣洗净，花生提前泡好备用。

2.将以上全部食材放入砂锅内，加入适量的清水，大火煮沸后，改小火煲2小时，加盐调味即可食用。

【食疗要点】

杜仲具有补肝肾、强筋骨的功效，药理研究表明其具有一定的降压作用，常用于辅助治疗高血压病，缓解高血压引起的眩晕、头痛等不适症状。

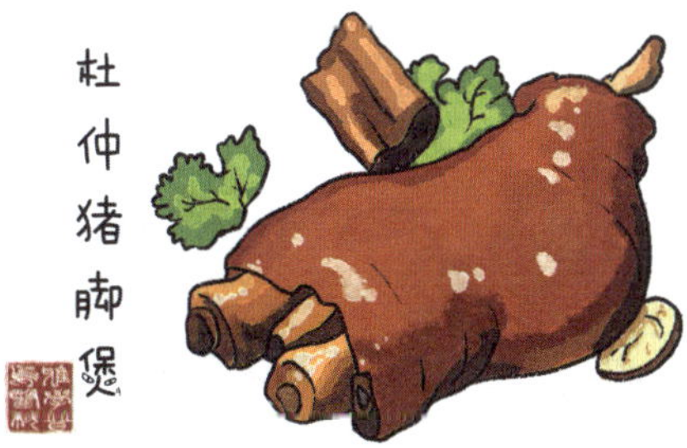

女贞子龙眼猪肉汤

【材料】

猪肉60克，桂圆肉20克，女贞子60克，盐适量。

【做法】

1.将猪肉洗净切片；桂圆肉、女贞子洗净备用。

2.把猪肉、女贞子、桂圆肉放进砂锅内，加适量清水，用大火煮沸后，再用文火煲2小时，可根据自己的口味适量加盐，即可食用。

【食疗要点】

本品可补益肝肾、乌须明目，不但适合阴气不足的高血压患者，伴有睡眠时间不足、心情烦躁、潮热盗汗的更年期患者亦可食用。

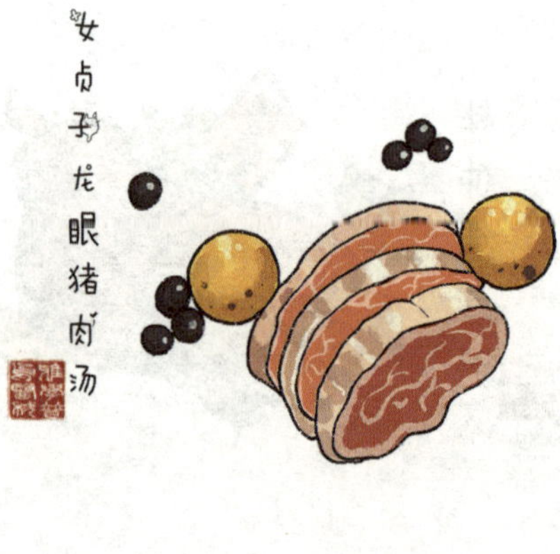

（三）痰湿内盛型

通俗来讲，新陈代谢出现异常，体液停留于内所形成的病理产物即为痰湿，多出现在肥胖、代谢综合征等疾病的进程中。在元代，著名医家朱丹溪也曾提出："百病皆因痰作祟"，由于痰湿在体内停留，致使气血津液不能正常输布，人体器官功能出现障碍，各种疾病也由此诞生。痰湿阻滞清窍则头昏眼花、留滞经络则肢体麻木、痹阻于胸则心慌气短，因此需以"化湿祛痰，健脾和胃"为法，从根源上解决高血压难题。

【症状自查】头痛如裹、头晕目眩、胸闷恶心、四肢麻木沉重、食欲下降、困倦嗜睡、舌色淡、苔白腻。

山药白扁豆粥

【材料】白扁豆30克，山药30克，大米80克。

【做法】

1.将白扁豆洗净后，加入适量的水浸泡4小时以上；山药去皮切块；大米淘洗干净备用。

2.大米和白扁豆放入锅中，加入适量清水，大火煮开，转小火煮1小时，然后放入山药煮至变软即可。

【食疗要点】

经常食用本品能够健脾化湿、补肾益气，适合体型肥胖、血脂较高、痰湿较重的高血压患者，对于经常腹泻、食欲不振的脾胃虚弱患者也有一定益处。

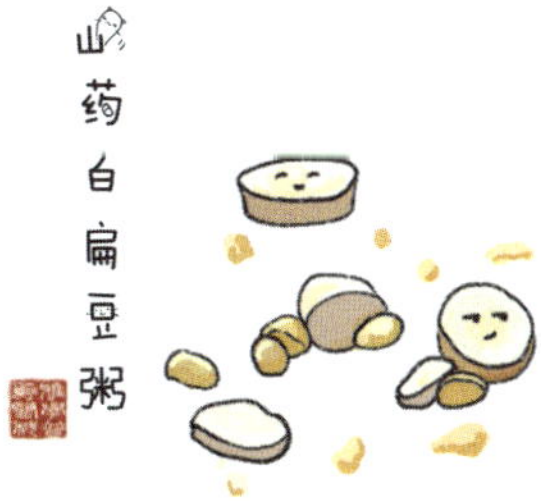

赤小豆鲫鱼汤

【材料】

鲫鱼1条，赤小豆80克，葱1棵，姜3片，盐、食用油各适量。

【做法】

1.赤小豆洗净，提前一晚浸泡；处理好的鲫鱼洗净，摘去内脏，表面切花刀方便入味。

2.砂锅里放入赤小豆，煮至开花；锅中热油，下入葱姜，放入鲫鱼煸香。

3.把鲫鱼、葱、姜都倒入红豆汤里，大火煮开后中小火炖1小时左右，根据口味加适量盐调味，捞出葱姜即可食用。

【食疗要点】

本品具有祛湿利尿的功效，对改善湿浊内停引起的高血压有较好疗效，长期食用还能够增强机体免疫力，对预防脑部疾病也有很大帮助。

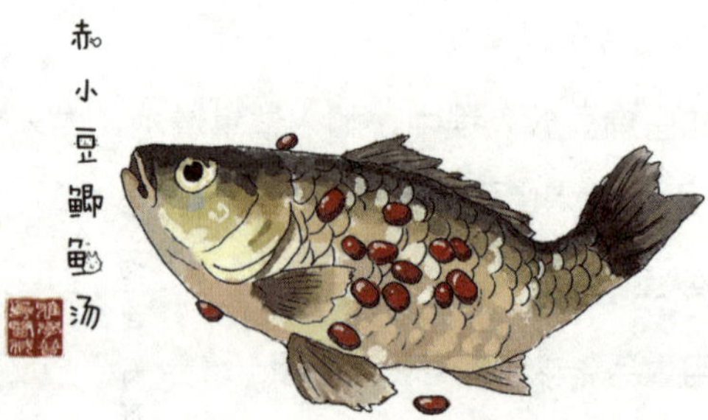

陈皮山楂粥

【材料】

大米100克，山楂干20克，陈皮10克，冰糖20克。

【做法】

1.大米洗净，提前浸泡半小时；山楂、陈皮洗净，浸泡10分钟备用。

2.将所有食材放入砂锅中，大火煮开后转小火熬煮30分钟，最后放入冰糖，搅拌至化开即可食用。

【食疗要点】

本品对需要控制体重的高血压患者十分友好，山楂能够化浊降脂、健胃消食，与陈皮搭配可益气健脾、祛湿化痰，改善食欲不振、腹胀腹泻等脾虚湿盛症状。

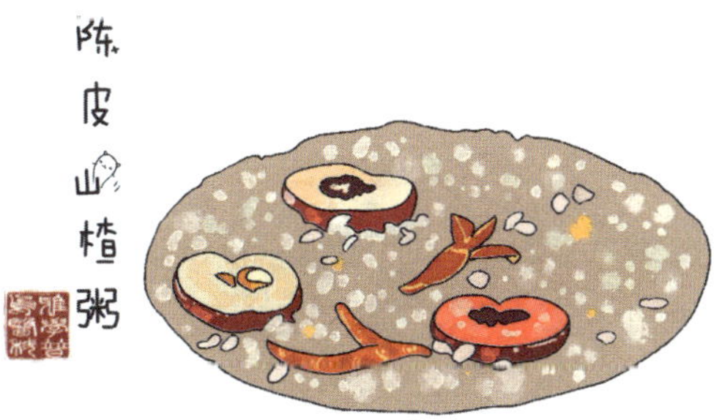

莲子胡椒猪肚汤

【材料】

猪肚200克，莲子40克，白胡椒20克，陈皮5克，姜片5片，盐适量。

【做法】

1.将猪肚洗净切块，焯水后沥干；莲子、陈皮洗净，提前浸泡备用。

2.将所有食材放入高压锅，加入适量清水，大火煮至上气，转中小火炖20分钟，根据口味放入适量盐，即可享用。

【食疗要点】

本品能够健脾和胃、补中益气，适用于脾胃虚寒所致的寒湿内盛，可缓解寒湿阻滞引起的腹痛腹胀、恶心呕吐、手足冰冷等各种症状。

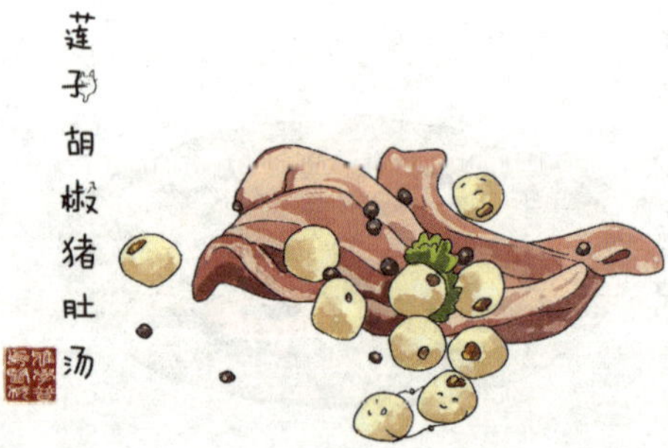

（四）瘀血阻络型

高血压为慢性疾病，往往病程绵长，造成气血运行失约受阻，在体内产生瘀血，阻滞于经络脑窍，于是就产生了头晕头痛、眩晕耳鸣等情况。在临床中，瘀血阻络型患者还经常伴有高粘血症、小动脉硬化等疾病，瘀血的成因也较为复杂，可因气滞、气虚、阳虚等多种情况导致，在治疗时也需结合理气、温阳等手段，才能达到理想的效果。

【症状自查】头晕耳鸣、视物不清、心悸失眠、肢体麻木、面色晦暗、肌肤甲错、唇色发紫、舌质暗、舌下静脉曲张。

红花蒸蛋

【材料】鸡蛋2个，红花少许，生抽适量。

【做法】

1.将鸡蛋打入碗中，搅散后加入适量清水，撒上红花。

2.蒸锅中烧水，水开将鸡蛋上锅蒸12分钟，根据个人口味放入生抽即可食用。

【食疗要点】

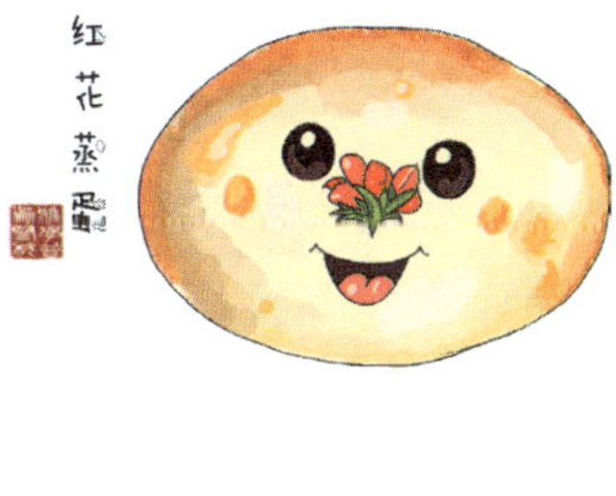

本品可活血化瘀、养血安神，能够改善瘀血阻络型高血压导致的头晕耳鸣、心悸胸闷、肢体麻木等症状，同时对于经期血块较多的女性也有很好的调理作用。

川芎白芷炖乳鸽

【材料】

鸽子1只，天麻2片，川芎10克，白芷2片，姜3片， 红枣3颗，枸杞5克，盐适量。

【做法】

1.天麻、川芎、白芷、枸杞洗净；红枣洗净去核，全部用水浸泡半小时。

2.鸽子清理干净，切小块，下入高压锅，放入所有食材，加适量水，上气后炖煮20分钟，加入适量盐调味，即可食用。

【食疗要点】

本品具有活血行气、平肝息风的效果，可改善瘀血夹杂肝风所致高血压而出现的头晕头痛、肢体麻木、颈项僵硬等情况。

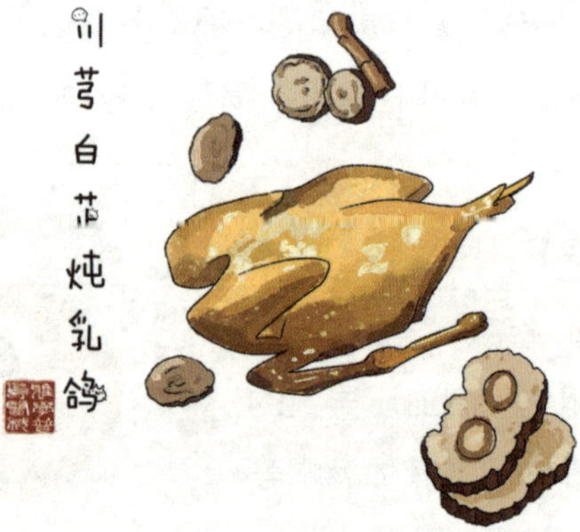

丹参大枣粥

【材料】

丹参30克，红枣10个，大米100克，红糖适量。

【做法】

1.将红枣洗净去核，丹参洗净，共同浸泡30分钟备用。

2.锅中放入丹参，加适量水煮20分钟，滤出汁备用。

3.在滤汁中加入大米和红枣，炖煮半小时，根据口味加入适量红糖，即可盛出食用。

【食疗要点】

本品经常食用，可活血化瘀、除烦安神，缓解高血压患者胸闷憋气、心慌气短、烦躁失眠的症状，对于血栓的预防也有一定功效。

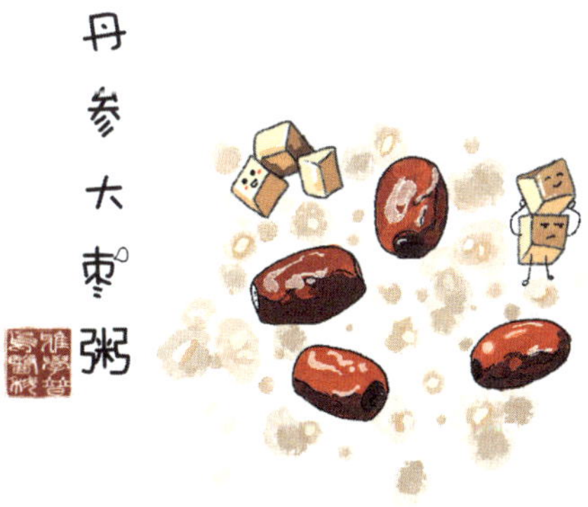

归芪鸡汤

【材料】

草鸡半只，红枣6个，当归5克，黄芪20克，枸杞10克，姜4片，盐适量。

【做法】

1.将鸡洗净切块，放入锅中焯水备用。

2.焯好的鸡放入砂锅，加适量清水，倒入姜片，大火烧开后转小火炖煮1小时。

3.接着放入洗净的当归、枸杞、黄芪继续炖煮1小时，调入适量食盐，即可食用。

【食疗要点】

对于气虚血瘀所致的高血压病，本品有较好的食疗效果，能够改善气血虚弱、促进气血运行，适用于四肢无力、精神萎靡、唇舌色淡、手足麻木、失眠多梦等症状。

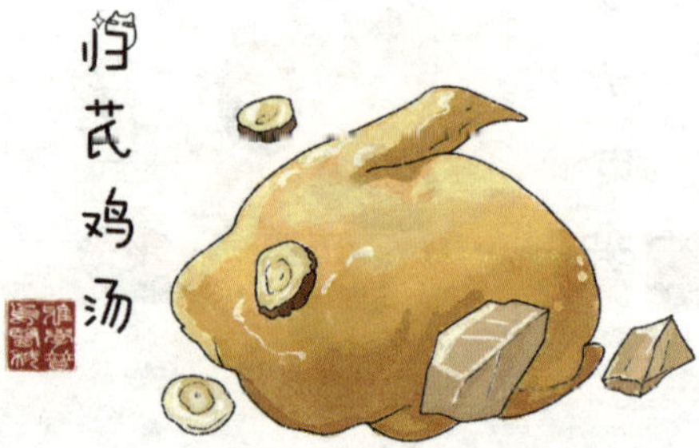

三、降压代茶饮推荐

决明子菊花茶

【材料】决明子20克，菊花10克，乌龙茶5克。

【做法】将决明子、菊花与乌龙茶放入杯中，冲入适量沸水，焖泡5分钟即可饮用。

【药茶功效】清肝明目、降压降脂、润肠通便、排毒养颜

莲子心茶

【材料】莲子芯3克，冰糖5克。

【做法】莲子芯放入杯中，沸水冲入，焖泡5分钟，加入适量冰糖调味，即可饮用。

【药茶功效】清心安神、去火降压。

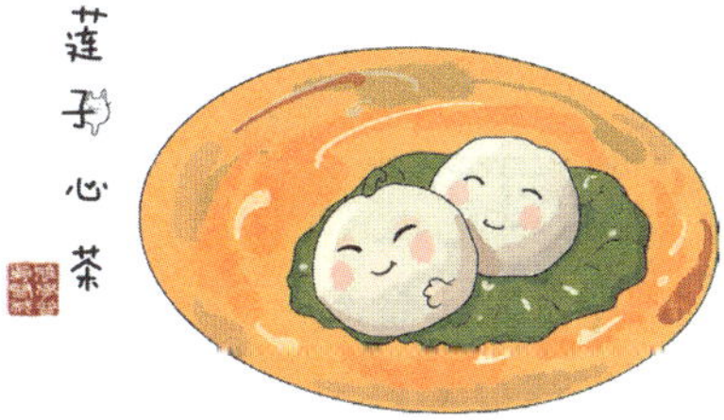

陈皮玉米须茶

【材料】陈皮5克，玉米须5克，荷叶3克。

【做法】将所有食材放入锅中，加适量清水，煮15分钟，过滤后饮用。

【药茶功效】理气健脾、祛湿降压、利尿消肿。

荷叶甘草茶

【材料】荷叶50克，白术5克，桑叶5克，甘草5克。

【做法】将所有食材洗净，放入锅中，倒入清水煮10分钟，滤渣后饮用即可。

【药茶功效】清热除烦、化浊降脂、利尿消肿、降糖降压。

桂花普洱茶

【材料】干桂花5克，普洱茶3克。

【做法】先将干桂花、普洱茶用开水浸泡30秒冲净，之后将其放入壶中，倒入开水，浸泡3分钟后即可饮用。

【药茶功效】生津止渴、化痰散瘀、化浊降脂。

金莲花茶

【材料】金莲花5克。

【做法】将金莲花冲洗干净，放入杯中，用沸水冲泡，等待3 分钟即可饮用。

【药茶功效】清热解毒、消炎止咳、清肝降压。

山楂蜜茶

【材料】山楂30克，蜂蜜适量。

【做法】将山楂果肉去籽磨碎，用开水冲泡15分钟，调入适量蜂蜜搅匀即可饮用。

【药茶功效】开胃消食、化浊降脂、润肠通便、行气散瘀。

白菊花枸杞茶

【材料】枸杞10克，白菊花5克，蜂蜜适量。

【做法】将白菊花和枸杞放入砂锅，加适量清水，煮沸后转小火继续煮15分钟，滤出汤汁，加入蜂蜜搅匀即可饮用。

【药茶功效】清肝降压、滋阴降火、明目。

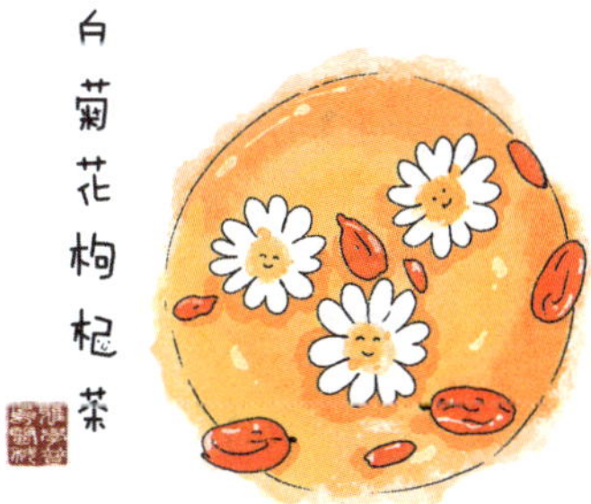

苦丁茶

【材料】苦丁6克，枸杞5克，甘草3克，蜂蜜适量。

【做法】将枸杞子、苦丁、甘草捣碎，放入杯中，沸水冲泡5分钟后，滤出汁，调入适量蜂蜜即可饮用。

【药茶功效】清热平肝、减肥降脂、滋补肝肾、润肠通便。

薏米茯苓茶

【材料】茯苓10克，淮山药10克，芡实10克，赤小豆20克，薏米20克。

【做法】所有食材洗净，放进砂锅，加入适量清水煮20分钟，关火再焖10分钟即可。

【药茶功效】健脾祛湿、补中益气、利水消肿。

槐花绿豆饮

【材料】槐花50克，绿豆100克，薄荷3片，冰糖适量。

【做法】将绿豆洗净，倒入锅中，加适量清水，大火煮开转小火炖煮30分钟，后撒入槐花与薄荷即可食用。

【药茶功效】清热益气、凉血降压、解毒润肺。

桑寄生茶

【材料】桑寄生20克。

【做法】锅中放入适量水烧开，倒入备好的桑寄生，中小火煮20分钟，捞出药材和杂质，盛入杯中即可饮用。

【药茶功效】祛风通络、补益肝肾、抗炎降压。

四、高血压常用药酒推荐

药酒对于高血压具有保健作用，但仅适用于轻度高血压患者，且每日饮酒量应控制在50毫升以内，在饮用前需进行具体辨证，可在医生指导下进行。

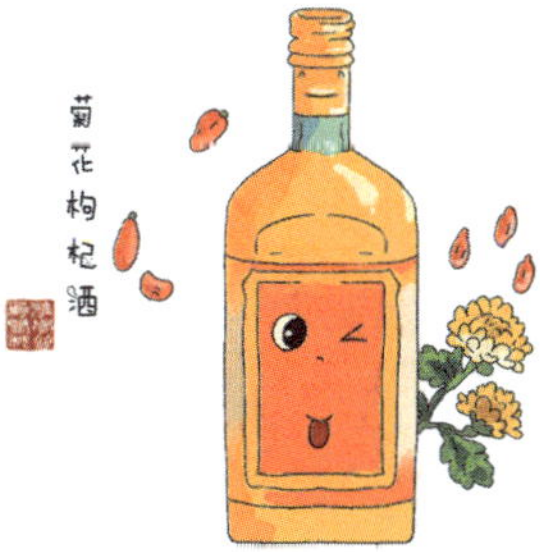

菊花枸杞酒

【材料】枸杞60克，菊花60克，黄酒、蜂蜜各适量。

【做法】在瓶中放入菊花、枸杞，倒入适量黄酒，浸泡2周，取汁加入适量蜂蜜即可。

【药酒功效】平肝息风、滋阴潜阳，适用于阴虚阳亢型高血压。

杜仲酒

【材料】杜仲100克，白酒适量。

【做法】把杜仲洗净晾干，在白酒中浸泡一星期即可饮用。

【药酒功效】适用于肝肾不足型高血压。

竹酒

【材料】鲜嫩竹子150克，白酒适量。

【做法】将竹子切碎与白酒一起倒入容器中，密封保存2周，取出后放入竹节筒中继续密封保存2周即可。

【药酒功效】清热、开窍、降压。

地骨皮酒

【材料】地骨皮300克，生地黄300克，菊花100克，米酒适量。

【做法】将地骨皮、生地黄、菊花洗净沥干水分，放入容器中，倒入米酒密封浸渍2周，即可饮用。

【药酒功效】清热平肝，滋阴泻火，适用于阴虚阳亢型高血压。

首乌酒

【材料】制首乌200克，生地黄100克，白酒适量。

【做法】将首乌与地黄在锅中蒸软切块，晾干后倒入容器，加入白酒密封浸泡，2周后去掉药渣即可饮用。

【药酒功效】补益肝肾，化浊降脂。

黄精首乌枸杞酒

【材料】枸杞50克，黄精30克，制首乌30克，米酒适量。

【做法】将所有药材洗净控干水分，浸泡于米酒中，密封保存1周，即可开盖饮用。

【药酒功效】滋补肝肾，滋阴填精。

五、精选降压中草药

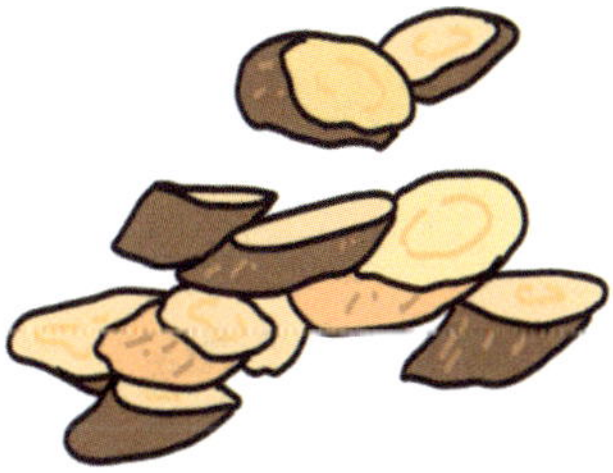

（一）黄芪

【推荐用量】每日10克。

【性味归经】甘，温，入脾、肺经。

【作用功效】补气升阳、固表止汗、利水消肿、托毒排脓。

【营养成分】皂苷、多糖、黄芪醇、氨基酸、叶酸、绿原酸、阿魏酸、钙、钾、镁、锌、硒等。

【降压原理】黄芪具有双向调节血压的作用，γ-氨基丁酸和黄芪皂苷甲是黄芪中主要负责调节血压的物质，可使高血压降低，使低血压升高，从而保持血压平衡稳定。

【日常应用】黄芪中的黄芪多糖具有双向调节血糖的功能，可减少低血糖的发生，又能对抗血糖升高，对于糖耐量异常情况也有较好的改善作用。此外，黄芪还可增强机体免疫力，具有保肝、利尿、抗炎抗菌的功效。

【食用禁忌】发热感冒，虚火上行，胸闷苦满者不宜食用黄芪。

【选购技巧】挑选黄芪，要以外皮发白，内心发黄，中部紧密无空隙者为佳。

黄芪甘草茶

【材料】

黄芪15克，甘草3克，红枣6枚。

【做法】

1.红枣洗净，用温水泡发，去核。

2.将黄芪、甘草和红枣倒入碗中，用水浸泡10～20分钟。

3.在锅内加入清水，放入黄芪、甘草、红枣，煮开后转小火煮20分钟即可饮用。

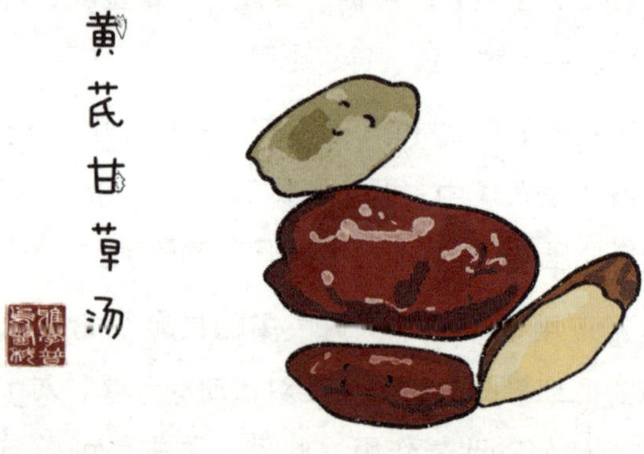

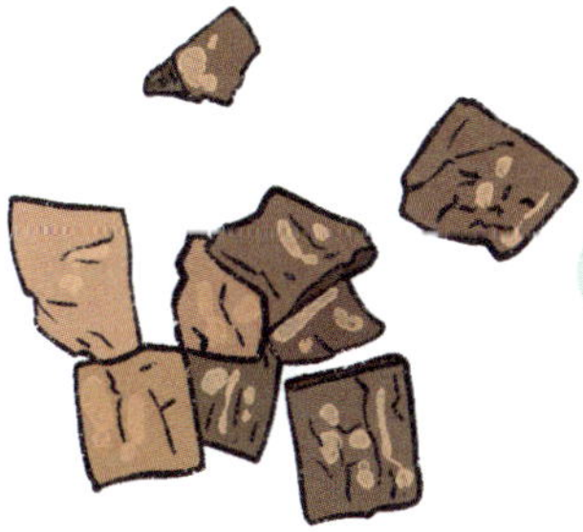

（二）杜仲

【推荐用量】每日6～12克。

【性味归经】甘，温，入肝、肾经。

【作用功效】补肝肾，强筋骨，利尿降压，安胎。

【营养成分】杜仲胶、糖苷、生物碱、维生素C、苏氨酸、赖氨酸、蛋氨酸、异亮氨酸等。

【降压原理】杜仲含有木脂素类松脂醇二葡萄糖苷，该物质对血压具有双向调节作用；其体内包含的丁香脂二葡萄糖苷，具有持久降压的功效；杜仲当中的不饱和脂肪酸含量丰富，能预防动脉斑块的形成，降低高血压的发病风险。

【日常应用】杜仲可加速清除体内残余废物，促进细胞新陈代谢，减少皮下及内脏周围的中性脂肪含量，具有一定的减肥作用；经常服用杜仲煎剂可增强免疫，延缓衰老，促进胆固醇分解，恢复血管内皮弹性等。

【食用禁忌】烦躁易怒、潮热盗汗属阴虚火旺者忌用。

【选购技巧】以皮厚块大、断面拉丝较多、内面紫暗、粗皮较少者为佳。

杜仲乳鸽汤

【材料】

乳鸽1只，杜仲 15克，当归 10克 ，黄芪 10克，红枣2颗，姜 3片，枸杞5克，盐适量。

【做法】

1.将所有药材洗净，提前浸泡30分钟备用，处理好的乳鸽下锅，焯好过凉水备用。

2.砂锅中倒入清水，下入所有食材，稍微搅拌，盖上锅盖大火煮15分钟，转中小火煮2小时。

3.最后根据个人口味加入适量盐，搅拌均匀即可出锅享用。

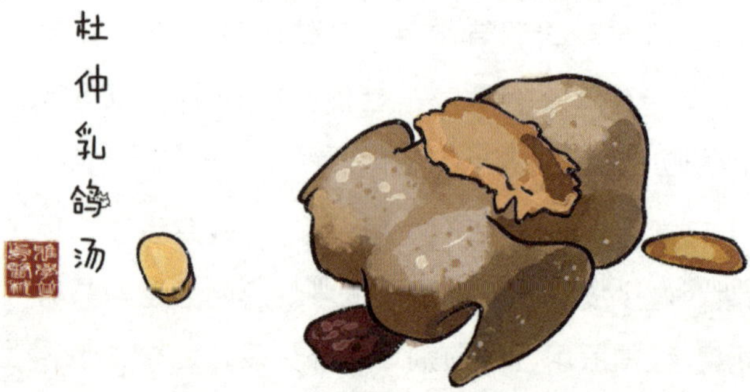

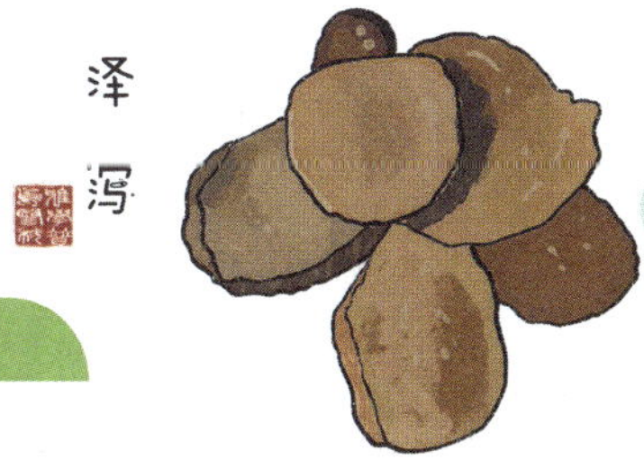

（三）泽泻

【推荐用量】每日5～10克。

【性味归经】甘、淡，寒，入肾、膀胱经。

【作用功效】利水渗湿，消肿泻热。

【营养成分】黄酮、多糖、生物碱、蛋白质、树脂、泽泻醇、有机酸等。

【降压原理】食用泽泻可使血压下降，但对于体内的血浆肾素和醛固酮水平并无太大影响。泽泻本身还能够降低胆固醇、甘油三酯，可有效预防高血压、冠心病、脑卒中的发生，减轻动脉硬化和脑功能衰退的程度。

【日常应用】适当使用泽泻煎汤饮用可清湿热、利小便、消水肿，又可抑制肝脏脂肪蓄积，对于脂肪肝有较好的治疗和保肝作用；若将泽泻作为中老年人的常用食疗药材，可少量久服，能使人聪耳明目，身轻面润。

【食用禁忌】肾虚滑精应忌食本品。

【选购技巧】泽泻的挑选应以个头大、质坚实、色黄白、粉性足者为佳。

泽泻茅根茶

【材料】

泽泻15克，鲜白茅根60克，冰糖5克。

【做法】

1.泽泻洗净，白茅根洗净切段备用。

2.砂锅中放入适量清水，放入泽泻、新鲜白茅根段大火烧开，小火炖煮30分钟。

3.最后加入适量冰糖，熬煮5分钟，过滤后即可饮用。

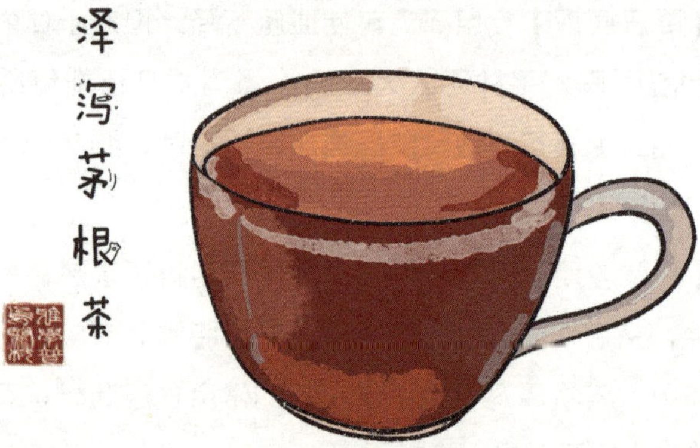

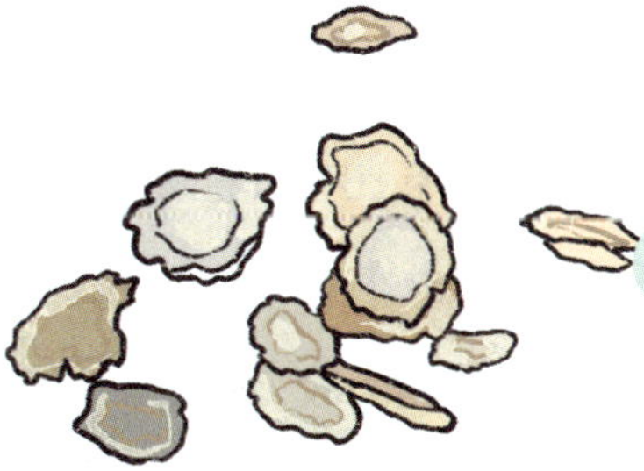

（四）西洋参

【推荐用量】多糖、皂苷、肽类、氨基酸、甾醇类、黄酮、维生素、矿物质等。

【性味归经】甘，微苦，入心、肺、肾经。

【作用功效】益气养阴，宁神益智，清热生津，降火消暑。

【营养成分】人参皂苷、三萜皂苷、多糖、多种矿物质元素、维生素、微量元素等。

【降压原理】西洋参总黄酮具有调节血压的作用，可有效降低暂时性和持久性高血压；同时，西洋参还能够清热降火，对于因情绪急躁引起高血压的患者有良好的食疗功效。

【日常应用】经常服用西洋参能够平稳血糖，促进脂肪代谢和糖代谢，调节胰岛素分泌，对糖尿病的病情稳定有一定辅助治疗作用。西洋参还可以抗心律失常、强化心肌收缩能力，有助于预防冠心病、急性心梗等多种心脑血管疾病。

【食用禁忌】阳气不足或处于肿瘤初期的患者不宜服用。

【选购技巧】优质西洋参表皮金黄，断面光洁平整，中间部分有类似菊花纹路，气味清香，入口微苦有回甘。

西洋参石斛瘦肉煲

【材料】

西洋参10克，石斛5克，猪瘦肉300克，姜5片，盐适量。

【做法】

1.将猪肉改刀切块，石斛可以捣碎一下以便出味，西洋参片用温水提前泡发备用，泡发的水不要倒掉，炖汤时和清水一起加入炖盅。

2.猪肉下锅焯水去腥，炖盅里放入焯过水的猪肉、石斛、西洋参及姜片。

3.加入适量热水，炖煮1个小时，加入适量盐调味即可出锅。

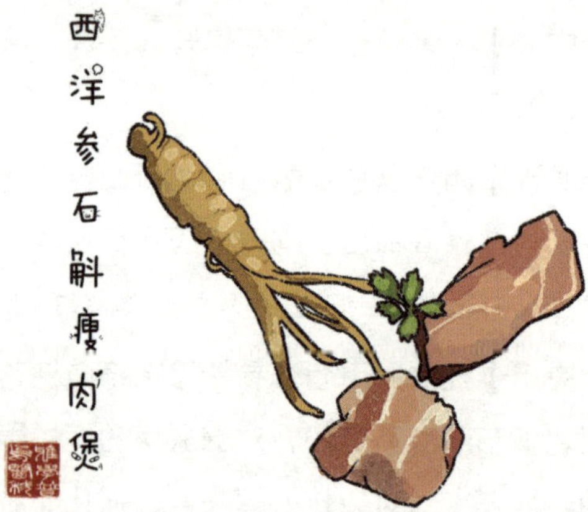

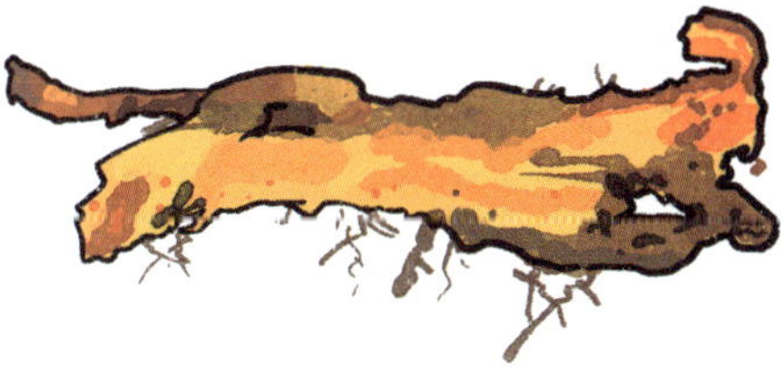

（五）黄连

【推荐用量】每日3～6克。

【性味归经】苦，寒，入心、脾、胃、胆、大肠经。

【作用功效】清热燥湿，泻火解毒。

【营养成分】木兰花碱、小檗碱、黄连碱、药根碱、黄酮、氨基酸、维生素等。

【降压原理】黄连中的小檗碱对高血压的调节具有积极作用，能降低血液中甘油三酯和胆固醇水平，使周围血管扩张，降低血管阻力，对调节收缩压和舒张压均有良好效应。

【日常应用】黄连中的生物碱成分可减少炎症介质的生成，起到消炎作用，其中的小檗碱具有调节心律和保护心肌收缩力的二重功效，对于高血压合并2型糖尿病的患者，黄连还可帮助其降低血糖。

【食用禁忌】黄连较为苦寒，不宜久服，久服则损伤脾胃。

【选购技巧】挑选需以表皮金黄色干燥、没有黑斑、无异味者为佳。

黄连白头翁粥

【材料】

黄连10克，白头翁50克，大米30克，红糖适量。

【做法】

1.将大米淘洗干净，白头翁和黄连洗净浸泡备用。

2.砂锅内放入黄连、白头翁，加入适量清水，煮开后去渣取汁。

3.在锅中加入药汁与适量清水，放入大米，大火煮开后转小火熬至大米开花，然后加入适量红糖调味即可食用。

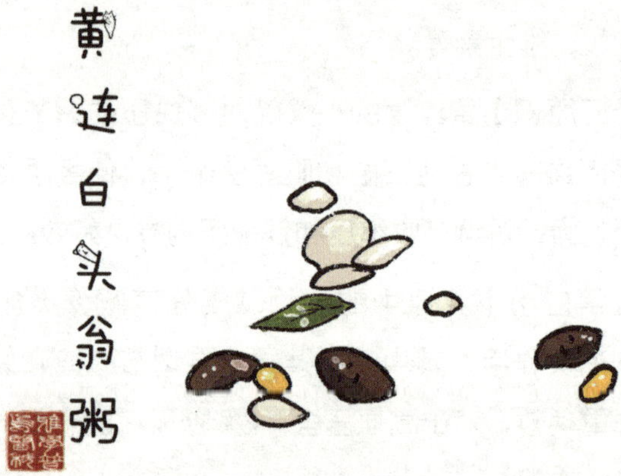

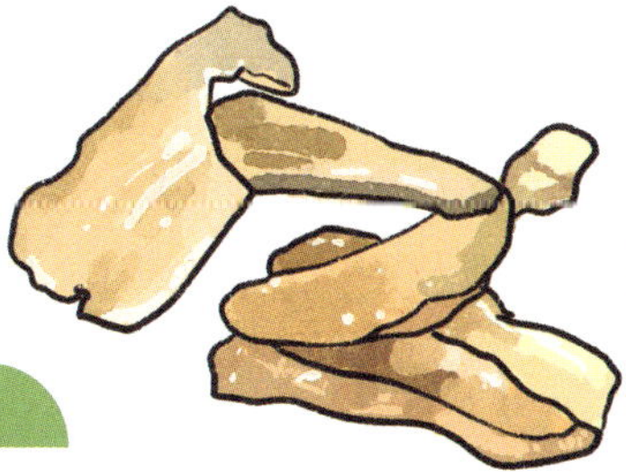

（六）天麻

【推荐用量】每日5～10克。

【性味归经】甘，平，入肝经。

【作用功效】平抑肝阳，祛风通络，息风止痉。

【营养成分】天麻素、香荚兰醇、维生素A、生物碱、香草醛、甾醇、酚类等。

【降压原理】天麻对血管平滑肌有解痉作用，具有使外周血管和冠状动脉扩张的效果，使脑血管和冠状动脉血管内的阻力降低、血流量增加，明显改善血管顺应性下降所致的老年性血压升高现象。

【日常应用】在药理研究中发现，天麻能增加脑血流量，减少脑血管阻力，并对中老年人的脑神经具有明显的调节和保护作用，有显著提高和改善记忆力的功能。另外，在春天食用天麻还能够益智补脑，抗老抗衰，调节身体机能，缓解春季气候带来的不适症状。

【食用禁忌】气血虚弱者、孕妇慎用天麻。

【选购技巧】优质的天麻皮上皱纹较少，外观饱满，体厚坚实，色白呈半透明状，无空心，不易折断，且断面平整。

天麻五色粥

【材料】

天麻5克，鸡肉25克，竹笋50克，胡萝卜20克，大米100克，香菇2个，芋头1个，生抽、料酒、白糖、盐各适量。

【做法】

1.天麻洗净，浸泡1小时；鸡肉洗净，切成碎末；竹笋、胡萝卜、洗净切片；将芋头去皮，洗净切小块；将香菇洗净去蒂，切成细丝备用。

2.锅中放入洗净的大米，加入备好的所有食材，调入酱油、料酒、白糖，用大火煮沸，再小火煮至大米开花。

3.最后根据个人口味加入适量盐调味即可食用。

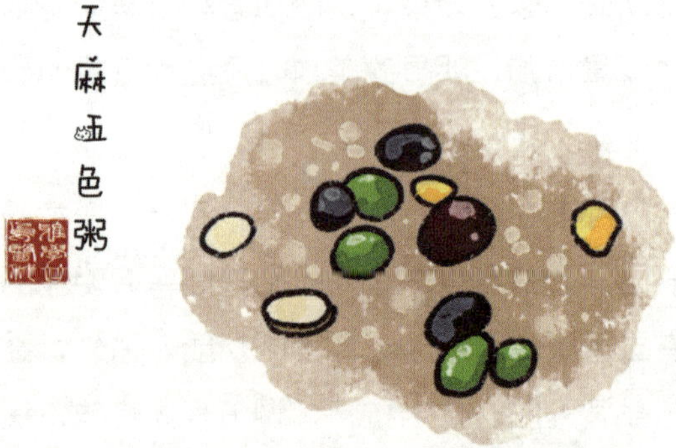

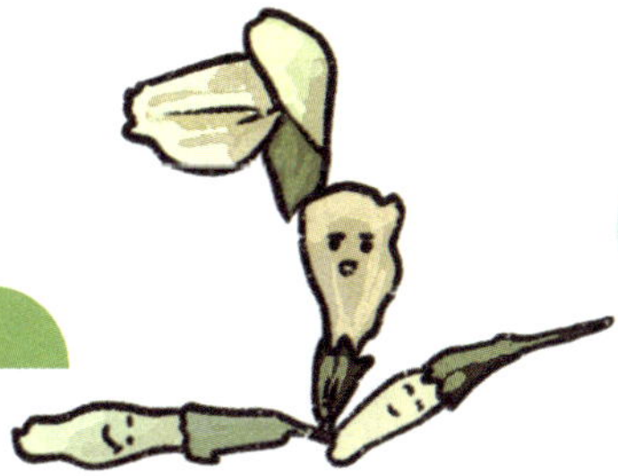

（七）槐花

【推荐用量】每日15～30克。

【性味归经】苦，寒，入肝、大肠经。

【作用功效】凉血止血，清肝泻火。

【营养成分】维生素A、维生素C、芸香甙、黄酮甙、氨基酸、钙、铁、镁、锌等。

【降压原理】芦丁作为槐花中的主要降压成分，能维持毛细血管正常的抵抗力，保护毛细血管功能，预防因血管脆性过大或渗透性过高引起的高血压、血管出血、糖尿病等，经常食用槐花还可预防动脉硬化。

【日常应用】槐花提取物黄酮甙能够减少血液中胆固醇含量，对人体的脂质代谢具有调节作用，可有效保护心脑血管系统，降低高脂血症发病风险，对糖尿病合并视网膜炎有一定的防治作用。

【食用禁忌】脾胃虚寒以及阴虚无实热者忌食。

【选购技巧】干燥的槐花质地较轻，无臭味，味道微苦，花应以微开放、整齐不碎、色浅黄者为佳。

槐花粥

【材料】

槐花10克，大米150克，冰糖15克。

【做法】

1.将槐花洗净，倒入砂锅中，加入适量清水，水开后转小火煮10分钟至散发香味。

2.揭盖后捞出槐花与杂质，倒入洗净的大米，搅拌均匀，煮沸后用小火煲煮约30分钟。

3.最后加入冰糖拌匀，转中火续煮一会儿，关火盛粥装碗即可。

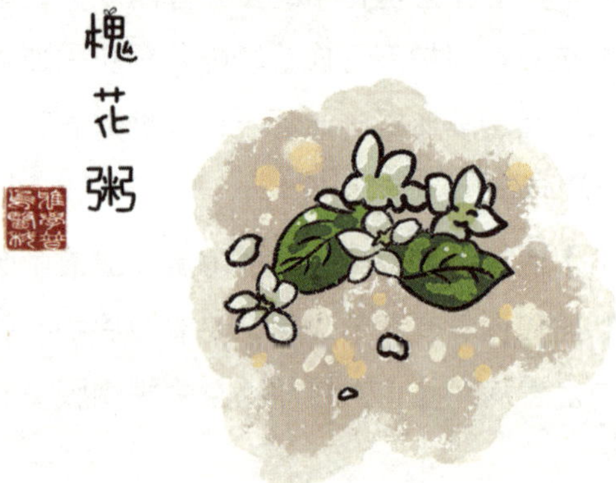

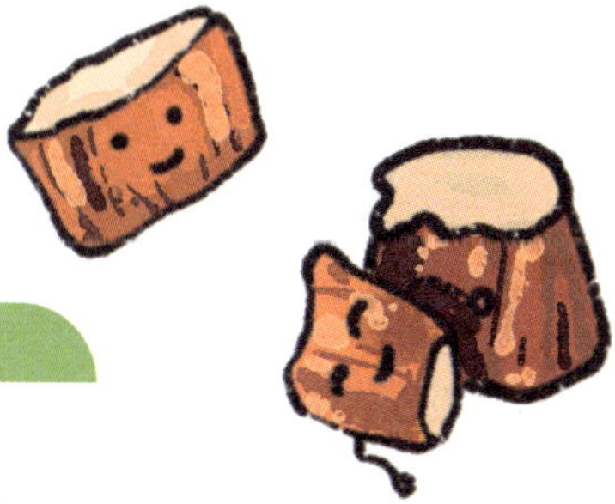

（八）丹参

【推荐用量】每日5~10克。

【性味归经】苦，微寒，入心经。

【作用功效】活血化瘀，通经止痛，清心除烦，凉血消痈。

【营养成分】红花黄酮、三萜类、甾醇、桂皮酸、丹参素、铁、锌、氨基酸等。

【降压原理】丹参中含有的黄酮、丹参素等营养成分，具有调节微循环、扩张外周血管、降低血压的作用，适用于瘀血阻络、气血不足导致血压升高、头晕头疼、失眠多梦的高血压患者。丹参能清心除烦，对于因情绪波动造成一过性血压升高的中老年人群也有改善作用。

【日常应用】丹参可促进血液流通，预防心肌梗死，长期服用可使动脉粥样斑块面积明显减少，甘油三酯、胆固醇浓度均有一定程度的下降。另一方面，丹参还能扩张冠状动脉，防治高血压并发冠心病引起的心肌缺血、心绞痛等。

【食用禁忌】丹参活血作用较强，服用抗凝药的患者应慎食丹参，如同时服用可能会引起严重出血。

【选购技巧】丹参挑选应以色深紫红、质地坚实不易碎、外皮干燥、气味清香者为佳。

丹参大枣粥

【材料】

丹参10克，红花6克，大枣3个，大米150克，红糖5克。

【做法】

1.将丹参洗净浸泡至软，切成薄片；红花洗净，去杂质；大枣洗净掰开；大米淘洗干净备用。

2.置一口砂锅，倒入大米，将丹参、红花、大枣一同置于锅内，加入适量清水。

3.先用大火煮沸，再用小火慢煮35分钟，最后加入红糖即可食用。

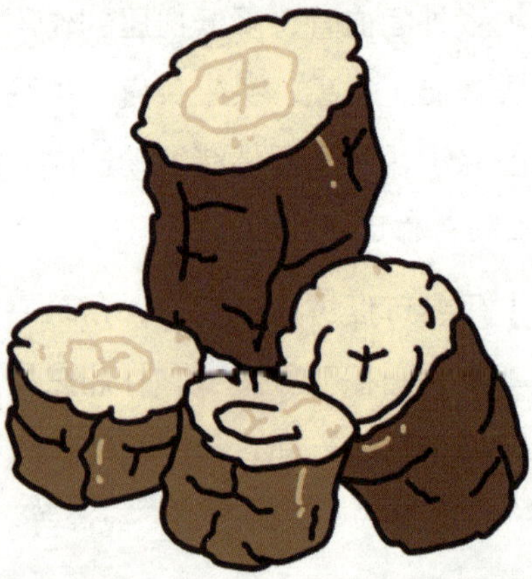

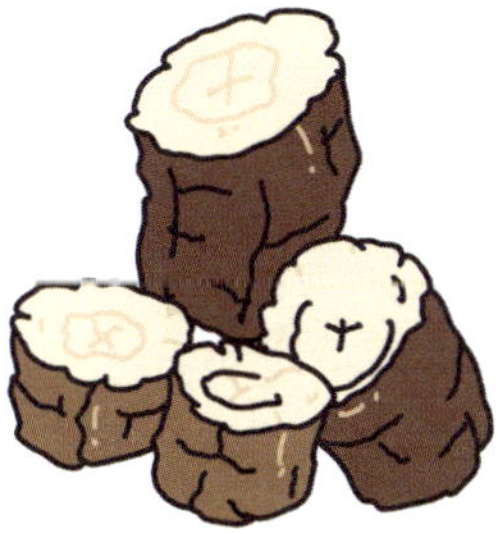

（九）葛根

【推荐用量】每日10～20克。

【性味归经】甘、辛，凉，入脾、胃经。

【作用功效】解肌退热，透疹，生津止渴，升阳止泻。

【营养成分】葛根素、植物蛋白、黄酮、大豆素、维生素、矿物质、氨基酸、碳水化合物等。

【降压原理】葛根中存在降压的营养素黄酮与葛根素，二者均能通过扩张冠脉从而降低血管阻力，达到降低血压的目的；同时还可降低心肌耗氧量，平稳心率，改善高血压引起的头痛颈僵、眩晕耳鸣、四肢麻木等常见症状。

【日常应用】葛根对于糖尿病患者十分友好，其体内的葛根素有明显的降血糖作用，而葛根所含的黄酮类化合物，可防止血管内胆固醇、甘油三酯堆积，降低脂质浓度，对糖尿病、高脂血症、高粘血症等疾病有辅助治疗的作用。

【食用禁忌】葛根为寒凉药材，孕妇与脾胃虚寒者应忌用，女性经期也不宜食用。

【选购技巧】优质的葛根外观呈长圆柱形，表面光滑，颜色黄白或淡黄，质地坚实，气味清香，口味微苦。

葛根炖牛肉

【材料】

牛肉500克，葛根20克，葱5段，姜4片，生抽、盐各适量。

【做法】

1.牛肉洗净，切成小块，葛根去皮，洗净切块备用。

2.牛肉放入锅中，加冷水烧开，煮熟后撇去浮沫，放入葱、姜、葛根块，加入适量的酱油，中小火焖煮30分钟左右。

3.待汤浓稠后加适量盐调味，即可盛出食用。

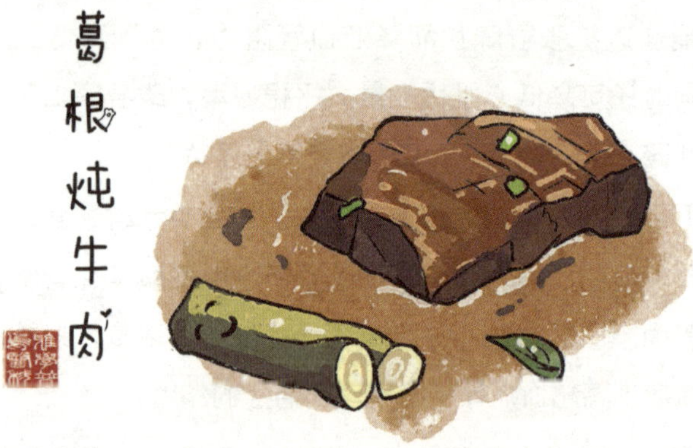

（十）菊花

【推荐用量】每日6～10克。

【性味归经】辛、甘、苦，微寒，入肺、肝经。

【作用功效】疏散风热，平抑肝阳，清肝明目，清热解毒。

【营养成分】挥发油、胆碱、氨基酸、铁、锌、黄酮、菊甙、芹菜素、木樨草素、槲皮素、香叶木素等。

【降压原理】菊花能够疏风散热，对于风热感冒所致血压一过性升高具有较好的食疗作用；针对肝阳偏亢导致的血压升高，菊花不仅清热平肝降压，还能缓解头晕头痛、两眼昏花、心烦失眠等高血压伴随症状。

【日常应用】菊花中含有黄酮类化合物，对体内的血小板凝集具有抑制作用，还能抑制体外血栓的形成。菊花还能降低总胆固醇、甘油三酯、低密度脂蛋白，并且不影响体内高密度脂蛋白含量，对高脂血症有一定的调节作用。

【食用禁忌】脾胃虚寒、食少泄泻者忌服。

【选购技巧】禁忌购买颜色过于鲜艳的菊花，应选购淡黄色、形体完整、无虫咬、气味清香的菊花。

古法菊香鸡

【材料】

清远鸡1只，菊花25克，铁观音25克，白砂糖、蜂蜜、食用油、卤水各适量。

【做法】

1.清远鸡冲洗干净血水，起一锅冷水，下入清远鸡焯至断生，后冲净皮身，沥干水分备用。

2.将卤水烧开，放入少许铁观音，将清远鸡放入卤水中，慢火浸泡20分钟，捞出沥干水分。

3.熏锅入生油，烧热后入铁观音、菊花、砂糖，炒出茶香味，放入熏架，架上放入鸡，盖上盖子中小火烟熏，10分钟后取出，刷上蜂蜜等待片刻即可食用。

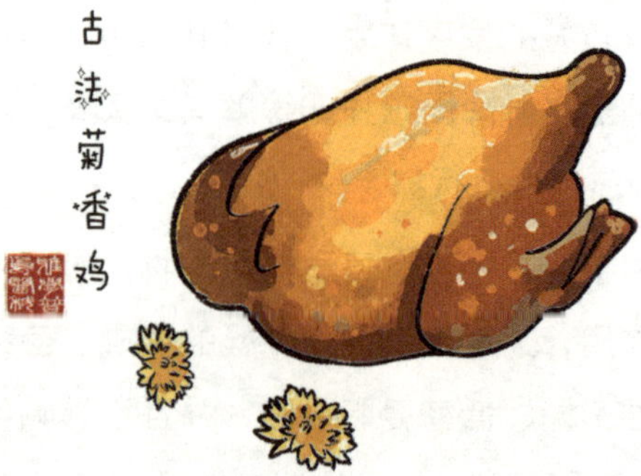

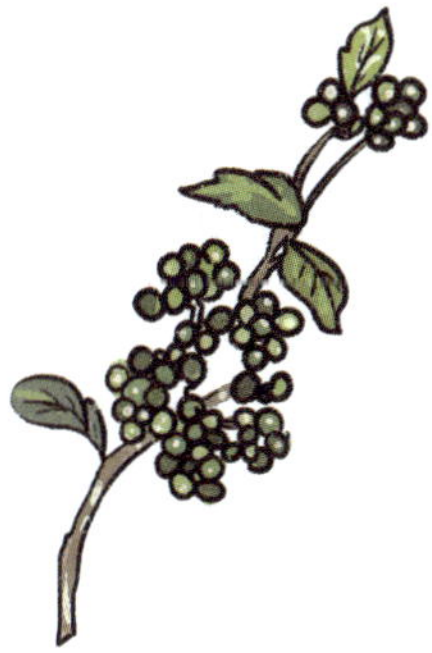

（十一）吴茱萸

【推荐用量】每日2~5克。

【性味归经】辛、苦，热，入肝、脾、胃经。

【作用功效】温中止痛，降逆止呕。

【营养成分】挥发油、罗勒烯、生物碱、黄酮类、氨基酸、吴茱萸酰胺、吴茱萸碱、吴茱萸苦素等。

【降压原理】吴茱萸的降压效果持续时间长，一般可持续3小时以上，且吴茱萸止痛效果较强，对高血压引起的头痛具有一定疗效。去氢吴茱萸碱在吴茱萸中广泛存在，能促使外周血管扩张，继而减少外周血管的阻力，使血压保持在稳定状态。

【日常应用】吴茱萸性热，可驱散体内寒湿，改善由于寒湿内阻导致的腹痛腹泻、体寒肢冷等症状；吴茱萸还具有保护肠胃的作用，对于肠胃功能较弱者，吴茱萸可作为日常调理的必备药材，对于胃部不适、恶心呕吐都有很好的缓解效果。

【食用禁忌】呕吐吞酸、胃火旺盛者不宜用吴茱萸，腹痛属血虚有热者忌用。

【选购技巧】挑选时应以果实饱满、颜色深褐色、表面光滑、手感细腻不粘手、干湿度适中、芳香气味者为佳。

吴茱萸羊肉汤

【材料】

羊肉400克，吴茱萸3克，陈皮6克，生姜5片，葱3段，盐适量。

【做法】

1.将羊肉洗净切块，吴茱萸、陈皮洗净，沥干水分备用。

2.砂锅中倒入适量清水，下入羊肉、姜片、葱段，水开后放吴茱萸、陈皮，小火炖煮2小时。

3.最后根据口味适当调入食盐，即可出锅。

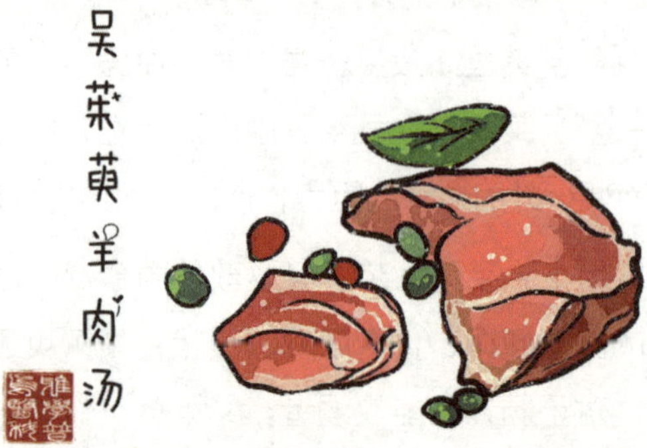

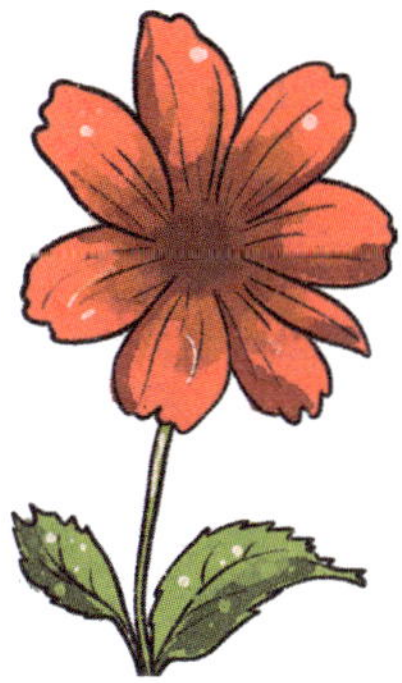

（十二）红花

【推荐用量】每日3～9克。

【性味归经】辛，温，入心、肝经。

【作用功效】活血化瘀，通络止痛。

【营养成分】红花黄色素、黄酮、不饱和脂肪酸、膳食纤维、维生素A、维生素E、胡萝卜素、花青素等。

【降压原理】红花中的主要活性成分为红花黄色素，有研究证明，红花黄色素可使血管紧张素Ⅱ和血浆肾素活性下降，对于高血压病有明显降压作用；而且该物质在抗心肌缺血、抑制血小板凝集、抗氧化等方面有较强的促进作用，有利于扩张冠状动脉、改善心肌缺血。

【日常应用】红花含有丰富的黄酮类化合物和黄酮醇，能够促进肝细胞再生，保护肝脏，对于肝炎、肝硬化人群具有一定的辅助治疗效果；同时，红花具有抗菌、抗病毒、抗氧化、缓解疼痛等作用，能够促进肠胃蠕动，改善消化不良等胃肠道疾病。

【食用禁忌】经血量多者、孕妇慎用。

【选购技巧】挑选时应以花冠表面红色，花药黄白色，花形整齐，花冠舒散，质地较柔软，顶端有微微分叉为佳。

当归红花饮

【材料】

红花3克，当归5克，红糖5克。

【做法】

1.红花、当归洗净，提前用水浸泡15分钟；砂锅中倒入适量清水，大火烧开备用。

2.锅中倒入准备好的当归和红花，大火煮20分钟，关火后将药材捞出。

3.把煮好的汤汁盛入杯中，加入适量红糖搅拌均匀，即可饮用。

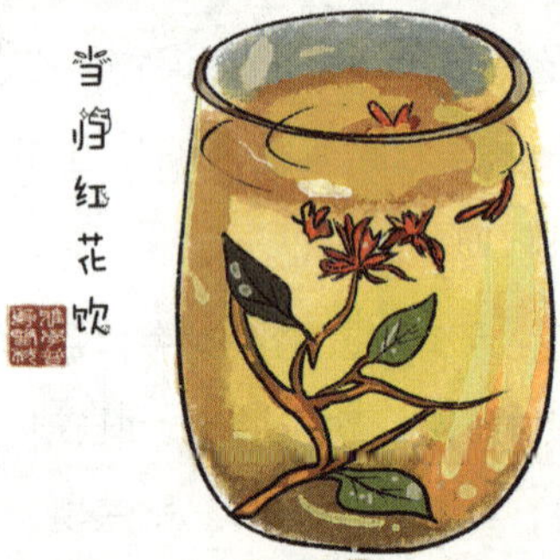

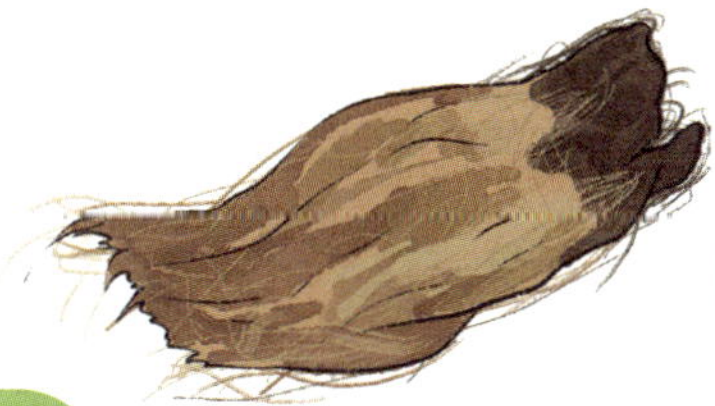

（十三）玉米须

【推荐用量】每日15~30克。

【性味归经】甘、淡，平，入膀胱、肝、胆经。

【作用功效】利尿消肿，清肝利胆。

【营养成分】挥发油、皂苷、不饱和脂肪酸、生物碱、维生素C、维生素K、隐黄素、苹果酸、枸橼酸、钾、镁等。

【降压原理】常服玉米须可利尿消肿，增加体内钠离子排出量，同时还能够扩张末梢血管，对肾炎、膀胱炎、高血压和肥胖症均有一定疗效。玉米须中含有不饱和脂肪酸，能够减少脂肪堆积，降低动脉斑块硬化的风险，预防高血压。

【日常应用】玉米须含有丰富的铬元素，该物质对胰岛分泌有一定调节作用，可间接起到降低血糖的作用。此外，玉米须还含有一种特殊成分即皂苷，具有较好的抗氧化作用，通过增加氧自由基的清除，减少或延缓并发症的发生，通过抗氧化应激来改善患者的并发症。

【食用禁忌】尿频及低钾血症者忌服。

【选购技巧】优质的玉米须应为黄褐或深褐色，颜色比较均匀，没有杂质，可闻到玉米的清香味。

玉米须薄荷饮

【材料】

玉米须15克，枸杞5克，薄荷3克，冰糖适量。

【做法】

1.玉米须、枸杞、薄荷洗净，沥干水分备用。

2.砂锅中倒入适量清水，将所有食材下入其中，大火煮开，转至小火煮15分钟。

3.最后加入冰糖，搅拌均匀，滤出药渣，盛入杯中即可饮用。

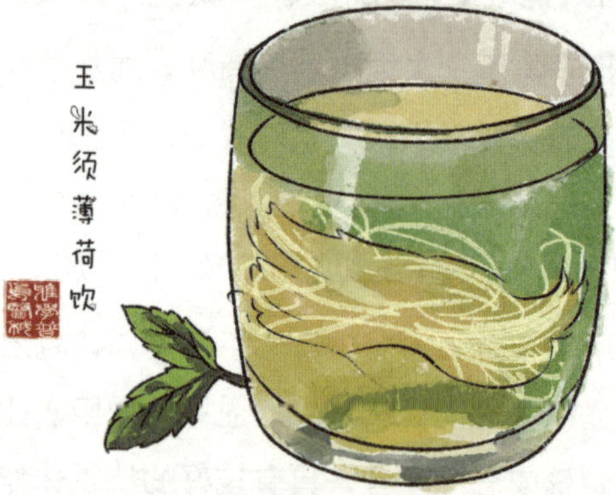

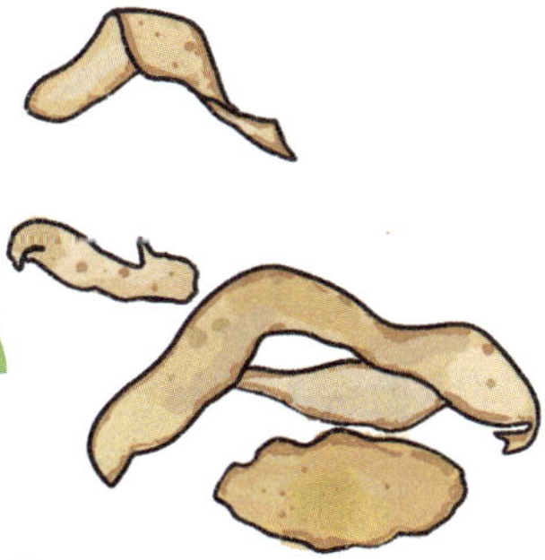

（十四） 玉竹

【推荐用量】每日6~12克。

【性味归经】甘，微寒，入肺、胃经。

【作用功效】养阴润燥，生津止渴。

【营养成分】黄酮、皂苷、挥发油、黏液质、多聚糖、氨基酸、膳食纤维、维生素A、烟酸等。

【降压原理】玉竹能够养阴生津、平衡阴阳，对于阴虚火旺型高血压引起的头晕头痛、耳鸣眼花、失眠多梦、手脚心发热等兼见症状，均可以使用玉竹进行辅助调理。

【日常应用】玉竹当中的总皂苷能明显抑制α-葡萄糖苷酶的活性，具有降血糖的作用，而玉竹多糖在试验中被发现具有抗肿瘤的效果。除此之外，玉竹还能够强心安神，能够缓解心悸、失眠以及心前区不适等症状，可用于辅助治疗冠心病、心绞痛等心脏方面疾患。

【食用禁忌】痰湿过盛，体寒者不宜食用。

【选购技巧】优质玉竹呈长圆柱形，略扁，直径较宽，分支少，外壁角质化，颜色较白或淡黄。

沙参玉竹鲫鱼汤

【材料】

鲫鱼1条，沙参15克，玉竹15克，杏仁5克，陈皮1片，瘦肉50克，盐适量。

【做法】

1.将鲫鱼处理干净，瘦肉洗净切片，沙参、玉竹、陈皮及杏仁浸泡30分钟备用。

2.锅中热油，下入鲫鱼煎香，之后倒入砂锅中。

3.将所有剩余食材放入砂锅中，加适量开水，大火煮15分钟后转小火炖煮1小时，最后加入少许盐调味即可食用。

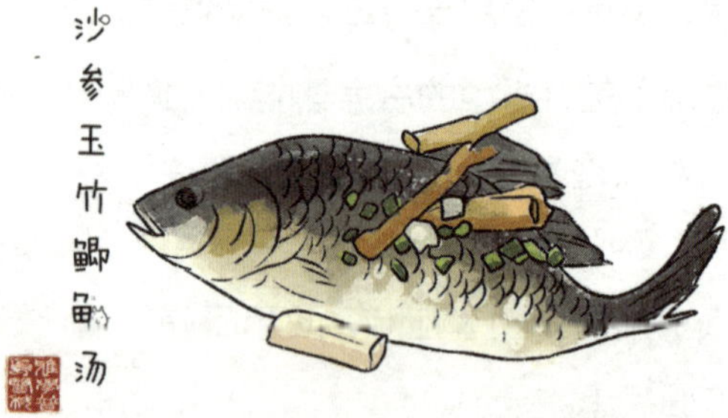

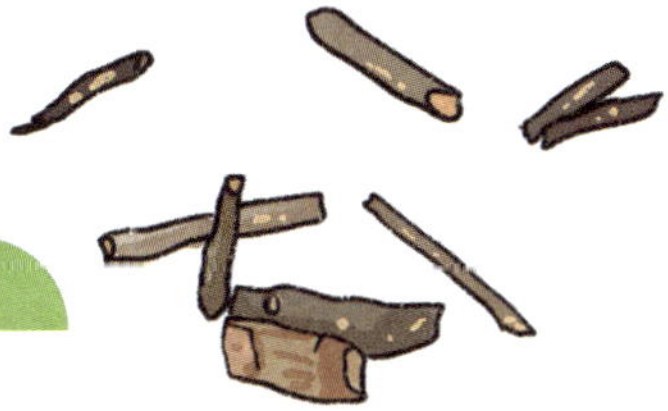

（十五）桑寄生

【推荐用量】每日6～15克。

【性味归经】苦、甘，平，入肝、肾经。

【作用功效】补肝肾，强筋骨，祛风湿，安胎。

【营养成分】黄酮类、生物碱、多糖、挥发油、槲皮素、槲皮苷、氨基酸、右旋儿茶酚等。

【降压原理】针对肝肾亏虚所致肝阳上亢型高血压，桑寄生往往有较好的辅助治疗效果。桑寄生中还含有桑寄生素、槲皮素等生物活性物质，这些物质对心血管系统具有保护作用，可改善血液循环，帮助人体降低血压。桑寄生的抗氧化作用也比较强，能够清除体内自由基，减轻血管内皮细胞损伤，增加血管弹性，进而降低血压。

【日常应用】桑寄生中含有消炎镇痛成分，可强筋壮骨，补益肝肾，对钙质缺乏所致的骨质疏松，肝肾不足所致腰膝酸软以及类风湿性关节炎等疾病均有较好的调理功效。桑寄生还具有免疫调节作用，可以增强机体的抵抗力，有助于预防感染和抵御疾病。

【食用禁忌】肝脏功能不全者不宜食用本品。

【选购技巧】桑寄生应以叶茎叶圆柱形、有分枝、表面粗糙、黑褐色、质坚硬、易折断者为佳。

桑寄生牛尾汤

【材料】

牛尾500克，桑寄生60克，生姜5片，盐适量。

【做法】

1.牛尾斩段洗净，在冷水中浸泡4小时出血水；桑寄生洗净沥干备用。

2.牛尾段、生姜片及桑寄生放入砂锅，倒入足量清水，大火煮开，转中小火炖煮3小时。

3.根据个人口味加入适量盐调味，即可出锅。

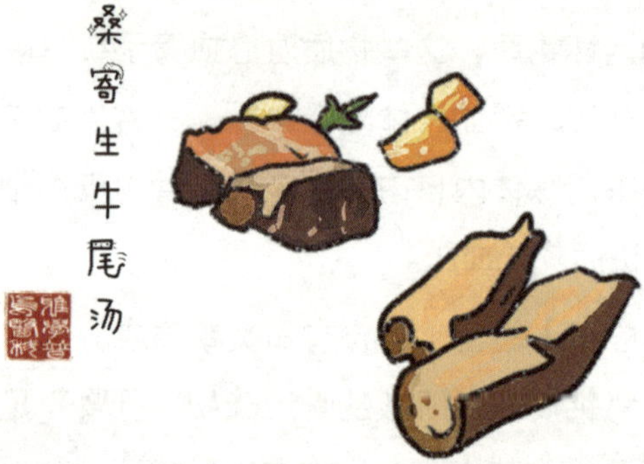

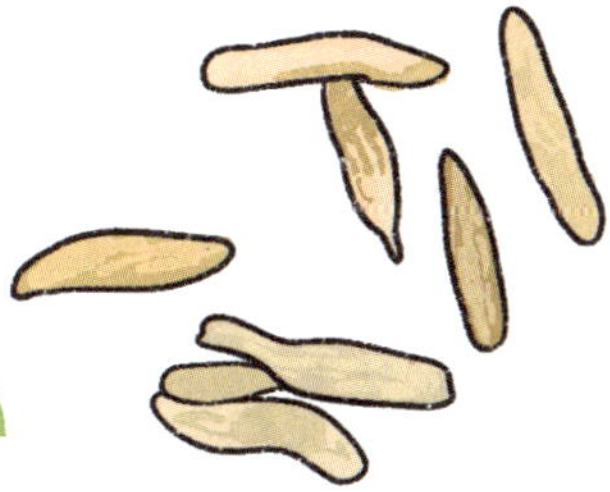

（十六）麦冬

【推荐用量】每日6~12克。

【性味归经】甘、微苦，微寒，入心、肺、胃经。

【作用功效】养阴生津，清心润肺。

【营养成分】挥发油、皂苷、高异黄酮、β-谷甾醇、氨基酸、多糖、生物碱、木质素、膳食纤维等。

【降压原理】麦冬是养阴药中比较常用的一味中药，能够清心除烦，经常用于高血压伴有心烦失眠、潮热盗汗、五心烦热等症状的中老年人群；麦冬中还包含黄酮、皂苷等物质，能够扩张血管，改善血液循环，从而间接性降低血压。

【日常应用】麦冬滋阴润肺的作用较强，可用于缓解干咳、口干、咽干等阴虚燥咳症状，常用于慢性支气管炎、慢性咽炎、变应性咳嗽等呼吸系统疾病的辅助治疗。此外，麦冬还能促进胃液分泌，增强消化功能，有助于改善腹痛、腹胀等消化不良的症状。

【食用禁忌】脾胃虚寒、内蕴湿热者不宜服用。

【选购技巧】麦冬挑选应以干爽、脆硬、无须根、淡黄或灰黄色、表面呈皱褶、泡水后恢复饱满者为佳。

麦冬黑枣鸡汤

【材料】

鸡腿500克，麦冬10克，枸杞5克，黑枣5个，米酒、盐各适量。

【做法】

1.鸡腿洗净切块，麦冬、枸杞、黑枣洗净备用。

2.锅中倒入适量清水，下入鸡腿和适量米酒，焯去血水后捞出。

3.另起一锅烧水，水开后放入所有食材，盖上盖煮开后，转小火炖煮1小时，根据口味加入适量盐调味，即可出锅。

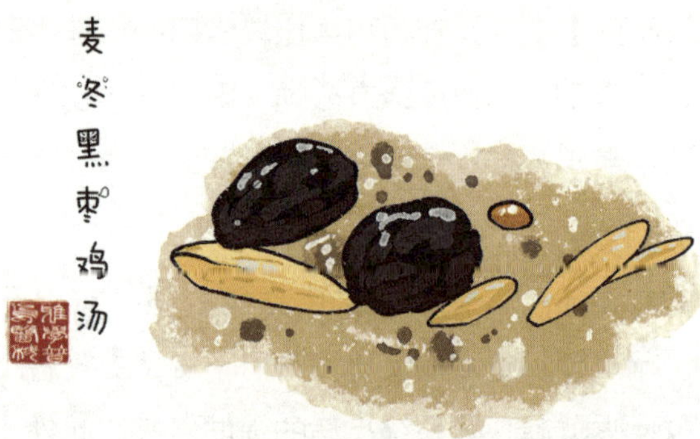

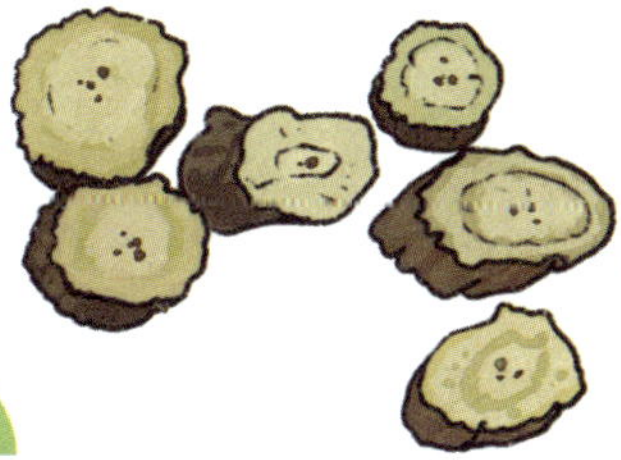

（十七）黄芩

【推荐用量】每日3～9克。

【性味归经】苦，寒，入肺、心经。

【作用功效】清热燥湿，泻火解毒，止血，安胎。

【营养成分】多糖、黄芩素、白杨素、木蝴蝶素、黄芩苷、氨基酸、微量元素等。

【降压原理】黄芩具有清上焦火的功效，能够有效缓解高血压引起的头疼、胸闷、心烦、咽干等症状；黄芩中富含黄芩苷，可竞争性地拮抗肾上腺素、去甲肾上腺素及多巴胺引起的血管收缩，有利于血管扩张，达到辅助治疗高血压的效果。

【日常应用】黄芩的抗菌作用非常强，经常被应用在细菌感染人群的治疗中，对于痢疾杆菌、白喉杆菌、伤寒杆菌、肺炎链球菌、金黄色葡萄球菌等均有不同程度的抑制作用。黄芩中的黄芩苷成分还能够舒张支气管，对于过敏性哮喘具有一定的缓解作用。

【食用禁忌】本品苦寒，脾胃虚弱者应禁忌食用。

【选购技巧】优质黄芩表面呈灰黑色或灰褐色的刺状突起，质轻而干，易碎，气味清香。

绿茶芩汤

【材料】

黄芩12克，绿茶3克，罗汉果15克。

【做法】

1.将黄芩、罗汉果、甘草洗净备用。

2.取一口砂锅，加适量清水，倒入黄芩、罗汉果、甘草，小火煎药至水剩一半时，取药汁沏茶。

3.再向锅中加适量清水，如前次煎取一半药汁，倒入杯中沏茶，药渣弃去，则可饮用。

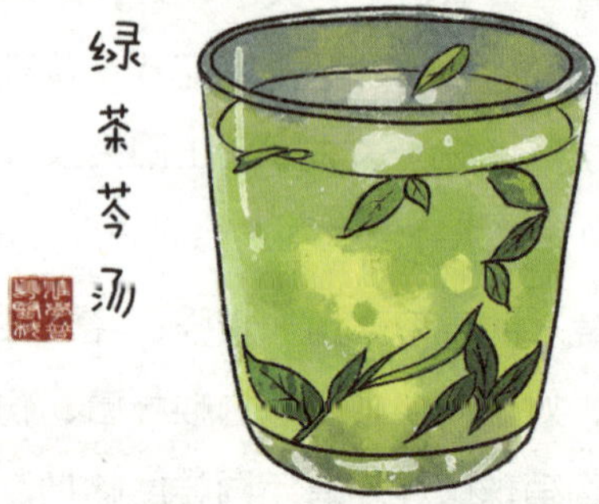

（十八）绞股蓝

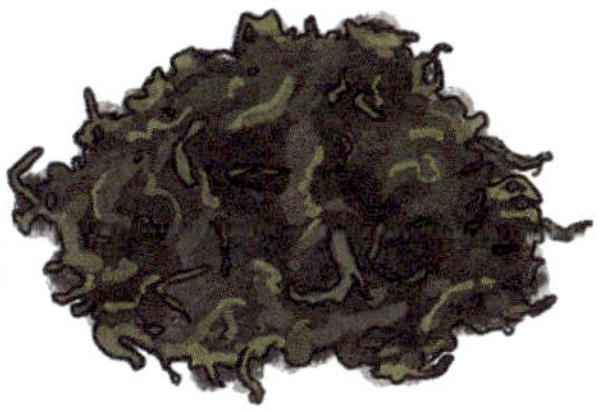

【推荐用量】每日5～10克。

【性味归经】甘，凉，入脾、肾经。

【作用功效】益气健脾，化痰止咳，养心安神。

【营养成分】茶碱类、黄酮、绞股蓝皂苷、多糖、水溶性氨基酸、维生素C、钾、镁等。

【降压原理】绞股蓝中可提取出多种皂苷，且皂苷含量较高，有较强的抗氧化作用，能够迅速进入血管的受损部位，减少氧化应激，使血管弹性恢复，进而使血管容量扩大，很大程度减少外周血管阻力，起到降低血压的作用。另外，绞股蓝在降压的同时，并不影响脑血管流量，因此可用于高血压合并心功能不全、血管痉挛性疾病患者的日常食疗中。

【日常应用】绞股蓝还可以减少血管内的脂肪积聚，降低血清胆固醇以及甘油三酯含量，可以有效地防治高血脂、脑栓塞、动脉粥样硬化、心肌梗死等心脑血管疾病。绞股蓝还具有增加心肌血流量的作用，可保护心脏，且其养心安神作用较强，可用于辅助治疗疾病过程中出现的心神不宁、心慌、失眠、健忘等兼见症状。

【食用禁忌】阳虚体寒者应慎用。

【选购技巧】绞股蓝应挑选条索均匀、无杂质、气味清香、泡开后口感微苦者。

绞股蓝粥

【材料】

绞股蓝15克，红枣5个，大米100克，红糖20克。

【做法】

1.将绞股蓝洗去杂质，晒干后研末备用。

2.红枣、大米洗净，放入砂锅中，加水煮开，转中小火煨成稠粥。

3.开盖，加入绞股蓝、红糖拌匀，小火煨煮10分钟即可。

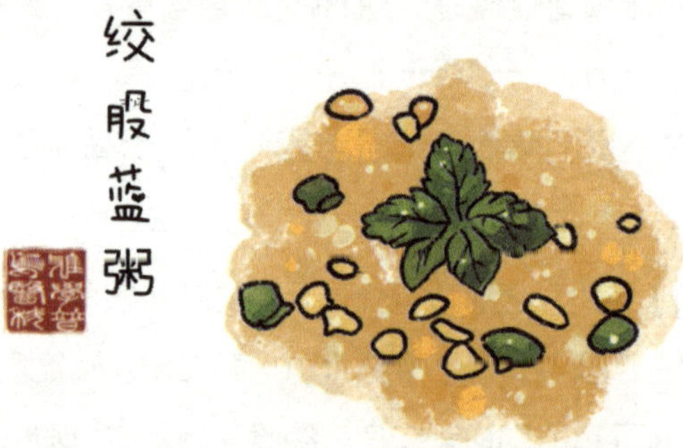

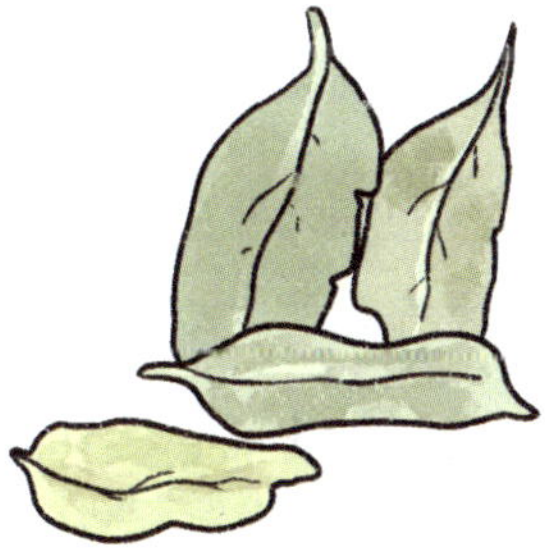

（十九）罗布麻

【推荐用量】每日3～10克。

【性味归经】甘、微苦，凉，入心、肝经。

【作用功效】清热平肝，利水消肿。

【营养成分】黄酮类化合物、三萜类、槲皮素、多糖、强心苷类、多种氨基酸、钾、钙、铁等。

【降压原理】罗布麻中含有丰富的黄酮类化合物、芦丁、钾等有益于降压的物质，对肾性高血压有显著而持久的降压作用，对高血压引起的头痛头胀、眩晕耳鸣、失眠多梦和水肿均有较好的缓解作用；其所含的物质还可增加过氧化氢酶活力，清除过多的氧自由基，降低心脏的负荷，进而达到降压作用。

【日常应用】罗布麻具有保护肝脏的作用，可以提高肝脏的解毒功能，常用于肝病患者的食疗保健。罗布麻还含有多种天然酸性成分，特别是氨基酸和有机酸，可增加人体消化液的产生，促进肠胃对食物的消化与吸收，缓解消化不良带来的种种不适。

【食用禁忌】脾胃虚寒、胃酸分泌过盛者不宜食用。

【选购技巧】优质的罗布麻茶外形卷曲，结构紧密，有清香的甘草味，冲泡后呈黄绿色，口味微咸。

罗布麻银耳枸杞羹

【材料】

罗布麻10克，枸杞5克，水发银耳150克，冰糖15克。

【做法】

1.泡发的银耳洗净撕成小块；罗布麻、枸杞洗净备用。

2.锅中水烧开，放入罗布麻，小火煮15分钟，捞出药渣。

3.将银耳、枸杞倒入锅中，煮开后小火炖20分钟。

4.开盖下入冰糖，搅拌至冰糖融化即可食用。

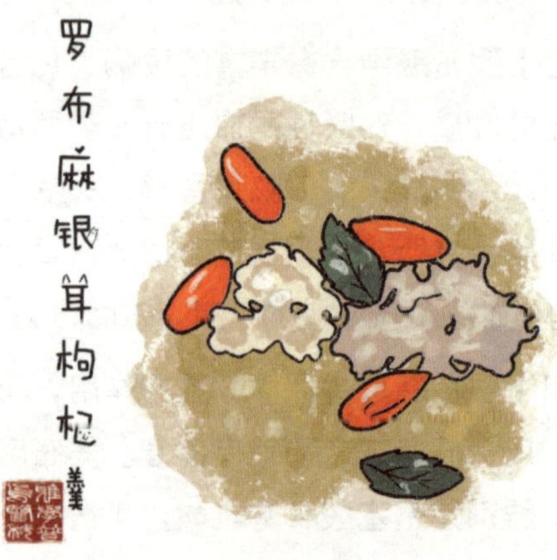

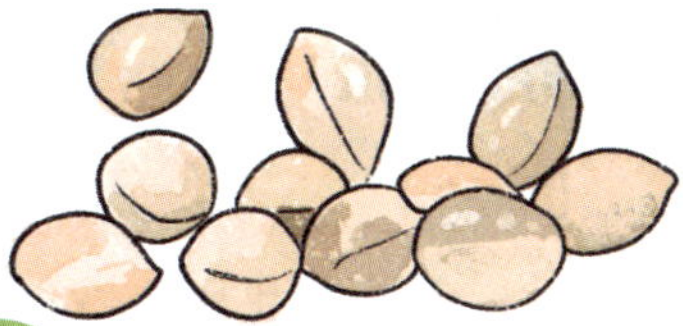

（二十） 银杏

【推荐用量】每日5～10克。

【性味归经】甘、苦、涩，平，入心、肺经。

【作用功效】润肺，定喘，涩精，止带。

【营养成分】黄酮、银杏酚酸、白果酚、五碳多糖、叶酸、膳食纤维、脂肪酸、维生素A、维生素C等。

【降压原理】银杏对中老年人血管十分有益，其内含有大量黄酮类物质，长期坚持服用，可以调节血管功能，使血管逐渐恢复弹性，进而使血液流通顺畅，从而降低血压，改善心脑血管状况。

【日常应用】银杏果可缩尿止带，特别针对气虚小便频数、带下白浊的患者，坚持使用有一定的辅助治疗作用。银杏果还有美容养颜功效，其内的黄酮甙物质具有一定的抗氧化作用，有助于提亮肤色，对皮肤皱纹、肤色不均匀等各种皮肤问题有很大帮助，还可促进皮肤下层的血液循环，使皮肤更加有弹性。

【食用禁忌】银杏有小毒，不可服用时间过长，需在医师指导下使用。

【选购技巧】优质的银杏大小均匀，且果实比较饱满，色洁白色，外壳光滑，表面无斑点。

银杏排骨汤

【材料】

银杏30克，猪排骨500克，姜4片，葱3段，盐、黄酒各适量。

【做法】

1.银杏去壳以及外衣，将猪排骨洗净，用刀切成小块备用。

2.锅中放冷水，下入猪排骨，焯出血水，捞出沥干。

3.砂锅中放入排骨，倒入适量清水，大火煮开转小火，炖煮1.5小时即可食用。

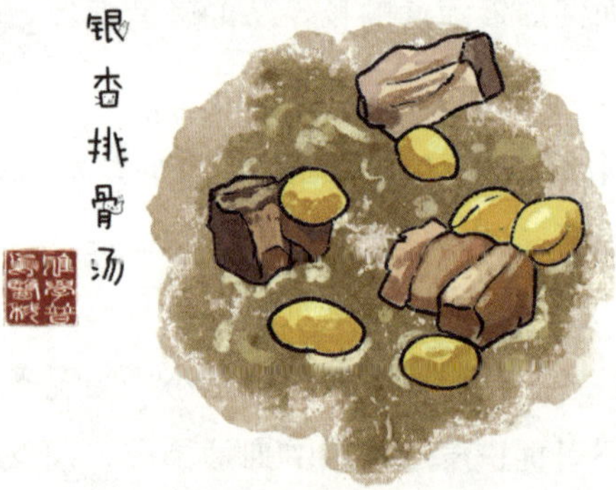

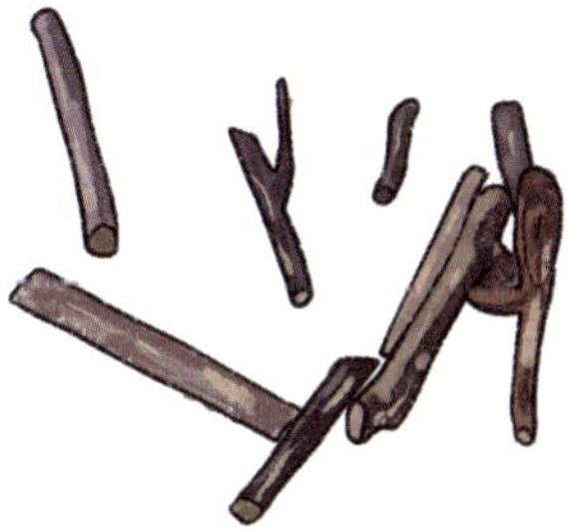

（二十一） 钩藤

【推荐用量】每日3～12克。

【性味归经】甘，微寒，入肝、心包经。

【作用功效】息风定惊，清热平肝。

【营养成分】钩藤碱、异钩藤碱、柯诺辛因碱、地榆素、糖脂、脂肪酸、草酸钙等。

【降压原理】钩藤提取物钩藤总碱对高血压病有一定疗效，其作用部位广泛，降压作用平稳而持久，且不良反应轻微，降压机制牵涉到神经中枢、周围神经、心脏和外周血管等多个环节。长期服用钩藤煎剂，对阴虚阳亢型高血压病患者具有较好的食疗作用，能缓解头疼脑胀、失眠心悸、耳鸣眩晕、便秘、四肢麻木等高血压常见症状。

【日常应用】钩藤被誉为“平肝良药”，当情绪不舒、肝气不畅、肝火旺盛时，人们容易出现头晕目眩、肢体震颤等症状，而钩藤具有平息肝火、舒缓肝气的功效，帮助肝脏功能恢复正常。钩藤的镇静作用较强，能够减轻烦躁，平复情绪，促进睡眠。

【食用禁忌】体质虚寒者忌服本品。

【选购技巧】钩藤选购时应以藤身富有光泽、形状完整无损坏、枝梗有弹性、粗细均匀、长度适中者为佳。

银杏钩藤汤

【材料】

钩藤9克，银杏叶12克，冰糖5克。

【做法】

1.将钩藤、银杏叶洗净沥干备用。

2.砂锅中倒入适量清水，大火煮开，倒入银杏叶与钩藤，盖上盖子，小火煮15分钟。

3.开盖捞出药渣，放入冰糖，待其融化后搅拌均匀即可饮用。

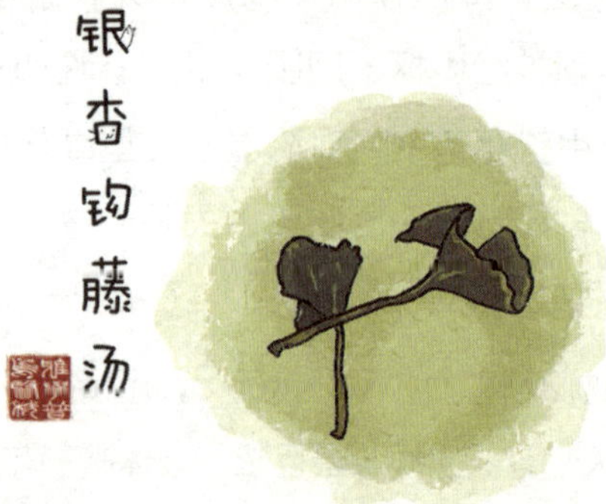

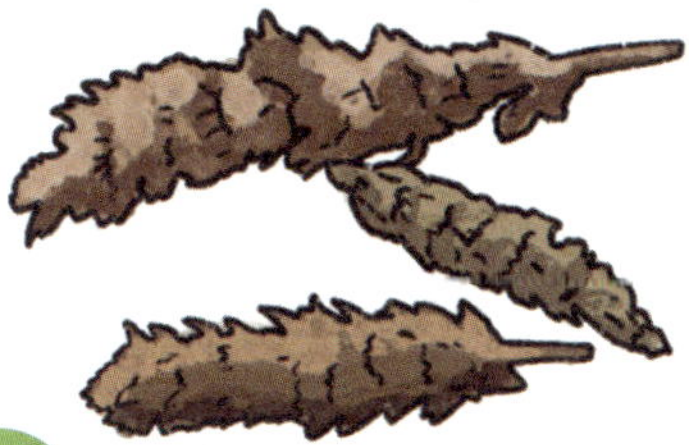

（二十二）夏枯草

【推荐用量】每日6～15克。

【性味归经】辛、苦，寒，入肝、胆经。

【作用功效】清肝明目，散结消肿，清热解毒。

【营养成分】挥发油、生物碱、三萜皂苷、维生素C、维生素K、胡萝卜素、咖啡酸、树脂、苦味质、鞣质等。

【降压原理】夏枯草中的生物活性成分丰富，富含大量钾离子，这些物质能帮助人体减少心脏负担，促进钠离子排出，从而降低血压。此外，夏枯草中还含脂肪酸，可以抑制血管紧张素II的生成，进而使血压下降。

【日常应用】夏枯草能够散结消肿，对肝郁化火、痰火蕴结导致的颈项瘿瘤、瘰疬痰核、乳痈肿痛、肺部结节等均具有辅助治疗的作用。夏枯草对降糖也有一定功效，其中的多酚等活性物可通过提高胰岛素敏感性、降低胰岛素抵抗等途径来控制血糖。

【食用禁忌】夏枯草性寒，脾胃虚弱、阳气不足者宜慎用。

【选购技巧】夏枯草以穗长而粗壮，柄短，色棕红，无叶及其他杂质者为佳。

夏枯草黑豆汤

【材料】

夏枯草30克，黑豆50克，冰糖适量。

【做法】

1.夏枯草浸泡洗净，黑豆洗净，提前一晚浸泡备用。

2.用纱布或煲汤袋将夏枯草装好，与黑豆两者一起放进瓦煲内，加入适量清水，大火煮开，转小火继续煮30分钟。

3.最后捞出纱布袋，根据个人口味化入冰糖，即可食用。

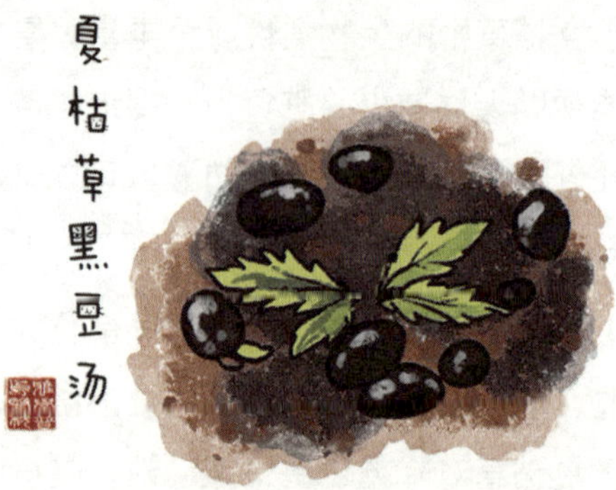

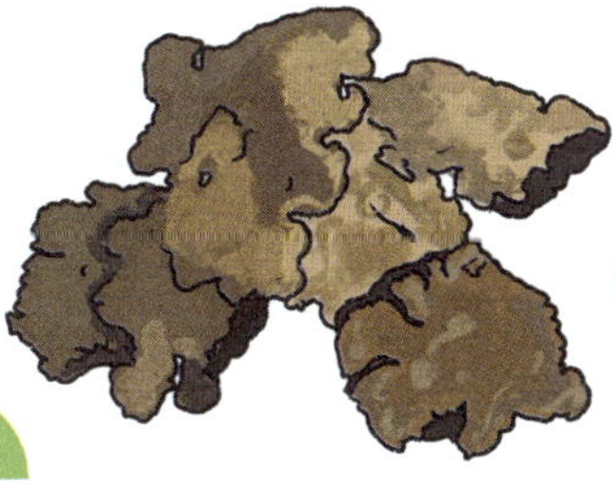

（二十三）川芎

【推荐用量】每日3~10克。

【性味归经】辛、温，入肝、胆、心包经。

【作用功效】活血行气，祛风止痛。

【营养成分】挥发油、生物碱、有机酸、烟酸、多糖、维生素B、维生素E、锌等。

【降压原理】川芎中富含川芎嗪，可扩张冠状动脉，增加冠脉血流量，改善心肌血供，并降低心肌的耗氧量，进而降低血压。此外，川芎能够抑制肾上腺素造成的血压升高，同时还能增强脑血管的收缩力，继而达到一定的降压效果，而川芎煎剂在试验中也被证明具有明显而持久的降压作用。

【日常应用】川芎能活血行气，可改善因气滞血瘀导致的腰腿疼痛、月经不调、闭经等症状。川芎被称为“血中之气药”，祛风行气开郁之力较强，经常被用来治疗各种风寒头痛、偏头痛、血管性头痛、紧张性头痛等严重头痛。

【食用禁忌】出血性疾病、月经量大者不宜食用。

【选购技巧】川芎在选购时应挑选外观呈现为不规则、颜色黄褐或黄棕、油性较大、香气浓郁、口感微苦回甘者。

当归川芎蛋

【材料】

鸡蛋8个，当归10克，川芎10克，香附10克，盐、八角、茴香各适量。

【做法】

1.当归、川芎、香附洗净，鸡蛋放入锅中煮熟，剥壳备用。

2.锅中倒入适量清水，放入川芎、香附、当归，大火煮开，转至小火煮15分钟。

3.将鸡蛋放入锅中，加入八角、茴香，调入适量盐，继续煮10分钟，捞出鸡蛋，即可食用，并可少量喝汤。

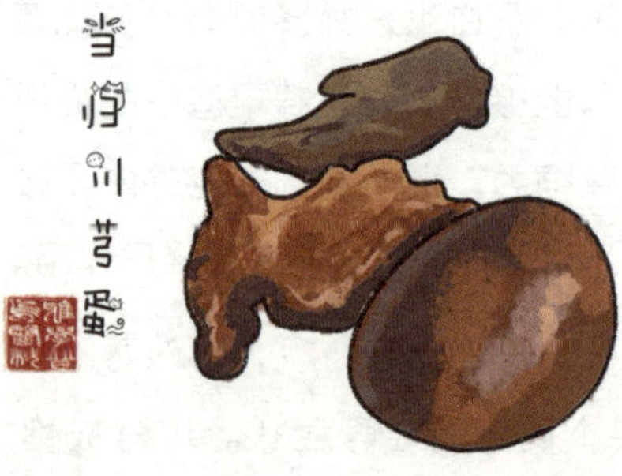

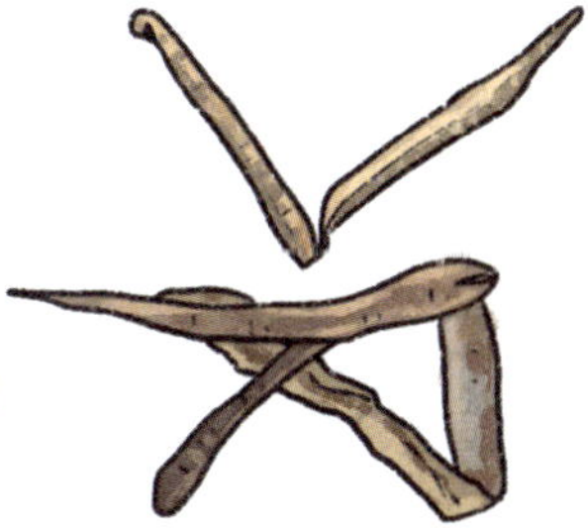

（二十四） 地龙

【推荐用量】每日5~10克。

【性味归经】咸，寒，入肝、脾、膀胱经。

【作用功效】清热息风，平喘定惊，通络利尿。

【营养成分】地龙素、氨基酸、维生素B、酶类、脂肪酸及其酯类等。

【降压原理】地龙善于平肝息风，对于肝风内动所致高血压头痛头晕、眩晕耳鸣有较好的治疗效果；在研究中发现，地龙乙醇浸液、水浸液降压作用明显，其本身所含的次黄嘌呤、类血小板活化因子等成分及蚯蚓解热碱也有一定的降压作用。

【日常应用】地龙为蚯蚓的干燥体，具有较强的通络作用，脑梗死后遗症属瘀血阻络者可以将其作为保健药材经常服用；另外，地龙的清肺定喘作用明显，还可以作为治疗肺热痰咳气喘的常用药，对肺热壅盛型的支气管哮喘疗效非常好。

【食用禁忌】脾胃虚寒、肾阳不足、妊娠者忌用本品。

【选购技巧】质量较好的地龙，呈长条状薄片，弯曲，边缘略卷，背部棕褐色至紫灰色，腹部浅黄棕色。

地龙干炖瘦肉

【材料】

地龙20克，瘦肉500克，蜜枣2个，陈皮1片，姜4片，盐适量。

【做法】

1.将地龙、陈皮洗净，瘦肉洗净切块备用。

2.取一个炖盅，倒入适量冷水，将地龙、瘦肉、陈皮、蜜枣、姜片放入其中，隔水炖2小时。

3.最后根据个人口味加少量食盐，搅拌均匀即可食用。

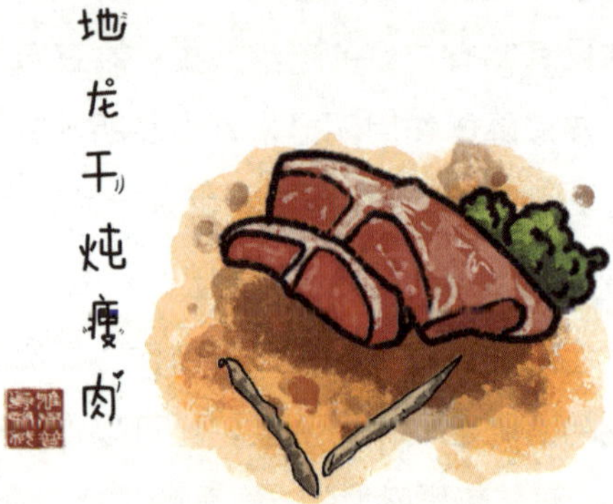

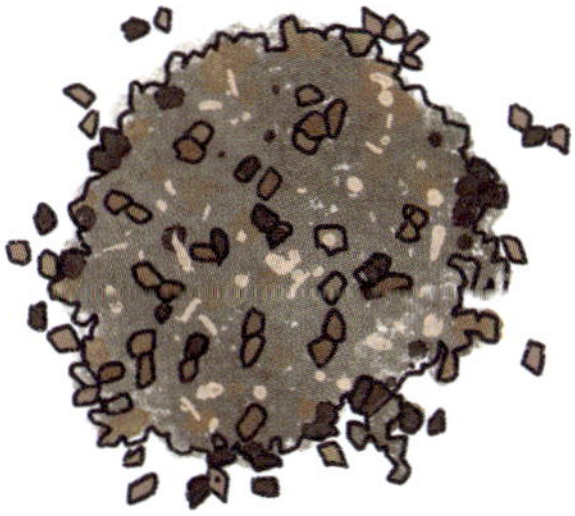

（二十五）决明子

【推荐用量】每日5~10克。

【性味归经】甘、苦、咸，微寒，入肝、胆经。

【作用功效】清肝明目，润肠通便。

【营养成分】决明素、芦荟大黄素、大黄酸、大黄酚、大黄素、大黄素蒽酮、大黄素甲醚、大黄素葡萄糖苷、橙黄决明素等。

【降压原理】决明子的水浸液、醇水浸液、醇浸液等皆有降压作用，且降压效果较明显，持续时间较长。决明子可清肝火明目，许多高血压患者情绪波动较大，经常急躁易怒，可以适量服用决明子茶缓解情绪，对于改善高血压所致的头晕眼花等症状亦有效果。决明子还具有肠通便的功效，有利于预防因便秘造成的老年人血压升高。

【日常应用】决明子既能清泄肝胆郁火，又能疏散风热，是治目赤肿痛的必备药材，无论是因风热感冒出现眼睛有血丝，还是在情绪波动后眼痛眼胀，均可以饮用决明子煎剂，常配龙胆草、黄芩、菊花、夏枯草、蔓荆子等同用。

【食用禁忌】阳气不足、脾虚泄泻者不宜食用。

【选购技巧】决明子应选择呈菱方形，状如马蹄，一端截状，一端稍尖，表面黄褐色或绿褐色，平滑而具有光泽者。

决明子海带汤

【材料】

决明子10克，海带150克，盐适量。

【做法】

1．将洗净的海带切块，卷成长条状，再打成海带结备用。

2．砂锅中注入适量清水，烧开，倒入洗净的决明子，放入海带结。

3．盖上盖子，烧开后用小火煮20分钟，至食材熟透。

4．揭盖，放入盐搅拌均匀，即可盛出食用。

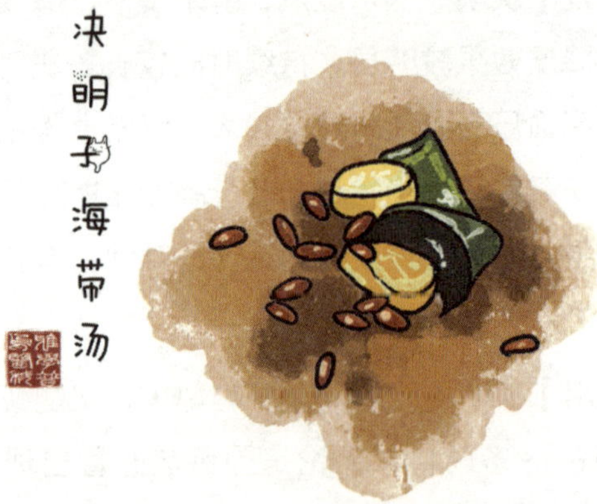

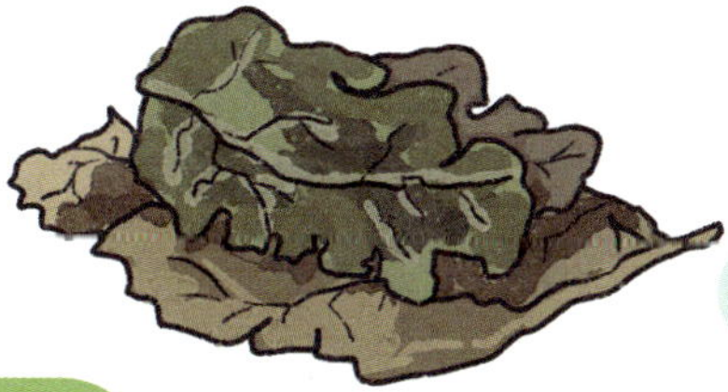

（二十六）桑叶

【推荐用量】每日3～9克。

【性味归经】甘，寒，入肝、肺经。

【作用功效】祛风清热，凉血明目。

【营养成分】黄酮、绿原酸、阿魏酸、纤维素、芦丁、异槲皮苷、碳水化合物、儿茶素、多糖等。

【降压原理】桑叶中的γ-氨基丁酸含量丰富，是神经传达物质，有利于恢复脑细胞功能，促进脑组织的新陈代谢，另外还能改善脑部血液循环，增强血管紧张素转换酶的活性，从而使血压下降。

【日常应用】桑叶富含黄酮、多糖等活性成分，具有降低血清脂肪含量和抑制动脉粥样硬化形成的作用，有利于强化毛细血管，降低血液黏度。另一方面，桑叶茶内含有抗体内低密度脂蛋白的成分，因此在减肥、调节高脂血症中可起到正面作用。

【食用禁忌】桑叶性寒，故体寒者、经期女性不宜服用。

【选购技巧】桑叶在挑选时应选叶片黄绿色或浅黄棕色、下表面色较浅、呈卵圆形、叶边缘有锯齿的。

桑叶豆腐

【材料】

豆腐300克，桑叶250克，姜3片，盐适量。

【做法】

1.桑叶摘掉梗，洗净切丝；豆腐洗净切小块备用。

2.锅中注入适量清水，待水烧开，放入桑叶和少量花生油，煮3分钟，放入豆腐和姜片。

3.继续煮2分钟后，调入少量食盐，即可出锅。

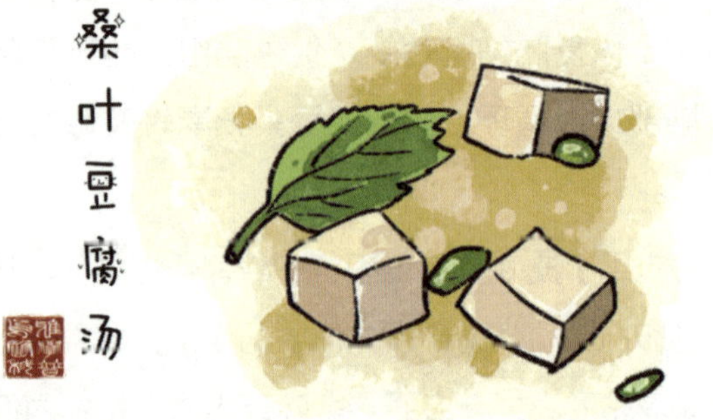

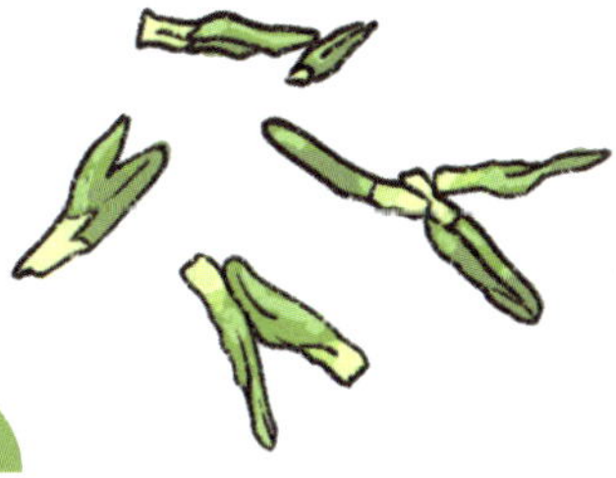

（二十七） 莲子芯

【推荐用量】每日5～10克。

【性味归经】苦，寒，入心经。

【作用功效】清心安神，交通心肾。

【营养成分】莲心碱、荷叶碱、甲基莲心碱、异莲心碱、牛角花素、前荷叶碱、黄酮类物质等。

【降压原理】高血压伴有心情烦躁、眩晕头痛属心火亢盛的患者可以经常食用莲子心，能够清心除烦、泻火安神。莲子心中含生物碱Nn-9成分，可辅助扩张外周血管，具有较强的降低血压作用。

【日常应用】莲子心味苦，有交通心肾之功，既清心火又除肾热，可用于治疗虚火上浮所致的遗精、早泄等男科疾病。莲子可清心安神，患有睡眠障碍或是处于更年期的女性症见失眠、心烦、精神紧张、浑身燥热等问题，可以通过用莲子芯泡茶饮用进行缓解。

【食用禁忌】脾胃虚寒者忌服本品。

【选购技巧】选择应以外观形态完整、基部胚根黄绿色、略呈圆柱形、气味清香、口干略苦者为佳。

莲子芯冬瓜汤

【材料】

冬瓜300克，莲子芯5克，盐适量。

【做法】

1. 将洗净的冬瓜去皮，切小块，备用。

2. 砂锅中倒入适量清水，烧开后倒入冬瓜，放入莲子心。

3. 盖上锅盖，煮沸后用小火炖20分钟，至食材熟透。

4. 最后根据个人口味放入盐，拌匀调味，即可出锅。

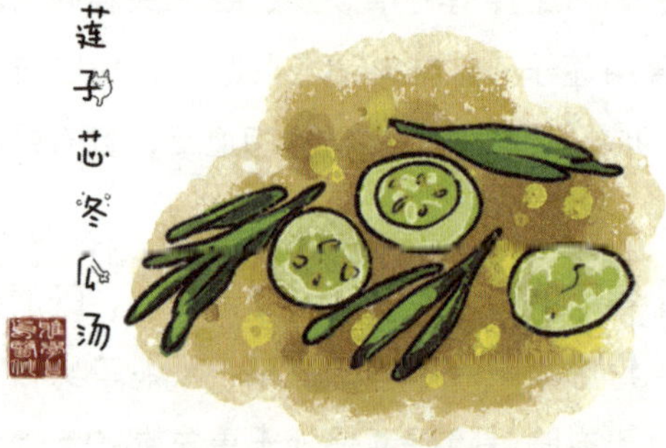

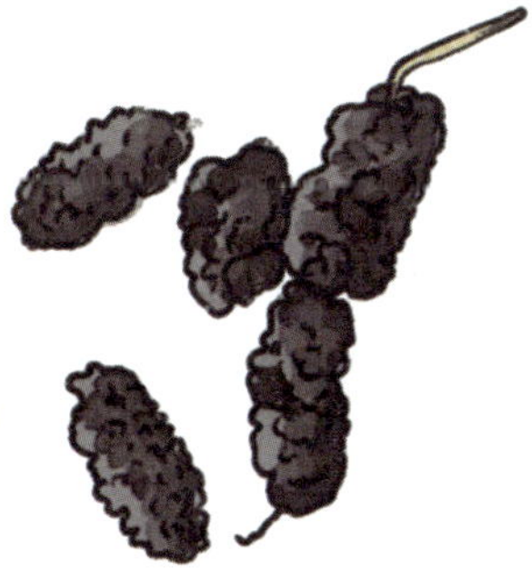

（二十八）桑葚

【推荐用量】每日食用50克。

【性味归经】甘，平，入肝、肾经。

【作用功效】滋阴补血，生津润燥。

【营养成分】芦丁、花青素、多糖、苹果酸、钙、胡萝卜素、维生素A、维生素B_1、维生素B_2、维生素C、维生素D、烟酸等。

【降压原理】桑葚中的脂肪酸含量丰富，其中含量最多的是亚油酸，而亚油酸为不饱和脂肪酸，适当摄入可抑制血液中胆固醇的形成，从而起到降低血压的作用。不仅如此，桑葚的滋阴补肾效果较好，对于肝肾不足所致血压升高具有调理作用。

【日常应用】桑葚中维生素含量较高，具有调节人体免疫力、促进新陈代谢的功效，可延缓衰老、美容养颜。桑葚能生津止渴，润肠通便，可用于治疗津伤口渴，内热消渴以及肠燥便秘等症。中老年人在用眼后常常有眼睛疲劳、干涩的情况，食用桑葚也可起到缓解作用。

【食用禁忌】糖尿病患者应慎食本品。

【选购技巧】优质的桑葚颜色偏紫或者发红，梗部呈墨绿色，个头大且饱满，有淡淡的果香。

桑葚粥

【材料】

桑葚30克，大米100克，冰糖适量。

【做法】

1.将桑葚用水洗净，去梗；大米用水淘洗干净备用。

2.砂锅中倒入适量清水，倒入大米和桑葚，先用大火烧开，再用小火煮至大米开花。

3.最后等粥变黏稠时，加入适量冰糖，融化后即可盛出食用。

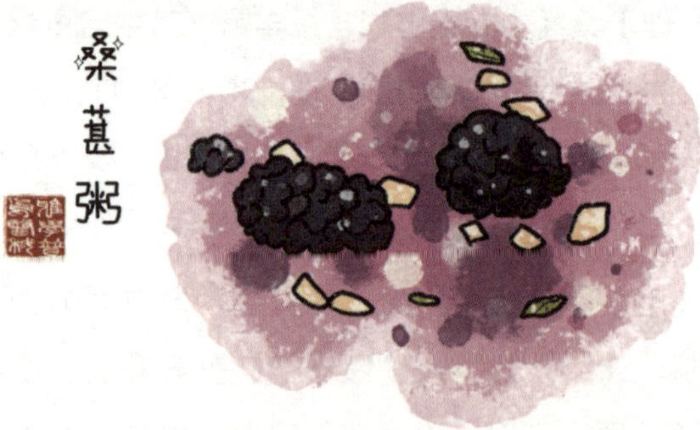

第六章 并发症，要注意，合理饮食需谨记

高血压作为一种独立的疾病，在发病初期经常不显现任何症状，而随着血压不断增长，不仅会导致心、脑、肾、血管等各个脏器出现损害，还会造成血脂、血糖、尿酸等体液代谢障碍，于是便出现了动脉硬化、血脂升高、糖尿病、痛风等诸多并发症。因此，高血压患者除了要定期观测血压，也要重视并发症的调养，在饮食中合理搭配，谨记不利于并发症的相关食材，做到有效地控制和预防并发症。

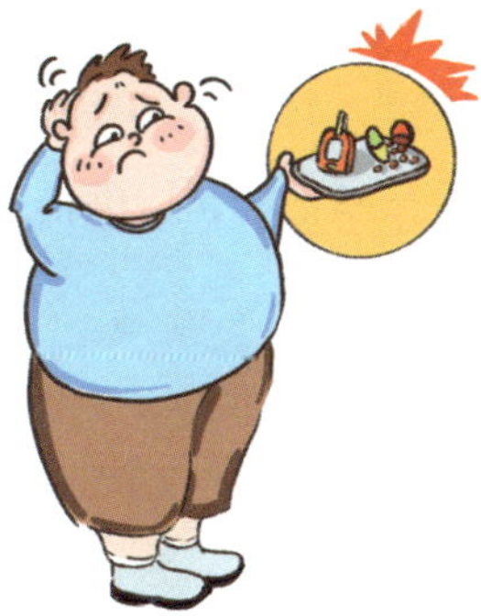

一、饮食护理1—高血压合并糖尿病

高血压和糖尿病的关系非常密切，二者如影随形，一方面使心脑血管疾病的发病风险进一步增加，而另一方面则使人在不知

不觉中出现眼、肾、骨骼、肌肉等器官损害，严重影响患者生活质量。因此，对高血压并发糖尿病的患者来说，不仅要坚持合理用药，科学、严格的饮食也同样重要。

（一）食材严选，首先了解低GI

血糖生成指数俗称GI值，一般认为，数值低于55%的食物为低GI食物，这类食物在胃肠内停留时间比较长，吸收率低，释放缓慢，不容易导致血糖明显升高，食用一段时间后血糖降低速度较快。常见的低GI食物有燕麦、莜麦、荞麦、玉米、糙米、魔芋、青稞、红豆、绿豆等。

（二）吃多吃少，不如热量把控好

由于过多热量摄入会引起血糖升高，而摄入不足则无法满足机体代谢的需求，合并糖尿病的患者，必须根据自身年龄、性别、体重、身高、劳动强度等计算出个体每天所需的热量，并严格把控，以维持理想血糖和标准体重。

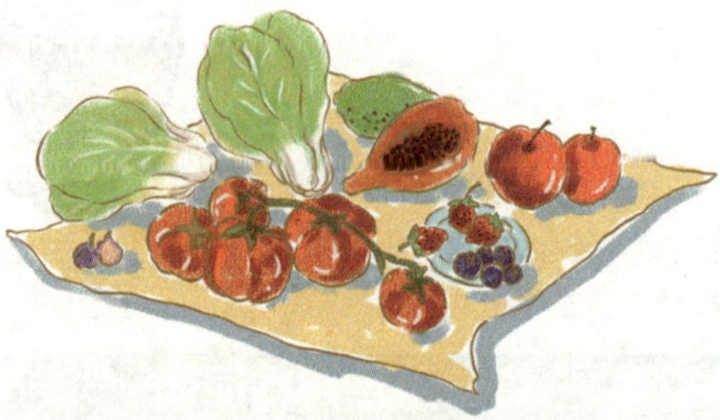

（三）高纤蔬菜，助力降糖

虽然膳食纤维不具有直接降糖的功效，但其进入人体后，能够吸水膨胀，继而增强饱腹感，削减对其他热量的摄入，延缓人体对葡萄糖的吸收，降低餐后血糖，适合需要控制热量和体重的糖尿病患者，像芹菜、菠菜、苋菜、油菜、白菜等均可多食。

（四）粗细搭配，主食健康又美味

米面馒头是我们日常饮食中最常见的主食，属于精制碳水化合物，可在进入人体后，迅速升高血糖，糖尿病患者如果长期食用，则会对血糖调控产生不利影响，而且能够引发肥胖。所以高血压合并糖尿病的人群应多以粗粮、豆类为主食，注意粗细搭配，例如可以在蒸大米时加入小米、黑米、赤小豆等；在蒸馒头时加入青稞粉、荞麦面、莜麦面等。与此同时，适当添加例如山药、芋头等薯类的摄入，在烹饪时尽量选择简单的调味，采取蒸、煮、炖的方式进行，从而减少过多油脂的摄入。另外，在烹调时也不宜将食材做的过于软烂，否则容易升高血糖。

（五）低糖水果少量吃

许多患者在罹患糖尿病后，对于水果闭口不沾，但其实许多水果中富含大量的维生素、膳食纤维和矿物质，这些营养素对糖尿病患者是有利的，在血糖控制良好的前提下，可适当摄入一些低糖水果。摄入量一般控制在每天200～300克，种类可有较多选择，食用时间最好选择在上午或下午。

低糖水果	高糖水果
猕猴桃、柚子、阳桃、芭乐、香瓜、苹果、蓝莓、草莓、李子、人参果、山楂、杏、木瓜、无花果等	荔枝、香蕉、葡萄、龙眼、甘蔗、杧果、红枣、榴梿、樱桃、柿子、波罗蜜等

（六）少饮酒、不饮酒

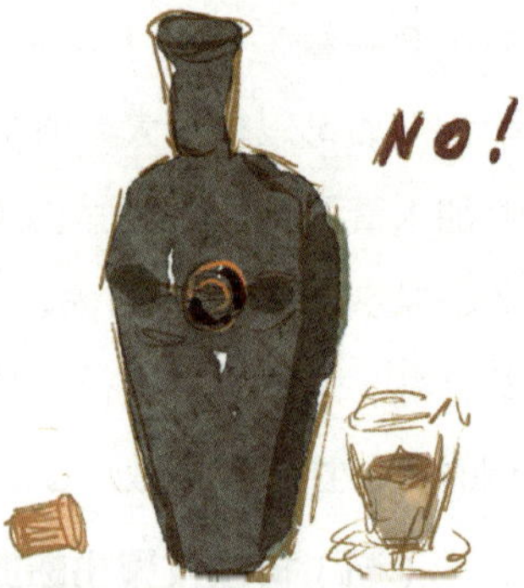

糖尿病患者过量饮酒容易影响胰腺分泌、加重肝脏负担、甚至引起糖尿病性酮症酸中毒，故应尽量不饮酒。若在血糖稳定的情况下，可以选择酒精浓度低的啤酒、果酒适当饮用，但仍需做到每次饮酒量控制在50毫升以内。

（七）谨防甜食陷阱

含糖饮料、点心蛋糕、冰淇淋、巧克力，这些糖衣炮弹总在诱惑着糖尿病患者们掉进陷阱，在食用后很快会被人体吸收，导致血糖攀升，难以调控，严重者甚至出现并发症，故应避免对甜食的摄入。

但值得注意的是，目前一些“无蔗糖”产品采用木糖醇、赤藓糖醇等代糖来提升食物口感，吸引糖尿病人群购买，在市场上大受欢迎。虽然这些产品取消了蔗糖添加，但是有些商家却使用麦芽糖浆、果葡糖浆等促使血糖增长更快的“非蔗糖”物质混淆视听，不利于糖尿病患者的病情控制。另外，像一些打着“无糖”旗号的高热量产品，也应该谨慎食用，例如无糖元宵、无糖馅饼等等。

宜食	忌食
蔬菜类：油菜、芹菜、西蓝花、白菜、空心菜、丝瓜、冬瓜、青笋、黄花菜、洋葱、番茄、莜麦菜等	糖类：白砂糖、红糖、酥糖、水果糖、巧克力等
水果类：梨、山楂、柚子、橙子、菠萝、杏、人参果等	饮料：果汁、可乐、调味酸奶、奶茶等
主食类：燕麦、藜麦、莜麦、荞麦、玉米、黑米、小米、赤小豆、黄豆、绿豆、黑豆等	腌制食品：咸菜、泡菜、酸菜、咸蛋等
鱼肉蛋：鱼肉、虾肉、鸡肉、兔肉、鸭肉、猪瘦肉、牛瘦肉等	油炸食品：油条、薯片、炸鸡、炸春卷等
	动物油脂：猪板油、鸡油等
	动物内脏：肝、肾、肠等

圆白菜煨荞麦面

【材料】

圆白菜100克，香肠50克，荞麦面200克，葱、姜末各5克，盐、植物油各适量。

【做法】

1.圆白菜洗净，切丝；火腿切小块备用。

2.取一口锅，加入适量清水，水开下入荞麦面煮熟，捞出沥干水分。

3.另取一锅，放油烧热，下香葱末、姜末炒香，放入圆白菜丝煸炒，倒入适量水，放火腿块、盐、煮好的面条，稍煮搅拌即可出锅。

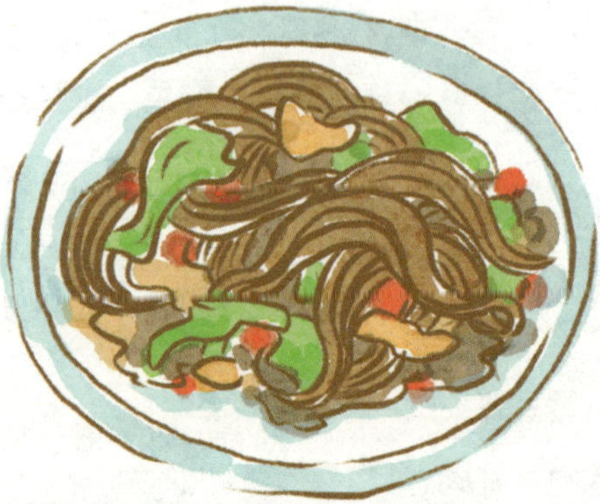

圆白菜煨荞麦面

丝瓜炒双菇

【材料】蟹味菇50克，干香菇20克，丝瓜60克，生抽10毫升，淀粉10克，白糖、盐、植物油各适量。

【做法】

1.干香菇泡软，去蒂，一切两半；丝瓜洗净切片；蟹味菇洗净，沥干水分。

2.锅中倒入适量清水，水开将丝瓜焯熟捞出。

3.另起一锅倒油，油热下入干香菇翻炒，放入生抽、白糖烧3分钟，下入蟹味菇、丝瓜翻炒至汤汁收干，放盐调味，加入水淀粉勾芡即可出锅。

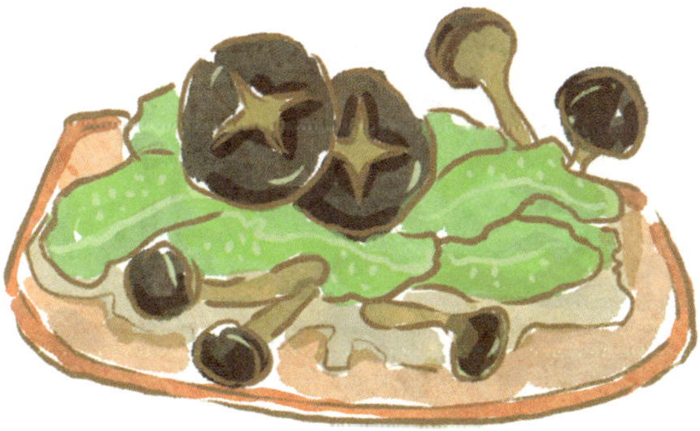

丝瓜炒双菇

还山药南瓜羹

【材料】

还山药50克，南瓜120克，冰糖5克，桂花5克，枸杞子6克。

【做法】

1.山药、南瓜去皮洗净，切丁备用。

2.锅中放水，水开后加入山药丁、南瓜丁、枸杞子，大火煮开，转小火煮20分钟。

3.最后根据个人口味放入冰糖，搅至融化，撒上少许桂花，即可盛出食用。

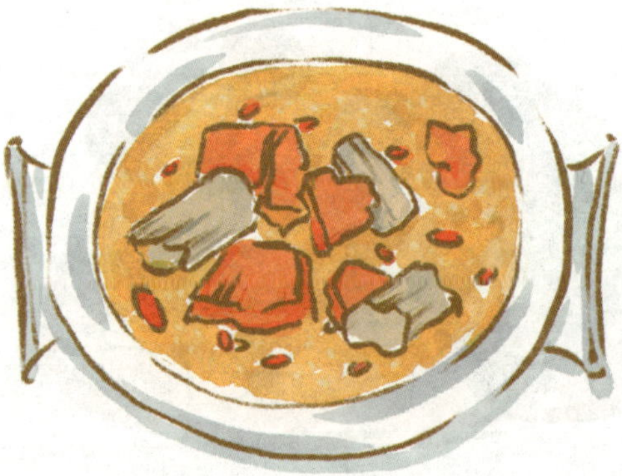

还山药南瓜羹

西葫芦烩番茄

【材料】

西葫芦300克，番茄2个，蒜4瓣，植物油、盐各适量。

【做法】

1.西葫芦洗净，去瓤切片，番茄洗净切块，大蒜切末备用。

2.锅中加水，水开倒入西葫芦，加少许盐焯30秒，捞出后装盘。

3.取一口炒锅，倒入少许食用油，油热下蒜末爆香，加入番茄翻炒，最后倒入西葫芦，调入适量食盐，翻炒几下即可装盘享用。

西葫芦烩番茄

黄瓜凉银耳

【材料】

黄瓜1根，银耳1朵，蒜4瓣，香菜4棵，醋、生抽、香油、盐、鸡精各适量。

【做法】

1.银耳提前泡发，剪掉根部，撕成拇指大的小块，用开水焯2分钟，捞出控干水分备用。

2.黄瓜洗净，拍扁切块，香菜择洗干净，切碎，大蒜切末备用。

3.将备好的食材放入盆中，根据个人口味调入醋、生抽、香油、盐和鸡精，搅拌均匀即可盛盘享用。

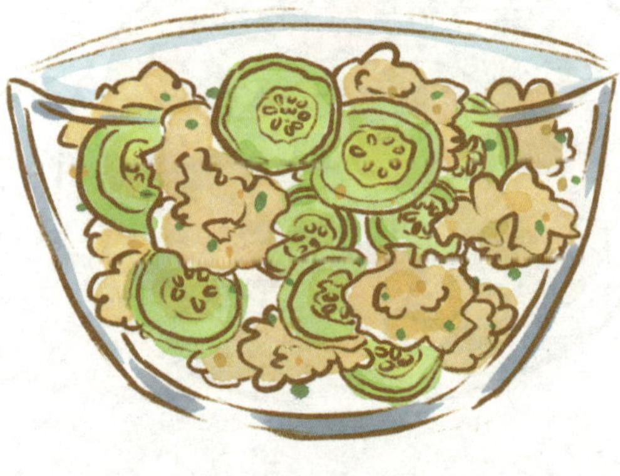

黄瓜凉银耳

茭白香菇焖饭

【材料】

米100克，香菇3朵，洋葱100克，茭白2根，蒜薹50克，食用油、生抽、盐各适量。

【做法】

1.将大米淘洗干净，香菇去根洗净切丁，茭白去皮，和洋葱、蒜薹一起切成小块。

2.锅中倒油烧热，放入茭白、蒜薹、香菇、洋葱翻炒几下，倒入沥干水的米，一起翻炒。

3.加入少许生抽和盐调味，随后把所有食材倒入电饭煲中，加入稍没过食材的水，调成煮饭挡即可等待美味出锅。

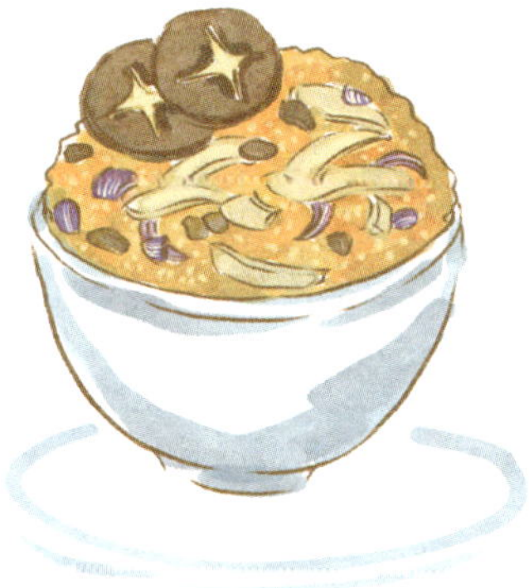

茭白香菇焖饭

清炖排骨

【材料】

排骨500克，姜4片，料酒、盐各适量。

【做法】

1.排骨洗净，放高压锅里，加入适量清水，开火。

2.撇去浮沫，放姜和料酒去腥，待冒气后加高压阀，中火炖25分钟。

3.自然放气后，打开锅盖，根据个人口味调入适量盐即可食用。

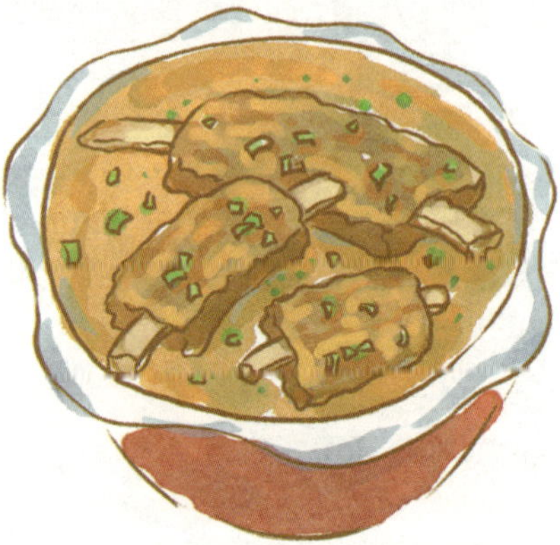

清炖排骨

苦瓜爩肉丝

【材料】苦瓜1根，瘦肉50克，尖椒1根，葱1段，姜3片，蒜3瓣，胡椒粉、盐、味精各适量。

【做法】

1.苦瓜洗净，掏空内瓤，对片切片；尖椒洗净去籽，切丝；瘦肉切丝；葱、姜、蒜切末备用。

2.起锅烧油，油热滑入肉丝，变色后捞出。

3.锅内倒油，放葱、姜、蒜，煸炒出香味后，放尖椒、苦瓜，翻炒片刻后倒肉丝，加入适量的胡椒粉、盐、味精调味，翻炒均匀即可出锅。

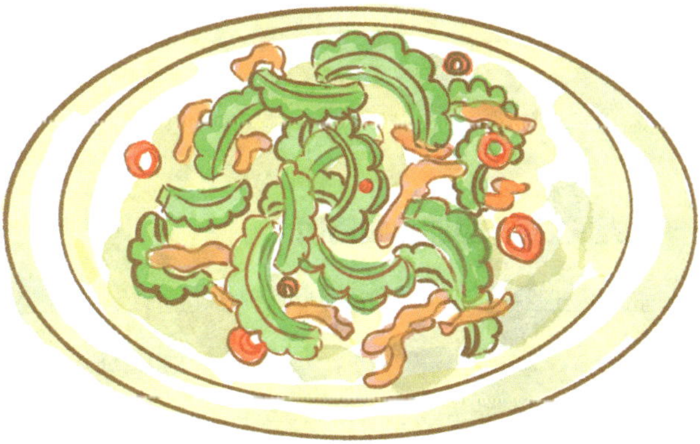

苦瓜炒肉丝

二、饮食护理2—高血压合并高脂血症

血脂即为血液中所有脂类物质的总称，包括胆固醇、甘油三酯及游离脂肪酸等，血脂增高往往使原有的高血压病情加重，在我国，每4个人当中就有一名高脂血症患者，而在高血压患者中，有一半以上人已经合并高脂血症。显然，血脂与心脑血管疾病的关系已成为中老年人急需了解的健康问题，接下来我们就从最简单的饮食原则入手，带您了解有益于高脂血症患者的常用食材，帮助您养成良好的饮食习惯。

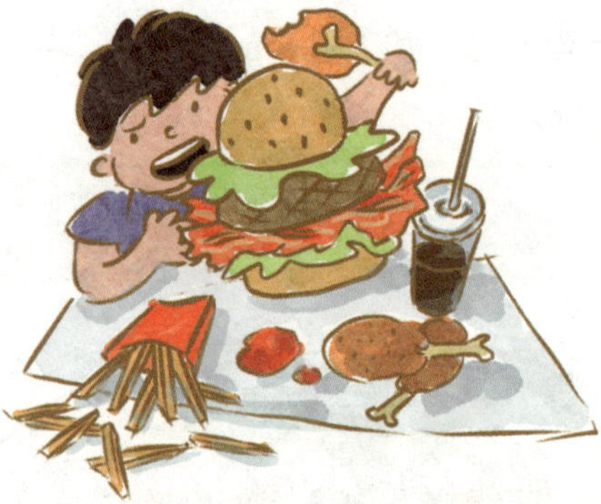

（一）调整饮食，少吃动物脂肪

饱和脂肪酸主要存在于动物性脂肪和乳脂，过多摄入会加剧动脉粥样硬化，影响血液运行，故合并高脂血症的高血压患者应尽量少摄入饱和脂肪酸，例如炒菜时用到的猪板油、带皮的牛羊肉、鸭皮下的油脂等，在不可避免的情况下，可将饱和脂肪的摄入量控制在每天热量的10%左右较为合理。

（二）增加摄入不饱和脂肪酸

胆固醇和甘油三酯是对人体有害的血脂成分，适量摄入不饱和脂肪酸能够使胆固醇酯化，降低二者在血液中的含量，有利于降低血液黏稠度，改善血液微循环，并提高对人体有益的高密度脂蛋白含量。下面为您列举几种不饱和脂肪酸含量较高的食材，同时也是高血压合并高脂血症患者的理想食材，例如萝卜、洋葱、冬瓜、番茄、海带、花菜、紫菜、香菇、石榴、山楂、三文鱼等。

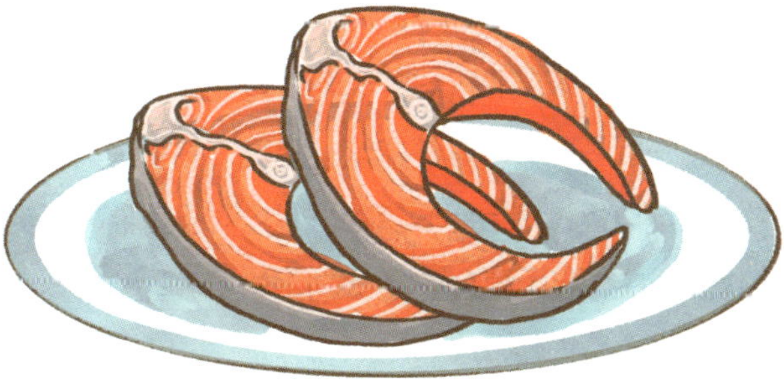

另外，不饱和脂肪酸的最常见摄取途径即为生活中用到的植物油，因此在选择烹调用油时，应尽量挑选含有不饱和脂肪酸的植物油，例如橄榄油、花生油、菜籽油、葵花籽油等，三餐烹饪用量控制在25毫升以内，避免油炸、油煎等耗油量高的烹饪方式。

（三）降脂饮食四大原则

合并高脂血症的患者，在日常食材的选择中，应遵循四个原则，即低脂、低盐、低糖、低胆固醇。

（四）低脂

低脂饮食最好的方法就是从源头限制脂肪的摄入，这不仅关乎烹饪油的使用，日常饮食中的高脂加工食品如面包、饼干、方便面等，都是需要高脂血症患者进行严格把控的食物。

（五）低胆固醇

高血压合并高脂血症患者应少吃胆固醇含量高的食物，每天具体的胆固醇摄入量不能超过300毫克，而患有高胆固醇血症的患者每日摄入应不超过200毫克，而要通过饮食减少体内胆固醇含量，则需要控制对肥肉、奶酪、动物内脏、动物皮脂、高汤等食材的食用；增加洋葱、山楂、香菇、木耳、糙米、藜麦、鹰嘴豆等促进脂肪代谢食材的摄入，以促进多余胆固醇的排泄；对于鱼类、虾类、瘦肉类等富含优质蛋白、胆固醇含量较低的食物也可适当摄入。

（六）低糖

糖除了提供人体每日能量所需之外，多余的糖都会被胰岛素代谢排出体外，而过分的糖摄入，会转化成脂肪，从而加重高血压，带来动脉硬化、脑卒中等心脑血管疾病的风险。所以高血压合并高脂血症患者要远离过甜食物，如蛋糕、巧克力、冰淇淋、水果罐头、果脯等，多吃一些鱼类、瘦肉类、蔬菜类和豆制品类食物。

（七）低盐

虽然每个人体质不同，但血压对于食盐的反应大多十分敏感，适当减少钠盐的摄入可帮助我们平稳血压，减少进食欲望，降低并发高脂血症的风险。在日常生活中我们可以用限盐勺来控制盐用量，将每日摄入体内的盐控制在4克以下。而吃盐较多的人则需要多运动、多喝水、多吃含钾蔬菜，通过汗液、尿液把身体内多余的钠盐代谢，从而使人体内环境得到进一步净化。

（八）降脂克星—膳食纤维

增加高纤食物的摄取在高血压合并高脂血症患者的饮食治疗中必不可少，高膳食纤维食材通常富含多种维生素和矿物质等人体必需的营养素，具有促进糖代谢和脂质代谢的作用，对于降低胆固醇和减轻体重都有益处，避免胆固醇沉积在血管壁上造成血压升高。同时，膳食纤维还可促进钠盐排出，辅助降压。在饮食中，我们提倡多吃绿色蔬菜和新鲜水果，它们体内的维生素C、胡萝卜素及膳食纤维等营养素含量较高，有利于改善心肌功能，促进血液循环，也可以通过食用含膳食纤维较多的谷薯类食物，如山药、糙米、小米、红薯等，特别是莜面、青稞、燕麦、荞麦等，一方面可促进胃肠蠕动，减少便秘风险，另一方面可促进胆固醇排出体外，从而达到有效预防并发症的目的。

（九）晚餐七分刚刚好

由于人在夜间的代谢功能降低，胃肠蠕动减慢，所以晚餐宜适当减量，可以吃七分饱为宜。如果因为饮食过多引起胃胀、消化不良，则可能导致膈肌上移，严重者可影响心、肺的正常功能及活动；而人体在消化食物时，血液主要集中在消化道，心、脑供血相对减少，可能会出现短暂性的缺血缺氧。

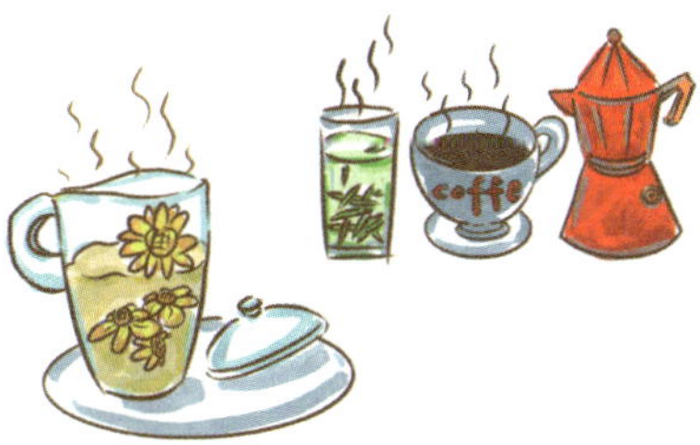

（十）浓茶、咖啡要少碰

咖啡、浓茶往往有兴奋神经、升高血压的作用，这是因为咖啡因促使肾上腺素释放所导致的。因此，高血压患者应避免摄入咖啡、浓茶及含咖啡因的相关饮品。如果在情绪不稳定、身体疲惫时摄入咖啡因含量较高的饮品，则会引起大脑兴奋、烦躁失眠等，更有甚者会出现心慌、胸闷、血压迅速飙升等不良现象。在平时，如果想喝饮品，我们可以选择一些药茶进行代替，例如决明子、菊花、槐花等，均具有良好的减脂降压作用。

宜食	忌食
粗粮类：糙米、燕麦、荞麦、玉米、全麦、高粱米、薏米等	淀粉类：炸糕、油条、麻团、奶油蛋糕等高脂、高糖的精致加工面点等
豆类：绿豆、红小豆、鹰嘴豆、黑豆、黄豆等	肉蛋乳类：动物肥肉、动物皮脂、动物内脏、猪蹄、蛋黄、奶油、奶酪等
蔬菜类：油菜、菠菜、龙须菜、芹菜、小白菜、番茄、苦瓜、洋葱、冬瓜等	腌制食品类：腊肠、腊肉、火腿、培根、泡菜等
水果类：苹果、柚子、橘子、柠檬、火龙果等	水产类：鱼子、蟹黄等
肉蛋乳类：脱脂奶、无糖酸奶、瘦肉、鸡胸肉等	
菌类：银耳、木耳、平菇、香菇、金针菇等	
海鲜类：龙利鱼、鳕鱼、鲈鱼、黑虎虾等	

松仁玉米

【材料】

玉米粒200克，松仁50克，盐、香油、鸡粉各适量。

【做法】

1.玉米粒焯水，松仁剥皮洗净，沥干备用。

2.热锅后，下入松仁炒香，表面微黄，即可盛出备用。

3.锅中放油烧热，倒入玉米粒，稍微翻炒，再放入炒香的松仁，根据个人口味放入鸡粉、盐、香油，翻拌均匀后即可出锅。

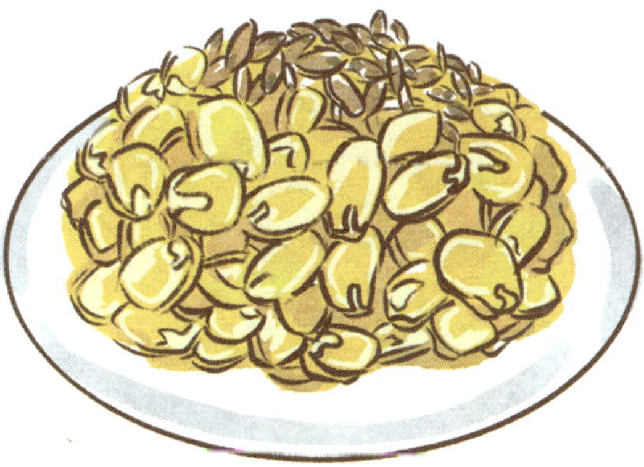

松仁玉米

巴戟天黑豆鸡汤

【材料】

巴戟天15克，黑豆100克，鸡腿1只，盐、胡椒粒各适量。

【做法】

1.将鸡腿洗净、切块，冷水下锅，水开后焯3分钟去除血水，盛盘备用。

2.黑豆洗净，提前一晚泡发，与巴戟天、鸡腿、胡椒粒一起倒入锅中，加适量清水盖过所有食材。

3.大火煮开，再转成小火继续炖煮40分钟，根据口味加入盐调味即成。

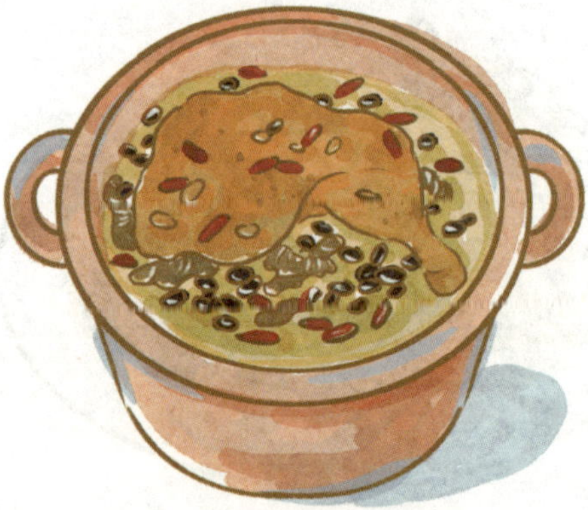

巴戟天黑豆鸡汤

茭白炒毛豆

【材料】

茭白300克，毛豆100克，盐、鸡精各适量。

【做法】

1.茭白削皮洗净，切成细丝，毛豆去壳，洗净备用。

2.起锅烧油，油热毛豆下锅，炒到皮微微皱起，盛入碗中。

3.另起一锅加油，油热倒入茭白，翻炒几下倒入毛豆，加盐、少许鸡精调味，即可出锅。

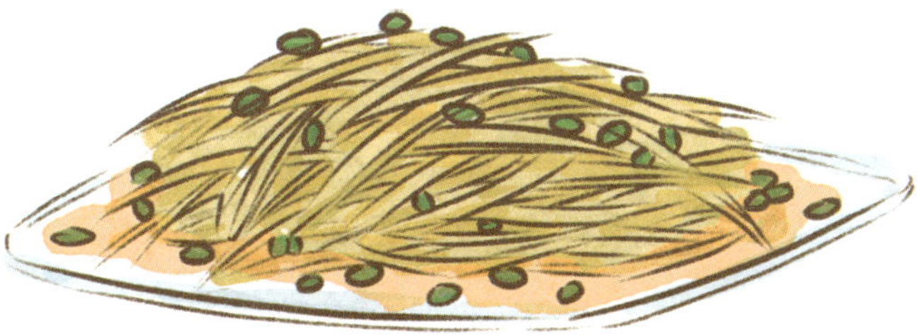

茭白炒毛豆

丝瓜鸡蛋汤

【材料】丝瓜250克，鸡蛋2个，盐、胡椒粉、食用油各适量。

【做法】

1.丝瓜去皮洗净，切菱形块备用。

2.鸡蛋打入碗中，搅拌均匀，锅热放油，倒入蛋液煎至定型，用锅铲铲成小块。

3.下入丝瓜翻炒均匀，倒入没过食材的开水，大火煮3分钟，加入少许盐、胡椒粉调味，最后盛入碗中即可。

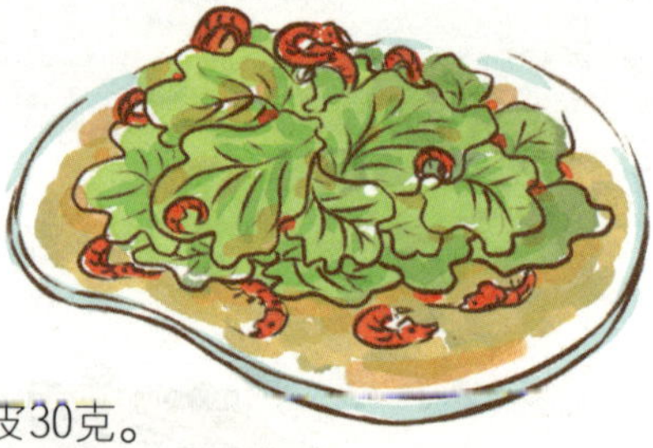

虾皮炒白菜

虾皮炒白菜

【材料】白菜500克，虾皮30克。

【做法】

1.白菜洗净，菜叶撕片，菜帮切成条。

2.锅里烧开水，将白菜下锅焯水2分钟，捞出备用。

3.起锅烧油，中小火下入虾皮，炒至香气出来，转大火并把刚焯好的白菜全部下进去，快速翻炒，和虾皮拌匀即可出锅。

蓝莓山药

【材料】

山药500克，牛奶30毫升，白糖、炼乳、蓝莓酱各适量。

【做法】

1.山药削皮洗净，切小段，放在蒸锅里蒸20分钟，出锅搅成泥。

2.趁热加炼乳、白糖，继续搅拌均匀，根据湿润程度加少许牛奶调味。

3.蓝莓酱加纯净水稀释均匀，山药泥挤在盘中，淋上蓝莓混合液即可。

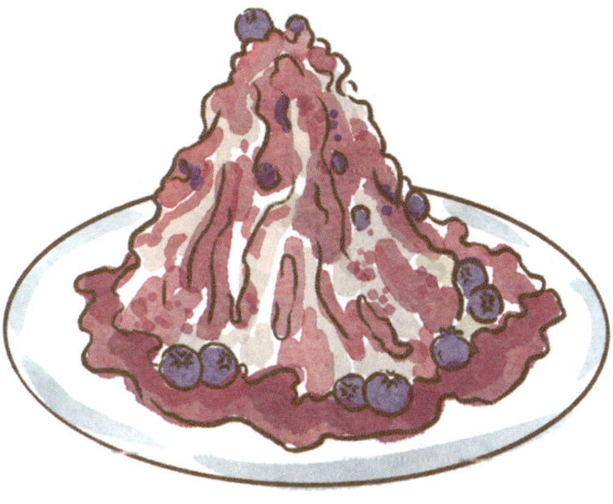

蓝莓山药

海带豆腐汤

【材料】

海带100g，豆腐200g，小葱10g，盐3g，鸡粉3g，食用油适量。

【做法】

1.将豆腐洗净，切成小块；海带洗净，撕成小片。

2.锅中放油，加入小葱爆香，将海带全部倒入锅中，翻炒片刻，加入清水，大火煮5分钟后加入豆腐。

3.待锅中再次沸腾加入盐、鸡粉，继续炖煮1分钟，撒上葱花，即可出锅。

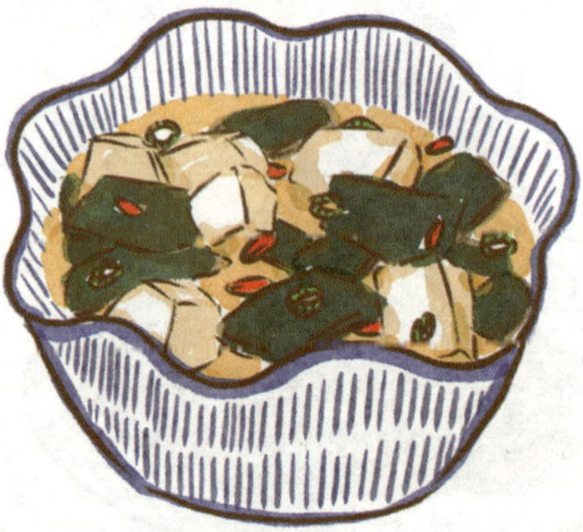

海带豆腐汤

素炒莴笋丝

【材料】莴笋1根，干辣椒2个，蒜3瓣，盐3克，蚝油、食用油各少许。

【做法】

1.莴笋去皮切丝，干辣椒切成小段，蒜切成末。

2.起锅热油，放入蒜末，干辣椒段煸香，放入莴笋丝翻炒，炒至断生。

3.加入蚝油、盐，继续翻炒收汁，出锅装盘即可。

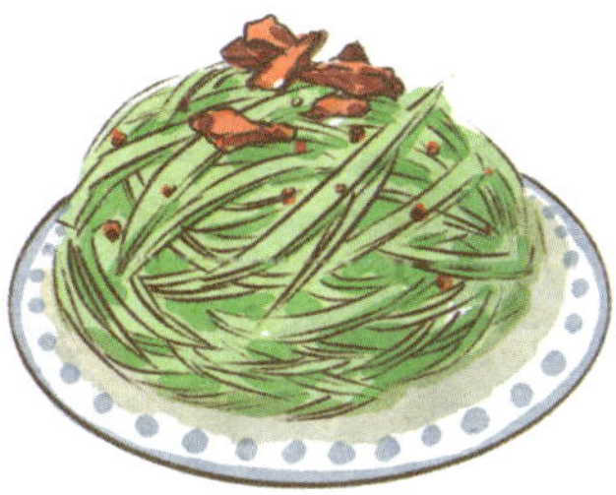

素炒莴笋丝

三、饮食护理3—高血压合并冠心病

冠心病也许不会伴随高血压，但高血压患者中有很大一部分人同时罹患冠心病。通常情况下，高血压合并冠心病的出现往往与膳食搭配不当有着密切联系，高血压是诱发冠心病的高危因素，而高血压的饮食治疗对冠心病也有一定益处。于是合理的饮食对于防治高血压合并冠心病、预防其他心脑血管疾病就显得至关重要。

（一）要想血管净，油脂少摄入

高血压合并冠心病人群若长期食用高脂肪、高热量饮食，可使胆固醇进一步增高，血黏度增加，冠脉粥样斑块越容易形成。所以在挑选食材时，更应该斟酌哪些该吃哪些不该吃，例如动物的心、肝、肾、肉类浓汤、奶油奶酪等富含胆固醇的食物能少吃则少吃；黄油、肥肉、猪油等动物脂肪，油脂含量高，会加速斑块形成，增加其脱落栓塞的风险，故应少摄入；海藻、紫菜、昆布等海藻类食物中的固醇类化合物能促进血脂下降，降低胆固醇浓度，可以适当多吃；燕麦、青稞等粗粮则属于低升糖指数、高营养食品，能促进肠胃蠕动，降脂降糖，减少对食物中胆固醇的吸收，还能有效防治心血管疾病，故可适当多食。

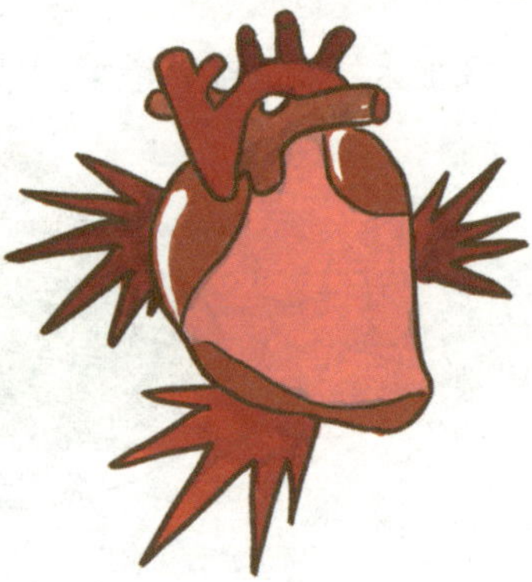

（二）饮食清淡，坚持限盐

冠心病人群摄入过量食盐对病情无益，会引起血氯和血钠升高，造成水钠潴留，增加心脏负荷，使得心肌耗氧量增多，可能会引起冠心病、心绞痛发作，故应限制钠盐食用，每日摄入量把控在5克以下，并减少腌制食材的使用。

（三）充分利用含亚油酸食材

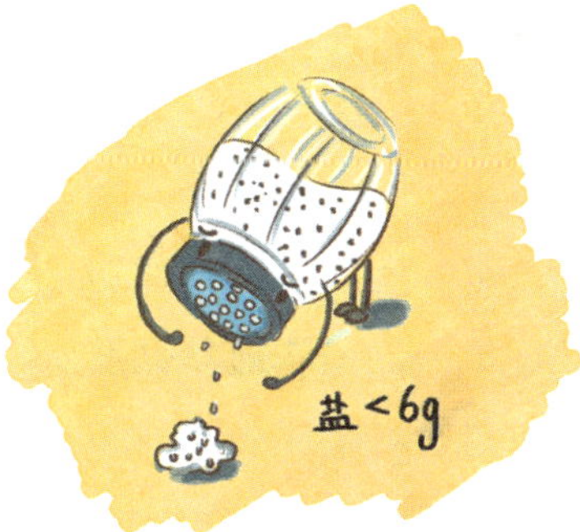

亚油酸是人体必需脂肪酸，可预防高胆固醇血症、改善高血压、预防心肌梗死和动脉硬化等疾病。亚油酸含量丰富的食材在平时比较常见，包括玉米、松子、葵花籽、冬瓜子、核桃、海带、牛奶等，均可在热量不超标的情况下适量摄入。

（四）刺激性食物要警惕

有些刺激性食物容易使血管“抽筋”，如浓茶、咖啡、酒精、辣椒等，高血压合并冠心病的人群尤其要注意。一方面，不要轻易尝试自己接受不了的辣椒、芥末等辛辣食材，容易出现血管收缩，引发痉挛；另一方面，酒精、咖啡因摄入到一定量时，会起到扩张血管的作用，出现血压一过性下降，心脏收缩频率及强度加快，可能诱发血管痉挛，导致心绞痛等状况的发生。

（五）蛋白质摄入需定量

高血压合并冠心病患者需摄入定量的优质蛋白，不过蛋白质在胃肠中不易消化，摄入过量会增加消化系统及心脏的负担，故食材选择上应以瘦肉、鱼肉、鸡蛋、牛奶等优质蛋白为主，根据个体状况控制好摄入量，才能使其成为病情好转的“加速器”。

（六）养成吃深海鱼的习惯

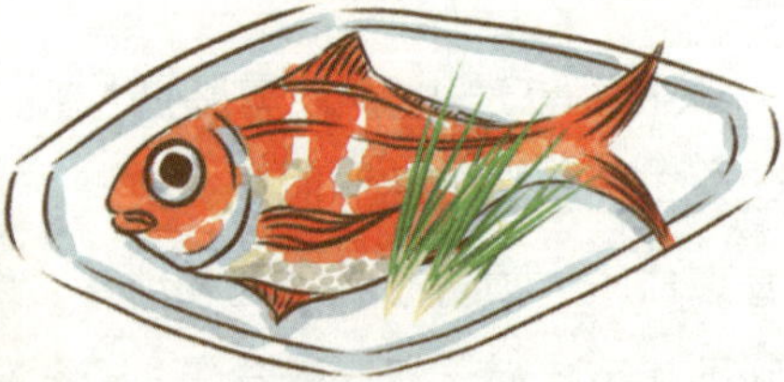

深海鱼富含多不饱和脂肪酸，不仅可以促进脂质代谢，还能降低血清胆固醇水平，预防冠状动脉痉挛和动脉粥样硬化，每周吃1～2次海鱼，对心血管、心肌都有较好的保护作用，常见的海鱼有三文鱼、金枪鱼、黄花鱼、鳕鱼等。

（七）通过蔬果摄入营养素与矿物质

蔬果中的营养物质含量丰富，还包含人体所需的微量元素，对人体十分有益，例如食用高钾时蔬能促进排除体内多余的钠盐，防止血压升高，保护心脏功能；食用含维生素C的水果能促进胆固醇生成胆酸，促进脂肪代谢，降低血清胆固醇，保护血管壁功能，起到辅助降低血压的作用。因此在烹饪时可多选几种蔬果进行烹制，使每餐摄入的营养素更加多元。

（八）摄入富含镁的食物

镁是对人体有益，且必需摄取的微量元素，能够维持心脏细胞进行正常生理活动，具有防治动脉硬化的作用，有利于冠心病的防治。富含镁的食物有菠菜、白菜、裙带菜、香菜、洋葱、黑豆、鹰嘴豆、荞麦、桑葚、腰果、榛子、鸽子肉等。

宜食	忌食
蔬菜类：竹笋、番茄、苦瓜、菠菜、生菜、油菜、黄瓜、胡萝卜、穿心莲、西葫芦、冬瓜、空心菜等	主食类：糖、油含量高的精加工甜食等
水果类：雪梨、阳桃、芭乐、猕猴桃、无花果、凤梨、石榴等	肉蛋奶类：动物肥肉、皮下油脂、动物内脏、芝士等
肉蛋奶类：猪瘦肉、鸡胸肉、牛里脊、海鱼、海虾、脱脂牛奶等	腌制食品：腊肠、火腿、榨菜、酸菜等
水产菌类：木耳、发菜、银耳、地皮菜、口蘑、海带、裙带菜、海参、三文鱼、草鱼、鲫鱼等	水产类：蟹黄、鱿鱼、墨鱼等
粗粮类：荞麦、燕麦、玉米、绿豆、腰豆、黄豆、鹰嘴豆等	其他类：罐头、咖啡、浓茶、辣椒、芥末等
坚果类：核桃、榛子、松子、腰果、杏仁等	

木耳炒洋白菜

【材料】

洋白菜250克，黑木耳100克，葱白5克，花生油、食盐、味精各适量。

【做法】

1.将黑木耳用热水泡开，洗净泥沙，摘去根部；洋白菜和葱白洗净后切丝备用。

2.锅中倒入花生油，用火烧至七成热，下入葱丝爆香，然后倒入洋白菜和木耳煸炒。

3.加入食盐、味精调味，煸炒均匀后即可盛出食用。

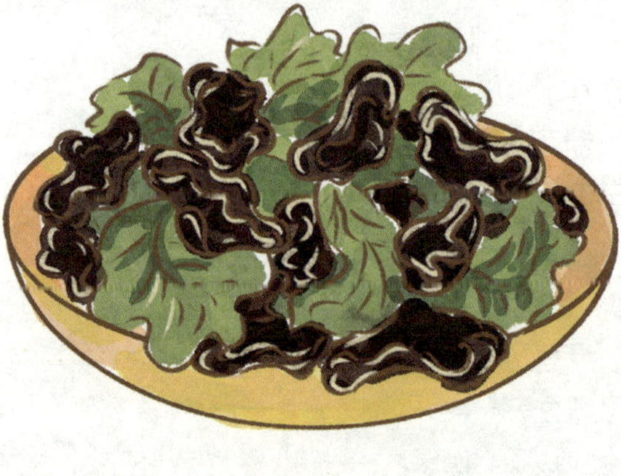

木耳炒洋白菜

胡萝卜炒肉

【材料】

胡萝卜300克，瘦猪肉100克，大葱5克，盐、味精各适量。

【做法】

1.将胡萝卜、大葱和瘦猪肉洗净后切成1寸长的细丝备用。

2.锅中热油，下入葱丝爆香，再加入肉丝煸炒至颜色变白。

3.接着加入胡萝卜丝和食盐，煸炒均匀，出锅前放入味精，翻炒片刻即可起锅。

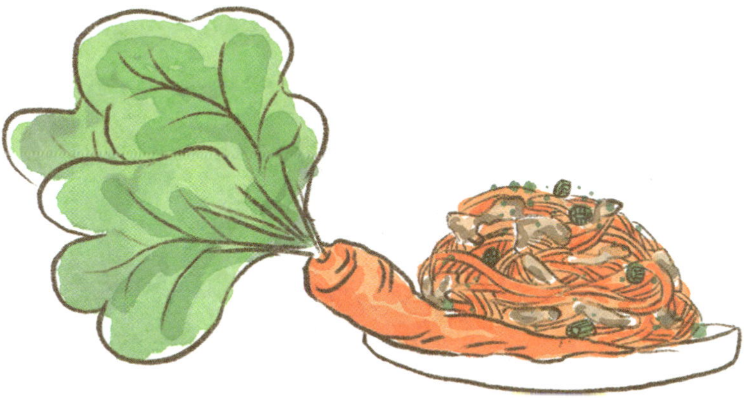

胡萝卜炒肉

板栗焖饭

【材料】

板栗200克，香菇5朵，胡萝卜100克，腊肠2根，洋葱80克，蚝油、生抽各适量。

【做法】

1.板栗洗净去皮，香菇去蒂洗净切丁，洋葱、胡萝卜切碎，腊肠切小块备用。

2.起锅倒油，放洋葱碎炒出葱油，加入腊肠炒香，再倒入胡萝卜、香菇、板栗翻炒盛出。

3.淘洗好的大米加入适量的蚝油、生抽拌匀，倒入电饭锅里，与炒好的食材混合，加水没过食材，煮饭模式30分钟，最后开盖即可食用。

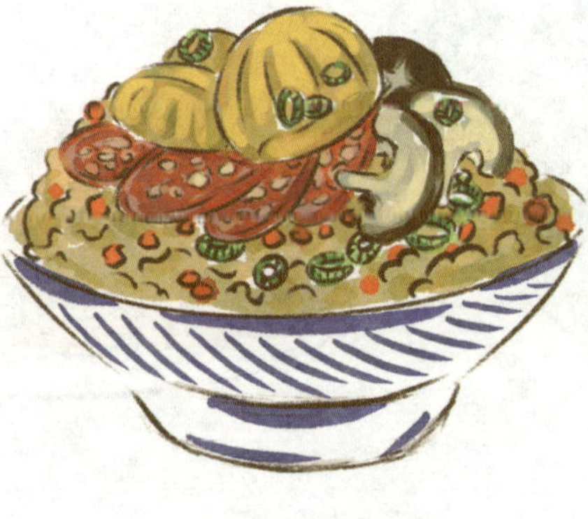

板栗焖饭

蒜泥茄子

【材料】

茄子500克，蒜4瓣，葱花15克，生抽、蚝油、香油、花椒油各适量。

【做法】

1.茄子洗净，从中间切开，分二至三段，上蒸锅蒸15~20分钟。

2.大蒜捣成蒜泥，加入香油、花椒油、蚝油、生抽调味。

3.茄子晾凉，用手撕成条状，将调好的蒜泥汁和茄子拌匀，撒上葱花即可食用。

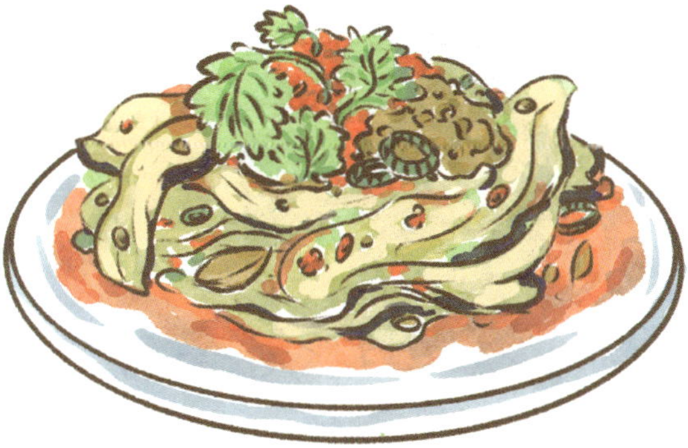

蒜泥茄子

核桃芝麻糊

【材料】

黑芝麻100克，核桃仁30克，糯米粉50克，糖适量。

【做法】

1．将黑芝麻洗净，沥干水分，与核桃仁共同放入烤箱，150℃烘烤10分钟左右。

2．核桃、黑芝麻、糯米倒入破壁机，选择米糊模式，倒入两碗水，启动电源。

3．米糊完成后，倒入碗中，根据口味加入适量白糖即可食用。

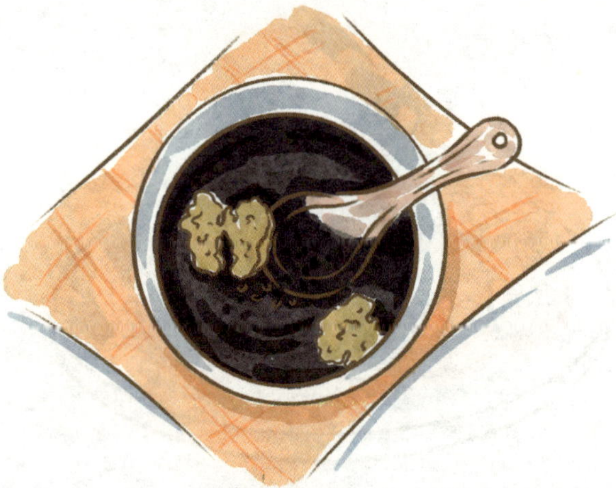

核桃芝麻糊

奶香燕麦饼

【材料】

燕麦100克，面粉500克，鸡蛋2个，牛奶150毫升，酵母粉4克，白芝麻5克，白砂糖适量。

【做法】

1. 麦片中加入牛奶，放入适量的糖，浸泡半个小时。

2. 酵母用少许温水化开，倒入面粉中，搅拌均匀，再加入燕麦奶与白芝麻，一起和成面团。

3. 把大面团搓成若干个小团，摆在烤盘上，在顶部撒些芝麻。

4. 烤箱180℃ 20分钟，到时间后取出晾凉，即可食用。

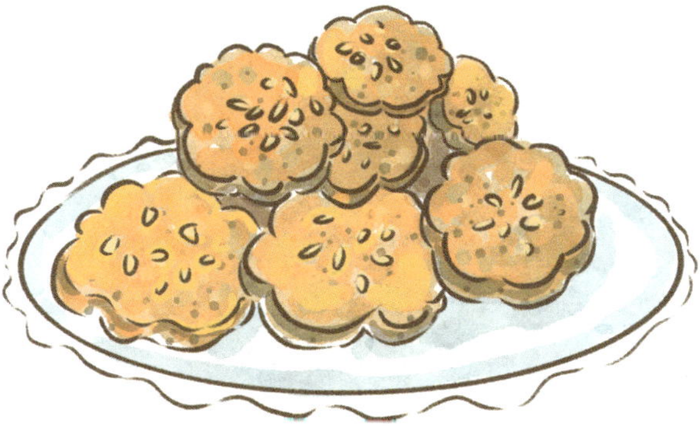

奶香燕麦饼

马齿苋煎饼

【材料】

马齿苋100克，鸡蛋2个，韭菜50克，玉米面80克，食用油、盐各适量。

【做法】

1.马齿苋、韭菜洗净切碎，鸡蛋打散备用。

2.在切好的食材中加入鸡蛋和玉米粉，搅拌均匀至无颗粒，放入少许盐调味。

3.平底锅抹一层薄油，倒入一勺蔬菜玉米糊，转锅摊开，小火慢煎，待两面金黄盛入盘中，切开即食。

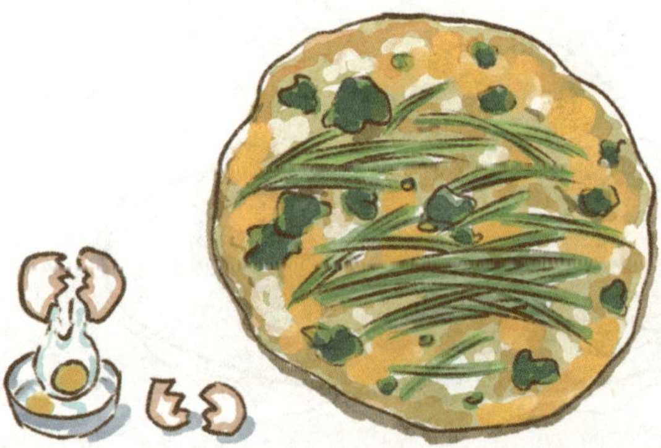

马齿苋煎饼

糖醋藕片

【材料】

莲藕300克，芝麻10克，糖、醋、盐、香油、花椒油各适量。

【做法】

1.莲藕去皮洗净，切成片状，用清水反复冲洗几遍。

2.锅里加水烧开，放入藕片焯水3分钟，捞出过凉水。

3.加入适量糖、醋、香油、盐、花椒油调味，搅拌均匀，最后撒上芝麻即可食用。

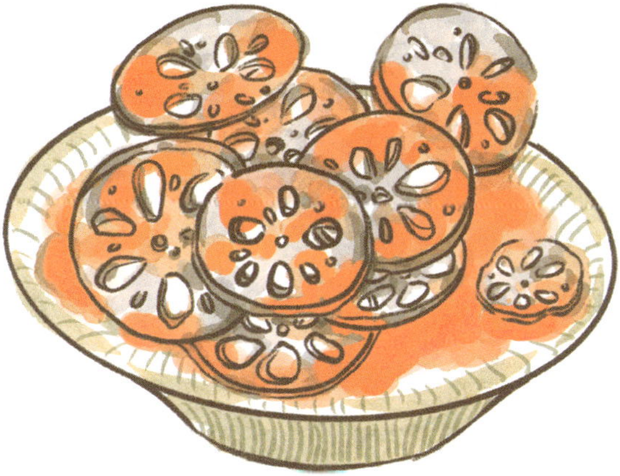

糖醋藕片

四、饮食护理4—高血压合并脑卒中

脑卒中，中医又称“中风”，是以脑部缺血或出血引起脑血管损害的一种疾病，而高血压是脑卒中最重要的危险因素，血压处于较高水平，且短时间内得不到控制，就会导致脑动脉硬化、管腔闭塞等问题，诱发脑卒中。现如今，除了康复治疗外，高血压合并脑卒中患者的饮食问题成为患者及家属普遍的关注点，照顾好患者的饮食，可以保证营养，减少脑卒中的复发，促进患者康复。

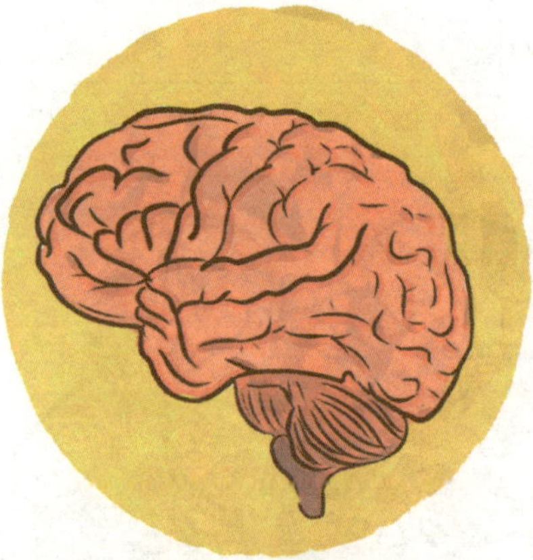

在搭配脑卒中患者饮食时，需注意以下几点。

（一）饭菜宜少，需八分饱

脑卒中患者一般活动量少，体型肥胖的较多，若不对饮食进行节制，则会对疾病康复非常不利，故每餐饭菜量不宜吃得过饱，以八到九成饱为宜，维持热量与消耗量的基本平衡。

（二）多吃富含膳食纤维的食物

新鲜蔬菜和水果不仅富含矿物质和多元维生素，其体内的膳食纤维还能帮助不能运动的脑卒中患者促进胃肠蠕动，减少便秘的发病风险，尤其要常吃些芹菜、番茄、洋葱等富含类黄酮的食物，不仅会增强血管弹性，促进血液流通，预防脑卒中的发生，对预防血管狭窄和栓塞也有一定积极的作用。

（三）添加优质蛋白

适量食用富含优质蛋白质的食物，不仅可以刺激人体免疫系统细胞，恢复血管弹性，促进脑血液循环，还能促使钠盐排泄，防止脑卒中的发生。若蛋白质摄入质量欠佳，则可能造成血管脆性增强，引起脑动脉瘤破裂出血的风险变大。富含优质蛋白质的食物有鱼肉、鸡肉、鸭肉、兔肉、鸽肉等。

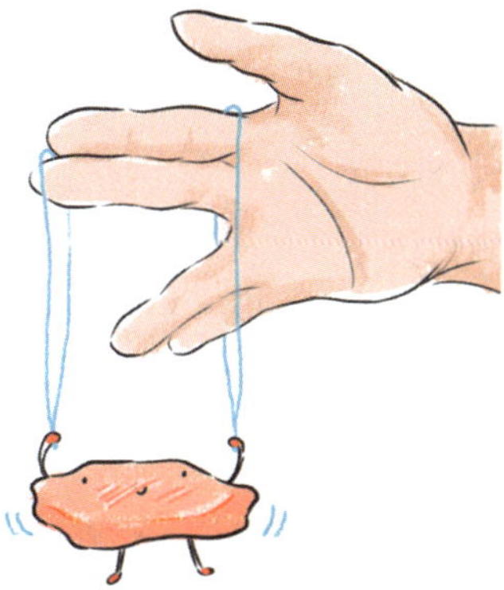

优质蛋白食材	鱼肉、虾肉、牛瘦肉、羊瘦肉、鸡胸肉、鸽子肉、兔肉、鸭肉、鸡蛋、牛奶

（四）过咸食物要忌食

一些口味过重的食物含钠量较高，例如腌渍食品、腊味、熏制品等，食用过度会增加血管壁敏感性，对脑卒中患者健康不利。常见的食材有榨菜、咸鱼、腊肉、泡菜、火腿等。

（五）食物性状宜软烂

有些高血压合并脑卒中患者伴随吞咽功能障碍，宜吃细软、糊状、富含纤维的食物，而且要避免食物过稀，以免引起呛咳，在配餐时禁止食用坚硬、大块、多渣食物，且进餐速度也不宜过快。

宜食	忌食
蔬菜类：菠菜、生菜、芹菜、苋菜、山药、番茄、西蓝花、洋葱、油菜、南瓜、大蒜等	主食类：油条、油饼、麻花、油面筋等油炸食品、甜点等
水果类：香蕉、苹果、草莓、柑橘、猕猴桃等	肉蛋奶类：动物肥肉、动物皮脂、动物内脏、奶酪、蛋黄等
粗粮类：藜麦、燕麦、小米、黑米、莜麦、麦麸等	水产菌类：蟹黄、鱿鱼、鱼子等
肉蛋奶类：猪瘦肉、去皮禽肉、牛里脊、脱脂牛奶等	其他类：咸菜、酱菜、咖啡、浓茶等
水产菌类：紫菜、海藻、香菇、木耳、银耳、平菇、秋刀鱼、青花鱼等	

荞麦白菜粥

【材料】

荞麦粉50克，白菜50克，香菇25克，盐、味精、香油各适量。

【做法】

1.将香菇用清水浸泡半小时去蒂，洗净并切丝；白菜洗净后切丝；荞麦粉用沸水沏成糊状备用。

2.取一口锅，放入适量香油，油热后放入白菜和香菇翻炒，加入食盐和适量清水，水沸后将荞麦糊倒入锅中。

3.搅拌至熟透后，调入少许味精即可盛出食用。

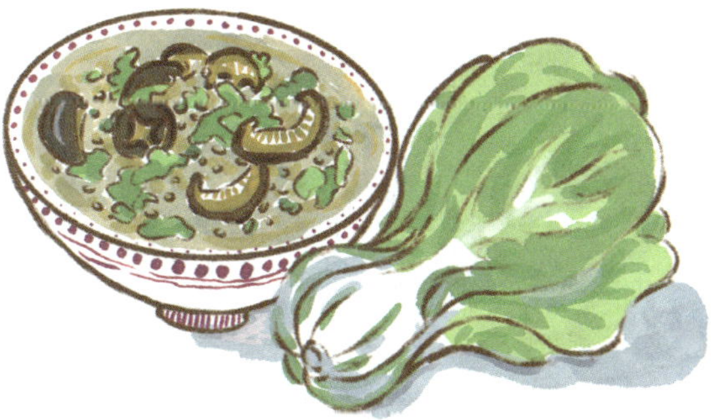

荞麦白菜粥

青椒炒洋葱

【材料】

青椒100克，洋葱350克，花生油、食盐、味精、醋、白糖各适量。

【做法】

1.将青椒、洋葱洗净，青椒去籽，和洋葱一起切成菱形备用。

2.锅中倒油，烧至七成热，倒入洋葱和青椒煸炒。

3.调入适量的食盐、白糖、醋，翻炒均匀，出锅前放入少许味精即可出锅。

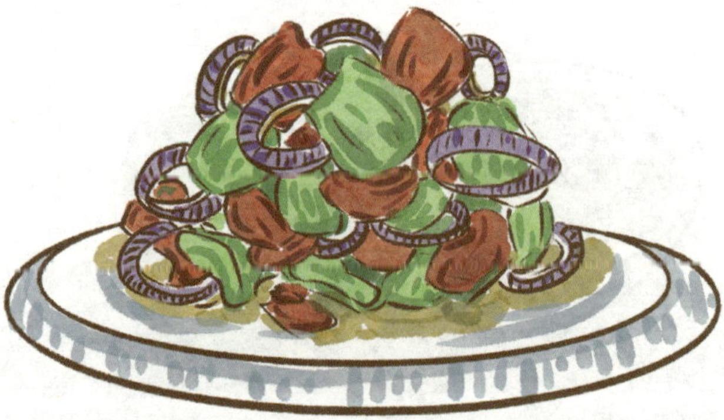

青椒炒洋葱

黄花菜蒸鸡腿肉

【材料】

鸡腿肉400克，水发黄花菜100克，干木耳20克，枸杞10克，葱、姜少许，盐、鸡粉、料酒、蒸鱼豉油各适量。

【做法】

1．将干木耳泡发洗净，切块；黄花菜洗净，去蒂；鸡腿肉洗净，切块，加料酒、鸡粉、盐、姜丝，腌制15分钟。

2．黄花菜、木耳与拣去姜丝的鸡肉混合，放在蒸盘里。

3．锅开后大火蒸25分钟，出锅撒葱花，泼热油拌匀，即可食用。

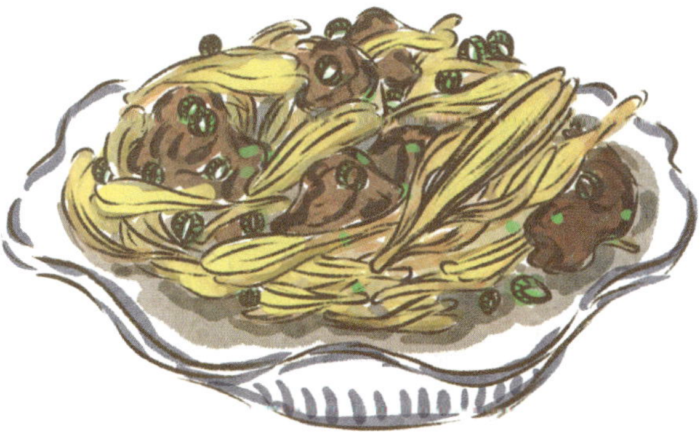

黄花菜蒸鸡腿肉

西红柿烧茄子

【材料】

西红柿150克，茄子150克，葱段10克，淀粉15克，胡椒粉、盐、白糖各适量。

【做法】

1.茄子用清水洗净，切厚块，再次清洗后沥干水分备用；西红柿用清水洗净，去籽，切块备用。

2.炒锅洗净，加入菜籽油烧至七成热，然后放入西红柿块翻炒，最后加入适量的盐、白糖，将西红柿盛起。

3.锅内倒入热水、白糖、盐和胡椒粉一起拌匀，然后将茄子倒入锅中，水开后炖煮至茄子变软，用淀粉勾芡，加入西红柿和少许菜籽油，用大火略收汤汁，最后撒上味精、葱段即可。

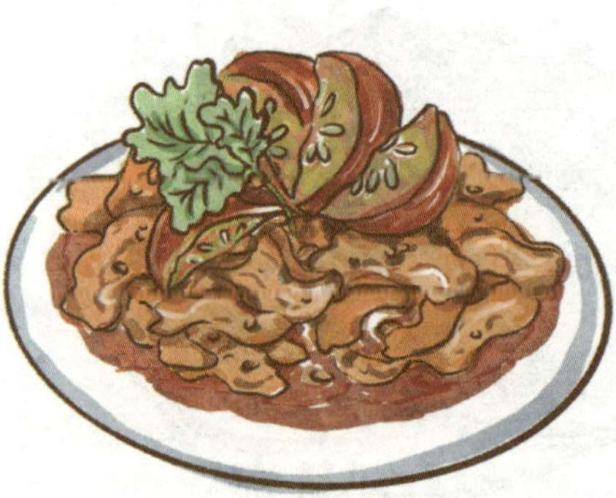

西红柿烧茄子

玉米鲜肉包

【材料】

面粉500克，猪肉馅250克，玉米粒100克，葱、姜末适量，酵母、白糖各5克，盐、蚝油、生抽、食用油、料酒各适量。

【做法】

1.在面粉中加入酵母和白糖，一边慢慢地添加水，一边将面粉搅拌至雪花状，然后继续把面粉揉成团。

2.用湿布盖在面团上，醒发一个半小时。

3.面团醒好后，先搓成条，再分成大小一致的小剂子，用擀面杖擀成圆片。

4.将猪肉馅与玉米粒混合在一起，加入葱、姜末和其余的调味料搅拌均匀。

5.包入馅料后继续将包子醒发30分钟，蒸锅中水烧开后，放入包子，大火蒸12分钟即可。

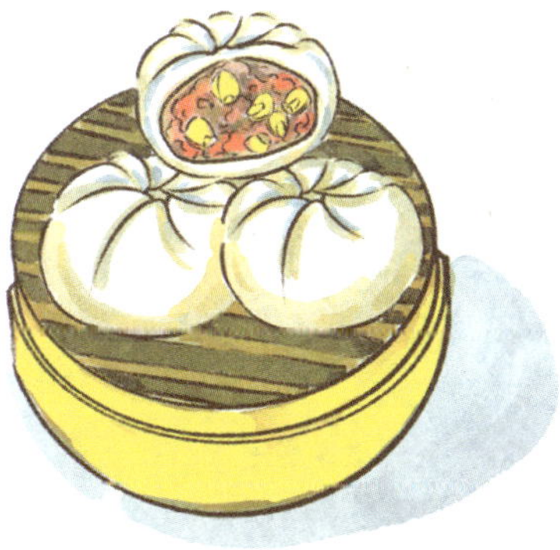

玉米鲜肉包

芹菜苹果汁

【材料】

芹菜1根，苹果1个，蜂蜜10克，纯净水适量。

【做法】

1．将苹果洗净，芹菜摘去叶子清洗干净。

2．把苹果去皮去籽切开，芹菜切成小段备用。

3．所有食材一起放入搅拌机中，加入适量纯净水，搅打3分钟，倒入杯中。

4．加入蜂蜜少许搅拌均匀即可饮用。

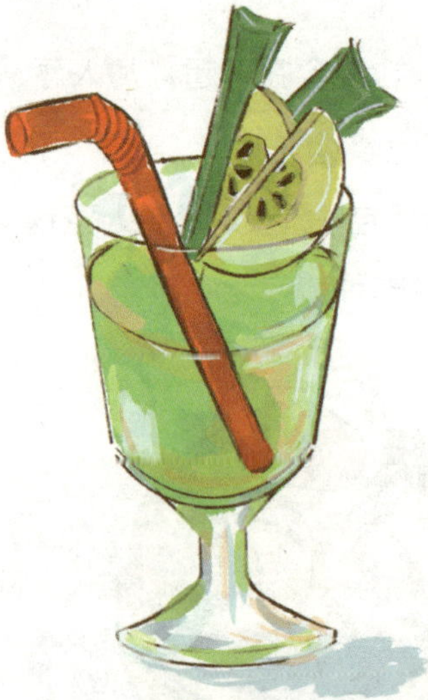

芹菜苹果汁

荷叶蒸鱼

【材料】

荷叶1张，黄花鱼1条，火腿片1块，葱15克，红辣椒1个，姜3片，食用油、盐、蚝油、黄酒、蒸鱼豉油各适量。

【做法】

1.荷叶提前用冷水浸泡至软，火腿片、葱、姜、红辣椒切丝备用。

2.将处理好的黄花鱼用黄酒、蚝油、盐正反面抹匀，荷叶上摆葱，再把鱼放上面，身上放点葱姜丝、火腿丝，用荷叶将鱼包裹起来，水开大火蒸10分钟。

3.出锅打开荷叶，淋上蒸鱼豉油，码上葱丝、红椒丝，另起一锅少量热油，泼在鱼身上，即可享用美味。

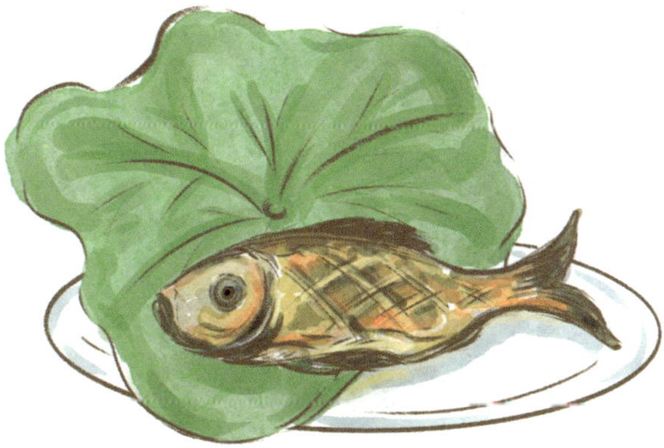

荷叶蒸鱼

紫菜豆腐煲

【材料】

豆腐100克，虾皮10克，枸杞5克，紫菜5克，葱10克，胡椒粉、盐各适量。

【做法】

1.枸杞洗净，豆腐切块，紫菜切丝，葱切末备用。

2.砂锅加入适量水烧开，放入豆腐块、紫菜丝、枸杞和虾皮煮熟。

3.加胡椒粉和盐调味，最后撒上葱花即可出锅。

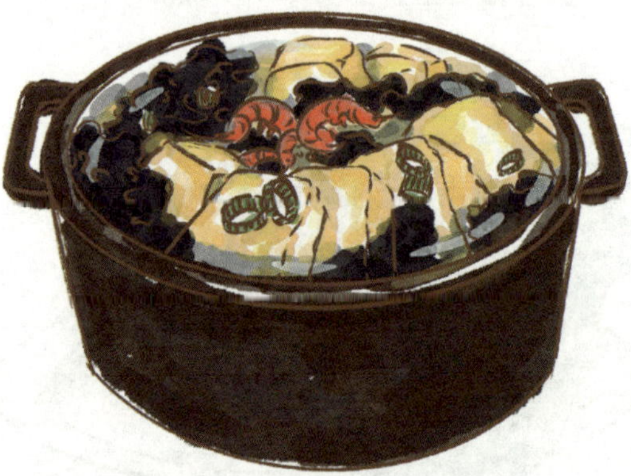

紫菜豆腐煲

五、饮食护理5—高血压合并肾功能不全

高血压实际上与肾脏疾病互为因果，慢性肾小球肾炎如果不及时治疗会出现高血压，反过来，如果血压长期不能得到良好控制，又可以引发肾脏疾病。高血压合并肾功能减退患者，应以保护肾功能、预防肾功能减退为调整饮食结构的主要原则，打造适合肾脏疾病患者的饮食计划，用均衡的膳食帮助患者卸下肾脏负担。

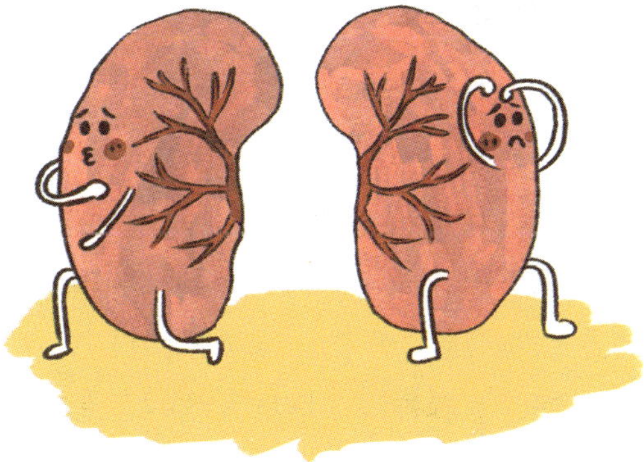

（一）蛋白质定量，减轻肾脏负担

蛋白质是人体不可缺少的营养物质，但如果患有高血压合并肾功能不全，则需限制蛋白质的摄入，以免增加肾脏代谢负担，进而加重损害。在饮食中，患者可以适当摄入优质且生理价值高的动物蛋白食材，每日推荐量为30～50克，例如鱼肉、虾肉、精瘦肉、鸡胸肉、牛奶、豆类等均可适量食用，而主食中的蛋白质质量稍差，可适量减少摄入。

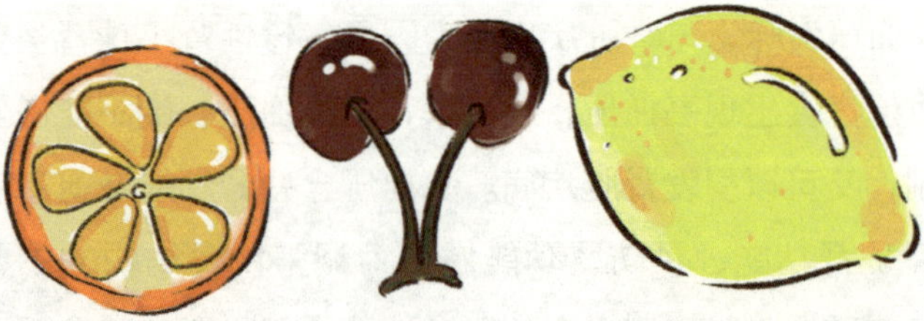

（二）适当补充维生素

补充适量的维生素对维持身体机能有着重要的作用，有利于促进肾脏代谢，例如富含维生素E的食材，像菜籽油、玉米油、核桃、黑芝麻、开心果、腰果等，适当摄取能有效改善血液循环，保护肾脏黏膜，使肾脏负担减轻；而维生素B_6又称吡哆醛，常存在于动物肝脏、鱼类、蛋类等食材中，定量食用可促进身体新陈代谢、滋养神经、维持大脑的正常功能，还可有效减轻肾脏负担，抑制肾结石的形成。

（三）钙、锌、硒摄入要充足

钙量充足，有助于维持细胞功能及各种营养物质的吸收，从而达到促进代谢的作用，肾功能不全者除丢失白蛋白以外，还会丢失与蛋白结合的相关元素，出现钙质流失。因此高血压合并肾功能不全者要想拥有一颗好的肾脏，就需要保证体内钙质的充足，常常摄入富含钙的乳制品、豆类、蛋类及部分绿色蔬菜，以免发生低钙血症。

锌元素虽然每天所需摄入量不多，但对生殖系统发育、维持性功能、生殖细胞生成却发挥着举足轻重的作用。适量的锌元素能使体内新陈代谢保持在较高的水平、促使智力发育、增强性功能、提高精子质量。富含锌的食物主要包括生蚝、扇贝、香菇、核桃、花生等。

肾脏与硒的关系密切，其内的硒含量非常高，是硒进行代谢的重要器官。另外，适量摄入硒能够增强精子活力、提高男性功能，而心血管病患者、糖尿病患者和泌尿系统疾病患者都有不同程度的性功能减退，补硒可以提高机体的抗氧化能力，调节人体免疫功能，对改善性功能大有帮助，使出现早泄、阳痿、性功能减退的人逐渐恢复正常。富硒食物在生活中很常见，主要有甲鱼、海虾、芝麻、榛子、山药等。

富含钙的食材	富含锌的食材	富含硒的食材
牛奶、乳酪、黄豆、黑豆、芝麻、芸豆、菠菜、酸枣、桑葚、海米、紫菜、榛仁、木耳等	生蚝、花蛤、扇贝、牛肉、鸡肝、猪肝、燕麦、扁豆、腰果、核桃、松仁、海带、芥蓝、胡萝卜、香菇等	螃蟹、鲍鱼、虾皮、鳗鱼、驴肉、鸭肉、鸭肝、鸭蛋、赤小豆、豌豆、荠菜、油菜、香菜、芦笋、杏、葡萄等

（四）高钾食物不要多吃

肾功能不全者不可过量摄入钾离子，因为患者肾小管的再吸收功能出现问题，肾脏清除率减低，含钾的食物在进入体内后无法正常排出，易造成血钾蓄积，引起乏力、心律失常等不适感，更有甚者出现高钾血症，因此要少吃高钾食物。

（五）低盐饮食、忌重口味

饮食口味太重，会影响脾胃功能，生痰生湿，同时对肾脏也不利。当肾功能不全时，盐摄入得太多，肾脏的负担就会加重，钠盐增加会导致体内水分不易排出，加重肾脏的负担，严重者可继发水肿、腹水、肺积水等，严重影响患者生活质量，所以要少吃咸菜、腊肉、榨菜、酱油、蚝油等高盐食物，控制在烹饪时食盐的用量。

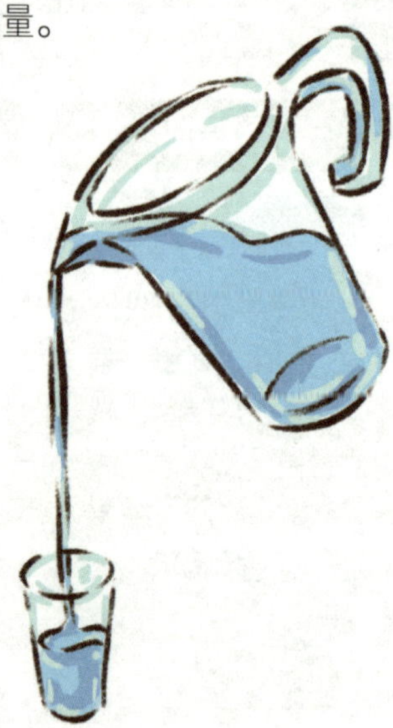

（六）适当补水，不渴即可

当高血压合并肾功能不全且排尿减少时，水液过分蓄积可使心脏和血管的负荷加重，继而引发肢体水肿、咳嗽、呼吸急促等症状，并可诱发心力衰竭，严重影响高血压等心脑血管疾病的治疗。因此，肾功能不全患者一定要顺其自然，避免喝大量的水，不要勉强患者，只要不口渴即可。

宜食	忌食
谷物类：葛粉、藕粉、大米、麦芽、玉米、小米等	谷物类：豆类等
蔬菜类：冬瓜、苦瓜、白菜、芥蓝、豆芽、豌豆苗、芹菜、土豆、白萝卜、黄瓜等	肉蛋奶类：火腿、肥肉、动物皮脂、狗肉、动物内脏、奶酪、蛋黄等
水果类：橙子、苹果、小番茄、猕猴桃、桑葚、甜瓜、梨、柑橘等	水产菌类：干贝、海参、鲈鱼、青花鱼、黄花鱼、海带等
肉蛋奶类：瘦肉、牛奶等	其他类：咸菜、榨菜、泡菜等
水产菌类：木耳、银耳、平菇、口蘑、蟹味菇、金针菇等	

苦瓜烩瘦肉

【材料】

苦瓜150克，猪瘦肉100克，盐、淀粉各适量。

【做法】

1.猪瘦肉洗净，去肥肉筋，切薄片，用水芡粉、盐拌匀腌制；苦瓜洗净，切薄片备用。

2.炒锅放油，油热下肉片，五成熟时捞出。

3.锅内留底油少许，把苦瓜下入，煸炒至七成熟放少量盐，再把肉片倒入锅内翻炒，最后装盘即可。

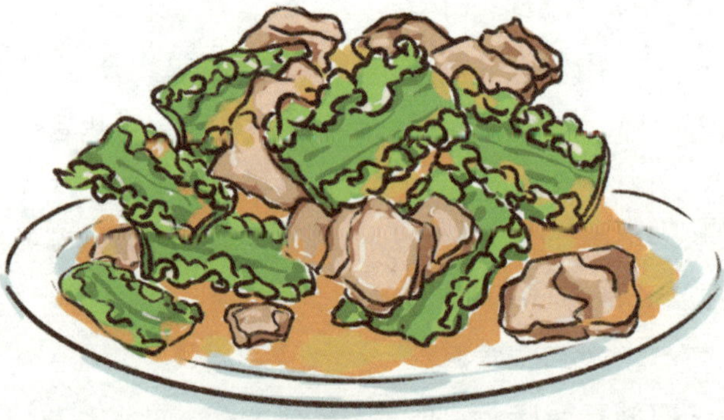

苦瓜烩瘦肉

淮麦粳米粥

【材料】

淮山药100克，小麦100克，粳米50克。

【做法】

1.将小麦、粳米洗净，淮山药去皮洗净，切丁备用。

2.砂锅中倒入适量清水，下入小麦、粳米，大火煮开后下入山药。

3.小火继续煮至粳米开花，关火盛出，即可食用。

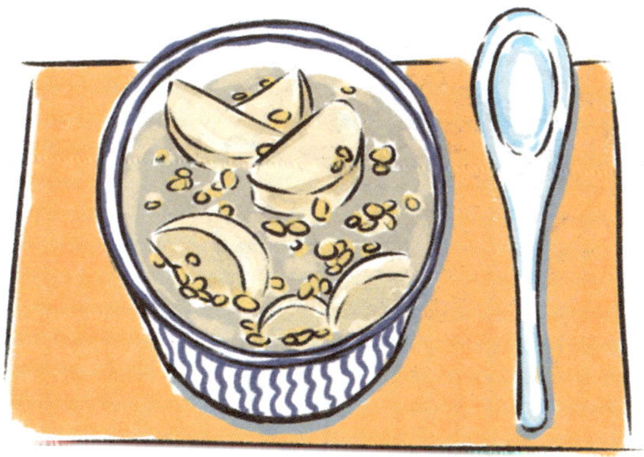

淮麦粳米粥

番石榴银耳枸杞汤

【材料】

番石榴1个，银耳20克，枸杞子10颗，红枣碎、冰糖各适量。

【做法】

1.番石榴洗净后切成小块，枸杞子洗净，用温水泡软备用。

2.银耳泡发，洗净去蒂，撕成小朵备用。

3.电砂煲内倒入适量纯净水，加入泡好的银耳，烧开后焖煮1小时。

4.再放入番石榴、枸杞子、红枣碎炖煮30分钟，加冰糖，待冰糖溶化即可食用。

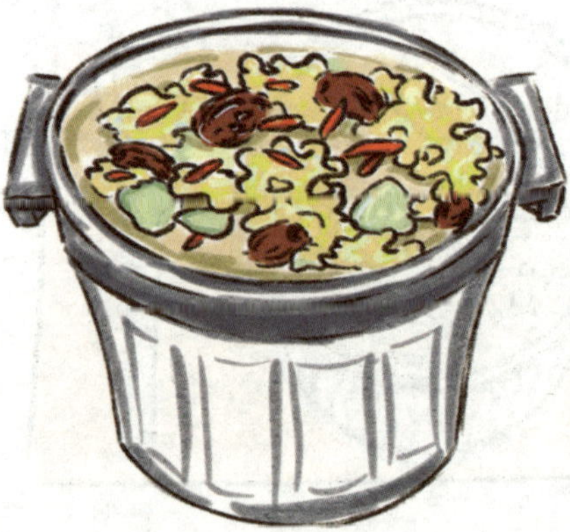

番石榴银耳枸杞汤

菠菜炒鸡蛋

【材料】

菠菜200克，鸡蛋2个，蒜2瓣，植物油、盐、蚝油各适量。

【做法】

1.将菠菜洗净，切成5厘米的小段备用。

2.将鸡蛋打入碗中，搅散，大蒜切片。

3.起锅烧油，倒入鸡蛋，煎至嫩滑成型，铲起备用。

4.锅中热油，放入蒜片炒出香气，倒入菠菜翻炒。

5.最后加入鸡蛋，放入少许盐和蚝油，即可享用。

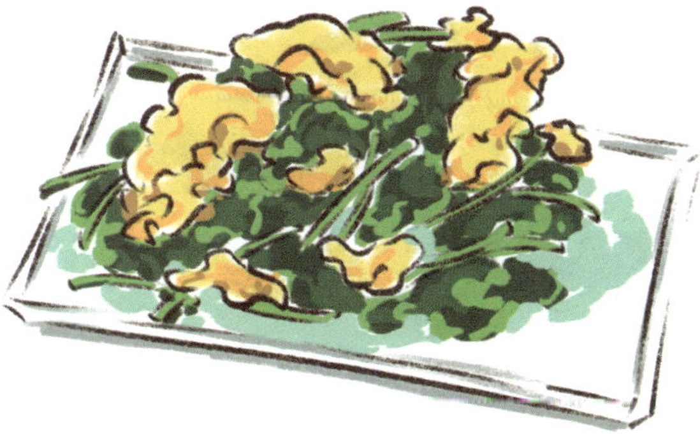

菠菜炒鸡蛋

山药炒木耳

【材料】

山药250克，木耳20克，红椒50克，葱1棵，盐、鸡精各适量。

【做法】

1.木耳提前在清水中泡发，山药洗净去皮，切成菱形块备用。

2.红椒洗净并去籽切片，葱切段。

3.锅内烧开水，放入木耳和山药片焯水。

4.另起一锅加油烧热，下山药片、木耳、红椒大火翻炒几下，最后下葱段，调入适量盐和鸡精翻炒入味，即可出锅。

山药炒木耳

蒜蓉空心菜

【材料】

空心菜300克，大蒜4瓣，食用油、盐适量。

【做法】

1.空心菜去掉黄叶和老根，切成小段洗净备用。

2.蒜瓣拍碎，切成蒜茸。

3.热锅倒油，放入蒜茸炒香，倒入空心菜大火翻炒，等空心菜变软，放入盐调味，即可装盘享用。

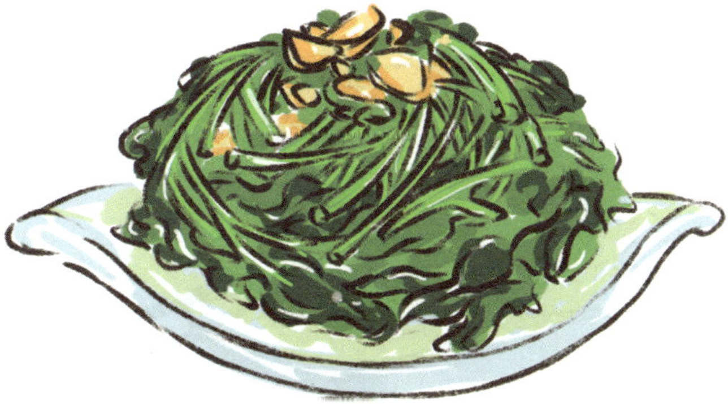

蒜蓉空心菜

韭菜蒸饺

【材料】

面粉400克，韭菜100克，白粉丝100克，鸡蛋3个，盐、胡椒粉、姜粉、糖、鸡精、香油各适量。

【做法】

1.面粉加入适量的冷水和成面团醒置备用。

2.鸡蛋打散，在锅中炒熟，韭菜洗净切碎备用。

3.粉丝在沸水中浸泡至柔软，捞出沥干水分切碎。

4.将所有食材倒入盆中，加入剩余调味料搅拌均匀，面团揉均匀搓条再切成小剂子擀平，把韭菜馅包入其中。

5.蒸锅中水烧开，把饺子放入大火蒸制15～20分钟即可。

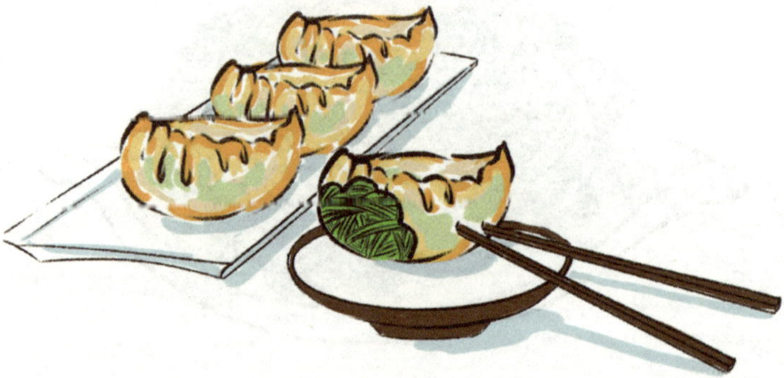

韭菜蒸饺

杂粮饭

【材料】

黑米50克，糙米50克，燕麦米50克，水适量。

【做法】

1.将黑米、燕麦米、糙米冲洗干净后，加入水泡一夜备用。

2.泡好的米放入电饭锅，水加到没过一横指处，电饭煲选择“杂粮米”功能，焖煮30分钟即可出锅。

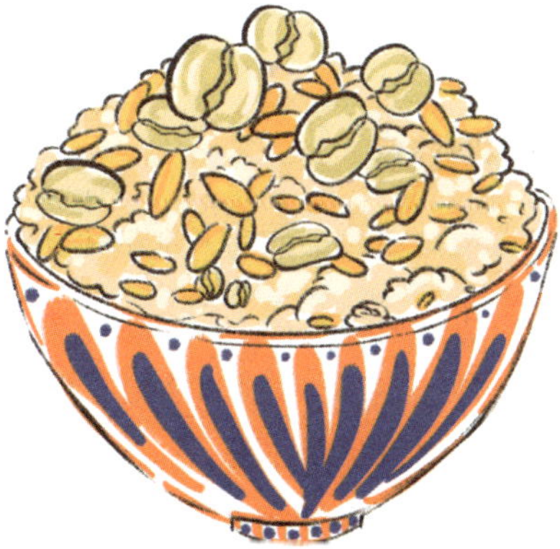

杂粮饭

六、饮食护理6—高血压合并肥胖

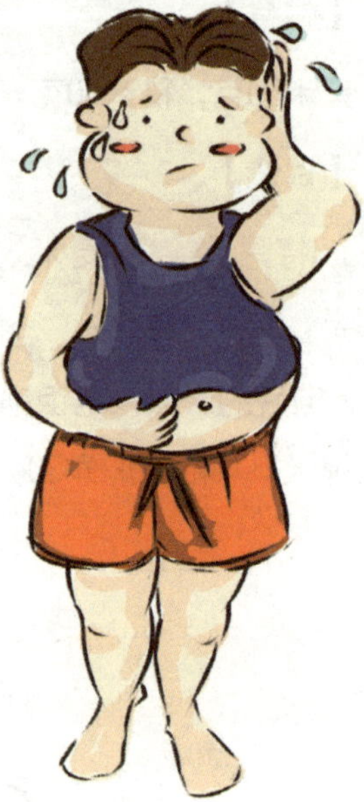

高血压和肥胖是两种不同的疾病，但二者常互为依存，高血压合并肥胖的风险甚至是体重正常人士的2～4倍。对于有肥胖的高血压患者来说，如果体重得到减轻，则头疼、水肿、呼吸困难等症状都可得到很好缓解，但若长期保持高体重，则易并发血脂异常、糖尿病等，所以必须引起重视，及时减肥，通过科学的饮食疗法使体重下降，同时，高血压也能得到自行缓解。

（一）保持低热量饮食

提供低热量饮食是针对高血压合并肥胖者进行饮食干预的重要措施。体重增加，无非是热量摄入过多所致，只有实现热量的摄入低于消耗的负平衡，才可达到让体重下降、血压平稳的目的。虽然短时间内达到标准体重不易，但我们可根据个人体重和运动量制定减重目标，将每天的热量摄入控制在1200～1800千卡，来维持每天摄入与消耗热量的平衡。

（二）高纤蔬果，健康又饱腹

高血压合并肥胖者需食用能量密度较低且食物体积较大的食物，就如蔬菜水果，体积大而所含能量较少，还能补充人体必需的维生素、矿物质及膳食纤维，可以起到促进脂质代谢、降低血液中胆固醇水平的作用。

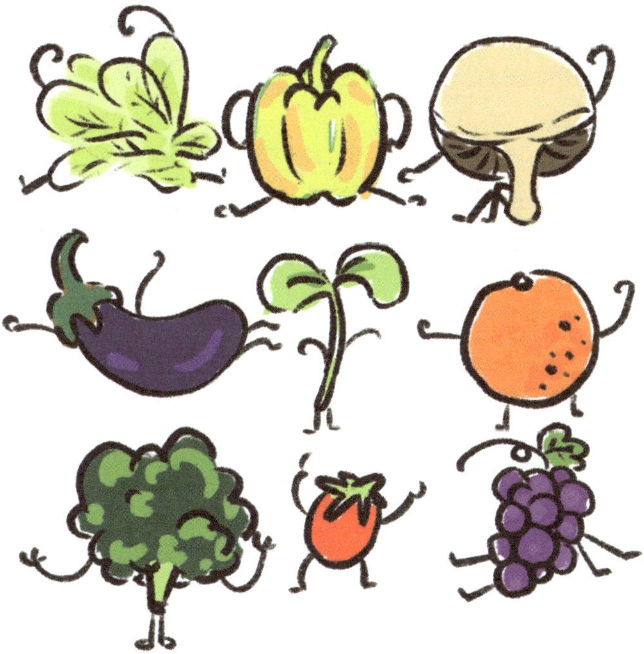

营养成分含量表

维生素A	保护视力，预防夜盲症	胡萝卜、豆苗、南瓜、小白菜、芥菜、杧果、柑橘、枇杷、香蕉、西瓜、梨、苹果等
维生素B_2	改善贫血	韭菜、西蓝花、丝瓜、平菇、山楂、草莓、圣女果、木瓜、葡萄、波罗蜜、猕猴桃等
维生素B_6	促进智力发育	卷心菜、豌豆、菜花、茄子、柚子、橙子、波罗、香蕉、葡萄等
维生素C	提高免疫 促进铁吸收	青椒、芥蓝、豌豆苗、蒜薹、红薯叶、冬枣、沙棘、草莓、荔枝、柑橘、柠檬等
维生素E	抗氧化 保护心肺	豇豆、芹菜、辣椒、口蘑、木耳菜、莼菜、无花果、蓝莓、金橘、石榴、桑葚等
维生素K	促进血液凝固	胡萝卜、西蓝花、南瓜、菠菜、莴苣、藕、羽衣甘蓝、葡萄、苹果、樱桃、石榴等

（三）进食顺序有讲究

正确的进食顺序，可以为解决我们的肥胖问题提供助力，那如何才能正确进食?

首先要遵循一个原则，即热量越低越先吃，像蔬菜这种食物不但热量密度低，又是高纤的食物，可以成为我们进餐的“敲门砖”。更重要的是蔬菜含有丰富的维生素、矿物质，不仅营养丰富，放在首位食用可增加饱腹感，减少其他热量的摄入。

第二步我们可以选择喝汤，以增加膳食纤维的膨胀程度，进一步使胃中饱足，但要牢记，不要选择一些浓汤、高汤，需以清汤为宜。

接下来就是蛋白质环节，每餐蛋白质的摄入也是极其重要的，尽可能挑选鱼肉、虾肉、精瘦肉等优质蛋白，并且可以通过卤、蒸、炖等烹饪手法，来减少附加热量的摄取。

最后可以少量食用主食，但也要避开精致米面，可选择燕麦、荞麦、魔芋、莜麦面、小米、紫米等热量低的食材，食入这些食物后会消除饥饿，对控制高血压和肥胖均有益。

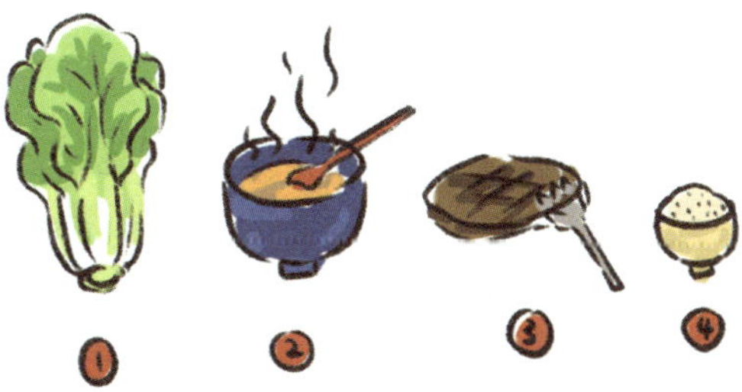

（四）细嚼慢咽好处多

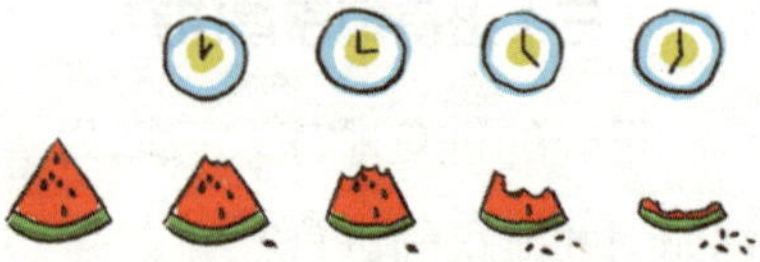

细嚼慢咽可帮助高血压合并肥胖患者控制体重和促进减肥，每餐进食时间应不少于20分钟，在咀嚼时让大脑有足够的时间接收到饱腹信号，从而减少进食。在进餐时，我们可以给自己设定一个合理的用餐时间，尽量减少看电视、玩手机等分心行为，将细嚼慢咽作为一种习惯，逐渐调整自己的进食节奏，也可以选择不同口感的食物，如蔬菜、水果和全谷物，在获得咀嚼乐趣的同时也收获了健康。

宜食

蔬菜类：西红柿、胡萝卜、西兰花、菠菜、茄子、魔芋、芹菜、生菜、冬瓜、大蒜、竹笋、洋葱、白萝卜、茭白、黄瓜等

水果类：西瓜、苹果、柚子、猕猴桃、菠萝等

粗粮类：小米、红小豆、绿豆、燕麦、紫薯、麦麸、荞麦、高粱米等

肉蛋奶类：去皮禽肉、瘦肉、牛奶等

水产菌类：海带、蘑菇、银耳、木耳、香菇、金枪鱼、虾等

忌食

水果类：荔枝、柿子、杧果、桂圆、椰子等

肉蛋奶类：肥肉、肥禽、黄油、奶油等

其他类：咸菜、油炸食品、蛋糕、冰淇淋、糖果、花生米、芝麻酱等

芹菜牛肉粥

【材料】

大米80克，小香芹50克，牛肉末20克，胡萝卜20克，料酒10克，盐、胡椒粉、香油各适量。

【做法】

1.将米淘洗干净，放入锅中，放入适量的水煮熟。

2.牛肉末加入料酒和适量盐腌制5分钟，芹菜、胡萝卜洗净切末备用。

3.在熬好的粥里加入胡萝卜碎继续煮5分钟，然后加入香芹碎、牛肉末煮10分钟左右，最后放入盐、胡椒粉、香油搅拌均匀即可出锅。

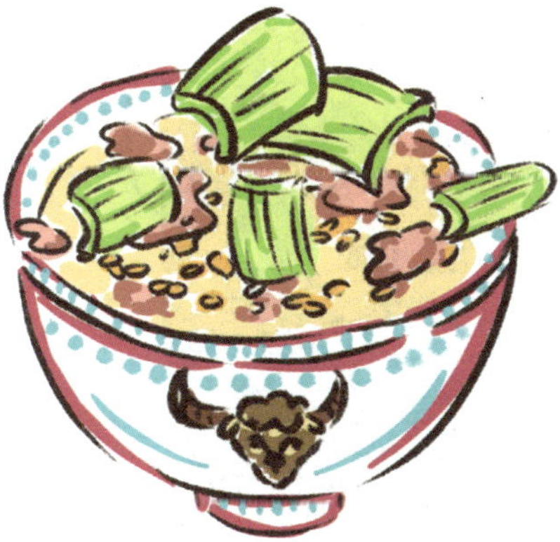

芹菜牛肉粥

海米烩冬瓜

【材料】

冬瓜300克，海米20克，食用油、盐、蚝油各适量。

【做法】

1.冬瓜削皮去籽，切成条，海米泡发洗净，去除杂质备用。

2.锅中热油，放入冬瓜进行翻炒，待冬瓜半透明时将海米倒入锅内。

3.加入适量的盐、蚝油进行调味，翻炒片刻，即可出锅食用。

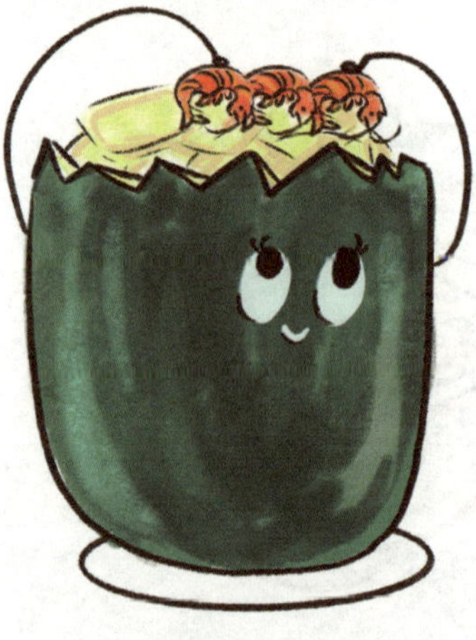

海米烩冬瓜

腐竹拌黄瓜

【材料】

黄瓜1根，腐竹100克，盐、五香粉、生抽、陈醋、香油各适量。

【做法】

1.提前一天浸泡腐竹，泡至无硬芯，用开水汆汤10秒，控水备用。

2.黄瓜斜切成菱形块，腐竹切段，放入盆中。

3.加入盐、五香粉、陈醋、生抽、香油搅拌均匀，盛入盘中，即可享用。

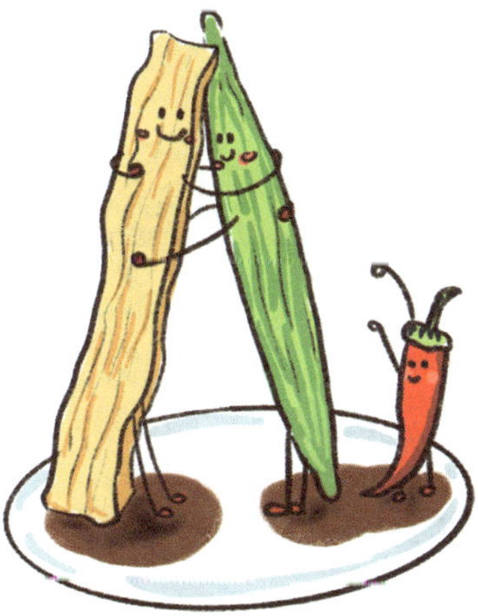

腐竹拌黄瓜

黄豆苦瓜排骨汤

【材料】

苦瓜1根，黄豆70克，排骨250克，盐、纯净水各适量。

【做法】

1.黄豆提前用冷水浸泡半小时，排骨切小段，浸泡20分钟去血水。

2.苦瓜切掉头尾，切圈，去瓤去籽，洗净备用。

3.将所有洗干净的食材放入电压力锅里面，加600毫升纯净水，盖好锅盖，选择煲汤模式，40分钟后打开锅盖，放少许盐，搅拌均匀即可食用。

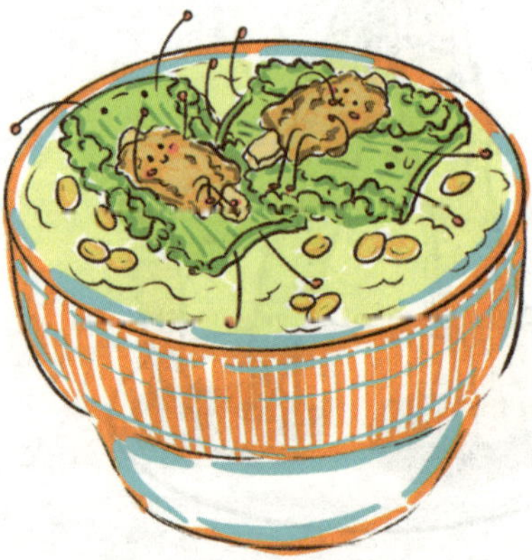

黄豆苦瓜排骨汤

马兰头炒竹笋

【材料】

小竹笋150克，马兰头250克，食用油、盐、生抽各适量。

【做法】

1.马兰头去根洗净，小竹笋洗净并切小段。

2.锅中烧水，将竹笋倒入锅中焯一下，然后捞出，马兰倒入开水中焯一下，过凉水挤干水分，切碎备用。

3.炒锅烧热，倒入食用油，将笋丁和马兰头放入其中，加入适量的盐和生抽，翻炒入味即可。

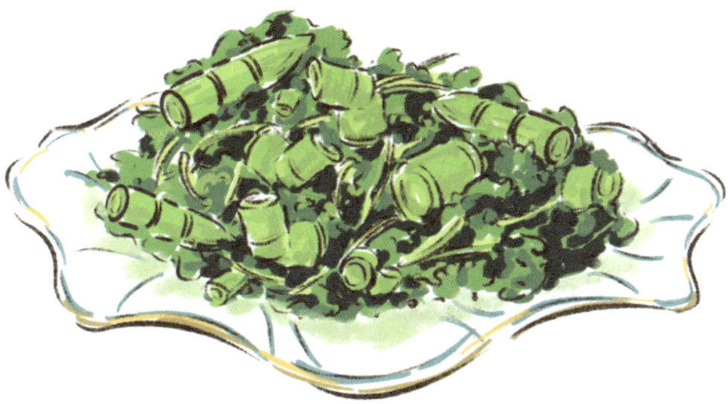

马兰头炒竹笋

竹蔗茅根马蹄水

【材料】

马蹄8个，甘蔗2段，胡萝卜半根，白茅根50克，冰糖适量。

【做法】

1.准备用料，将白茅根打结，胡萝卜切段，马蹄去皮对半切开。

2.甘蔗去皮，从横面按4分劈开并切成小段。

3.把所有材料放入砂锅，加入10碗水，大火煮开，撇去浮沫，转小火煮1个小时，最后加入少许冰糖即可享用。

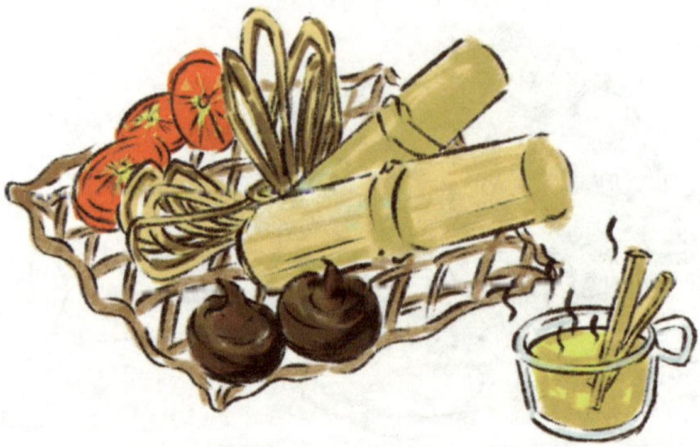

竹蔗茅根马蹄水

百合绿豆莲子汤

【材料】

绿豆100克，百合30克，莲子20克，冰糖适量。

【做法】

1.绿豆提前浸泡，莲子剥皮去芯，百合撕成小瓣备用。

2.将绿豆、莲子、百合和适量冰糖一起放入电饭煲，加入适量清水，选择“煲汤”模式。

3.1小时后即可盛出享用。

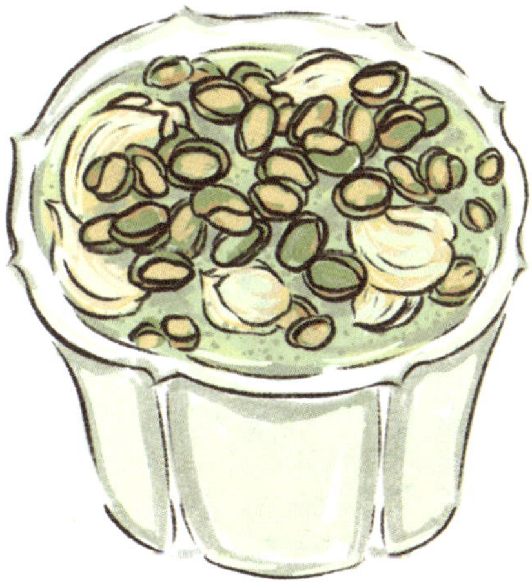

百合绿豆莲子汤

老醋花生

【材料】

花生米300克，洋葱100克，青椒100克，陈醋、白糖、生抽、蚝油、盐各适量。

【做法】

1.洋葱、青椒切小块，花生米提前泡一晚，加盐焯水30分钟备用。

2.碗中加入蚝油、醋、糖、生抽和适量盐搅拌均匀。

3.将调好的酱汁倒入花生米，搅拌均匀，放入冰箱腌制30分钟即可食用。

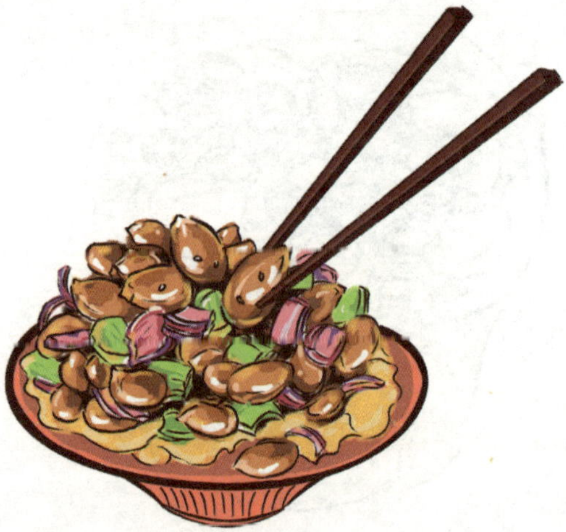

老醋花生

七、饮食护理7—高血压合并痛风

高血压患者的尿酸水平往往高于常人，血压增高，血尿酸也随之上升，而高尿酸血症是痛风的发病基础，于是，高血压患者便成了痛风的高发人群。饮食调整对于高血压合并痛风的效果比较显著，尿酸轻度升高的高血压患者，可以在饮食中调整食材方向，来减少嘌呤的摄取，使尿酸降低；尿酸中度升高者可联合控制饮食和药物的双重治疗，帮助患者减轻症状，缓解病情。

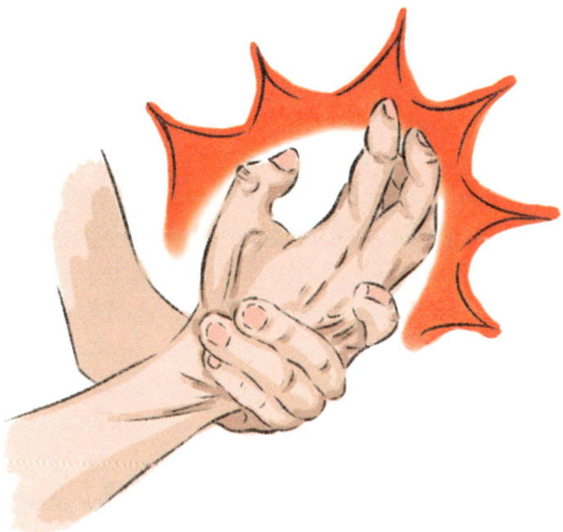

（一）摄入碱性食物

多吃碱性食物，可使尿液偏碱性，防止尿酸结晶，并促使酸性结石溶解。

碱性食物推荐	
蔬菜	马齿菜、油菜、菠菜、香椿、韭菜、苦瓜、芹菜、土豆、竹笋、香菇、胡萝卜、海带等
水果	葡萄、无花果、苹果、梨、香蕉、菠萝、樱桃、桃、杏、柠檬、杧果、西瓜、甜瓜、枣、柿、椰子、桂圆、猕猴桃等
坚果	杏仁、栗子、葵花籽、碧根果等

（二）多素少荤宜清淡

由于过量脂肪可抑制尿酸排出，因此痛风患者需限制每日摄入的总热量，减少胆固醇和饱和脂肪酸的摄入，烹饪以植物油为主，少吃动物脂肪，尽量不吃胆固醇含量高的蛋黄、动物皮脂、鱼子、蟹黄等，多吃些具有促进脂质代谢作用的蔬菜，如茄子、西红柿、洋葱、菠菜、南瓜、冬瓜、空心菜、芥蓝、苋菜、白菜、白萝卜、紫菜、海带等，像一些高纤的粗粮，如玉米面、小米、荞麦面、燕麦、青稞等，也应成为患者常吃的食物。

（三）少吃高嘌呤食物

痛风发病的不同阶段，决定了膳食中可摄取的嘌呤总含量，痛风急性发作时，应坚持低嘌呤饮食，从而避免外源性嘌呤摄入过量；在痛风间歇期，可以适当放宽嘌呤的摄入量，自由选取含嘌呤较少的食物，避免进食高嘌呤食物，每日摄入量控制在75毫克以内。

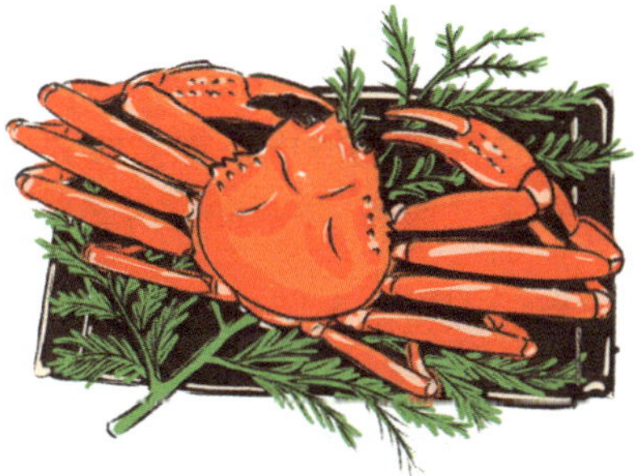

低嘌呤食材表

类别	食材
蔬菜类	南瓜、白萝卜、胡萝卜、洋葱、番茄、圆白菜、白菜、茄子、油菜、芥蓝、空心菜等
水果类	桃子、李子、菠萝、猕猴桃、芭乐、香瓜、苹果、山楂、柚子、阳桃、人参果、杏、木瓜等
谷薯类	红薯、山药、紫薯、土豆、小米、玉米、糙米、番薯等
乳蛋类	鸡蛋、鸭蛋、牛奶、羊奶等

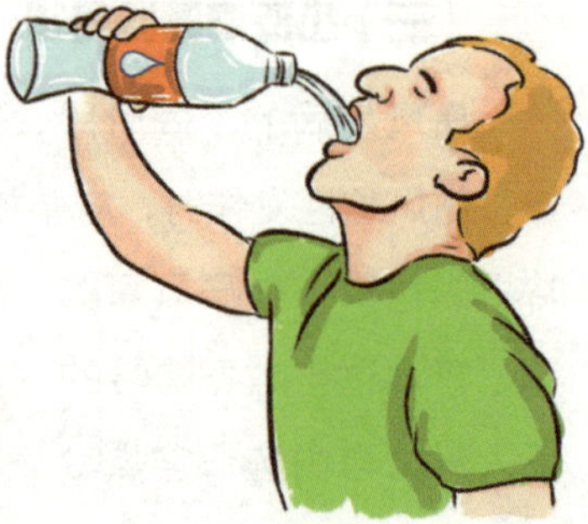

（四）补充水分很重要

高血压并发痛风者液体摄入量维持在每天2000毫升以上，能达到3000毫升最好，以保证尿量，促进尿液的排出。需要特殊注意的是，肾功能不全者应注意补水量，以免加重肾功能损害。

宜食	忌吃
蔬菜类：菠菜、茄子、芹菜、生菜、冬瓜、大蒜、洋葱、白萝卜、西红柿、胡萝卜、黄瓜、白菜等	蔬菜类：西蓝花、豌豆、豇豆、香椿、茴香、辣椒、芥末等
水果类：西瓜、苹果、芭乐、香瓜、柚子、猕猴桃、菠萝等	水果类：榴梿、荔枝、草莓、杧果、蓝莓等
粗粮类：绿豆、红小豆、燕麦、紫薯、荞麦、薏米、小米、玉米、高粱米等	肉蛋奶类：肥肉、肥禽、动物内脏、黄油等
肉蛋奶类：鸡蛋、去皮禽肉、精瘦肉、牛奶等	水产类：沙丁鱼、凤尾鱼、鲭鱼、海虾、蛤蜊、生蚝等
其他类：杏仁、核桃、榛子、板栗、苏打水等	菌类：香菇、口蘑、金针菇等
	其他类：咸菜、泡菜、腊肉、糖果、白酒、啤酒等

（五）避免饮酒

饮用酒精易使体内乳酸沉积，抑制尿酸代谢，就算每天少量饮酒，也可使嘌呤的合成增加，如果是大量饮酒，加之食用肉禽类食物、海产品等，会使嘌呤的摄入量倍增，极易诱发痛风。在酒类之中，啤酒最易导致痛风发作，故应绝对禁止。

百合萝卜汤

【材料】

青萝卜150克，鲜百合20克，马蹄20克，盐、香油各适量。

【做法】

1.青萝卜洗净去皮，切粗丝；百合洗净掰成片；马蹄削皮切片备用。

2.锅中放入清水，烧开后放入萝卜丝、马蹄、百合，转中火煮15分钟。

3.最后根据个人口味加适量盐调味，再次煮开后淋入香油即可食用。

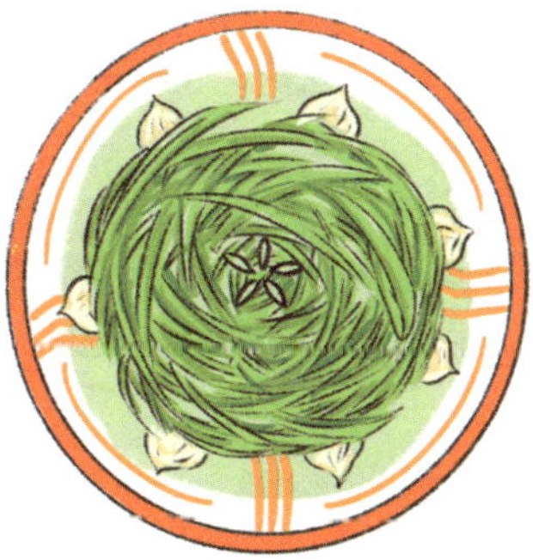

百合萝卜汤

洋葱炒肉

【材料】

洋葱350克，猪瘦肉200克，食用油、盐、白胡椒粉、生抽各适量。

【做法】

1.猪瘦肉切片，放白胡椒粉和生抽腌制10分钟，洋葱洗净剥皮，切成丝备用。

2.起锅烧油，油热放入瘦肉，快速翻炒至8分熟，盛入碗中。

3.锅内油热，下洋葱大火翻炒至半熟，将炒好的瘦肉放入，调入盐和生抽，再大火翻炒10秒左右，即可出锅。

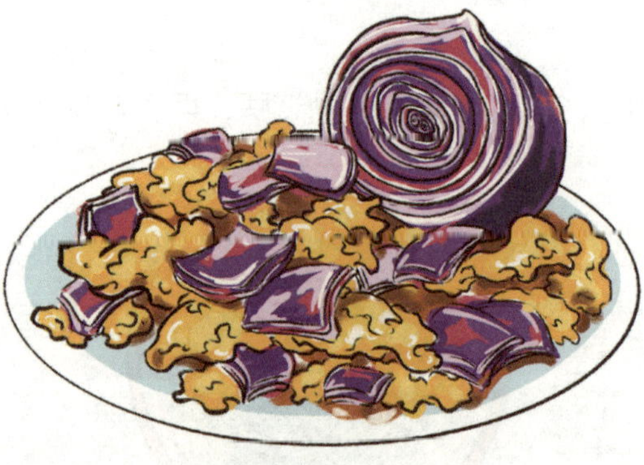

洋葱炒肉

蒜蓉茼蒿

【材料】

茼蒿300克，大蒜5瓣，盐、食用油、胡椒粉各适量。

【做法】

1.茼蒿择洗干净，切成5厘米小段，大蒜拍碎切末备用。

2.锅里油烧至八成热，放入蒜末炒香，然后把茼蒿全部倒入，炒软。

3.出锅前加入胡椒粉、盐调味，即可装盘。

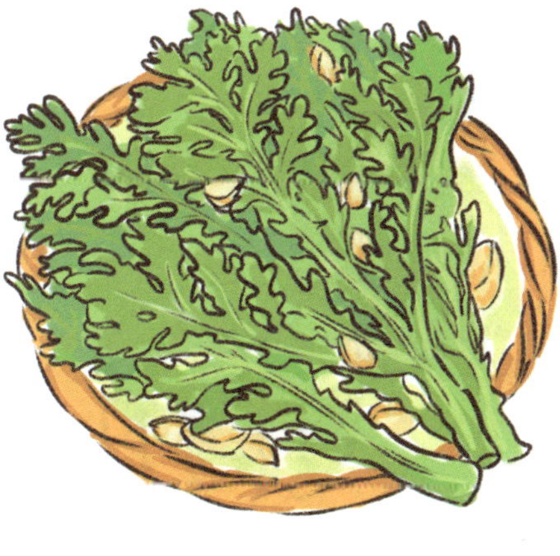

蒜蓉茼蒿

小米枸杞南瓜粥

【材料】

南瓜200克，小米100克，红枣6颗，枸杞10克。

【做法】

1.小米淘洗干净，浸泡30分钟，上锅大火煮开后转小火。

2.南瓜用刀把皮切掉，然后切小块，红枣去核切小瓣备用。

3.将切好的南瓜和红枣倒入小米粥里，转大火煮开后，再转小火慢熬30分钟。

4.熬到南瓜软烂后，加入枸杞，盖盖子焖8分钟左右即可盛出食用。

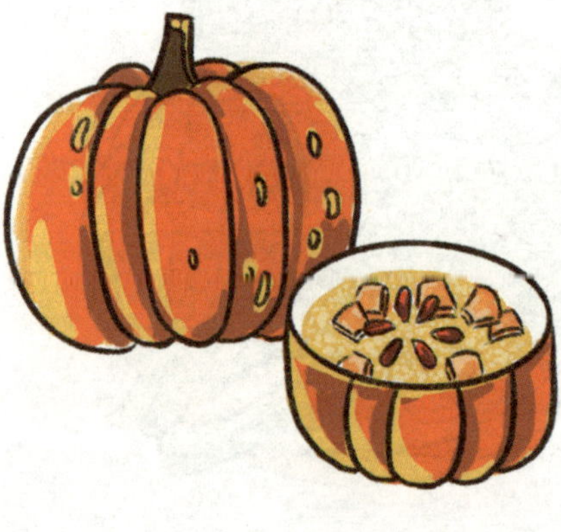

小米枸杞南瓜粥

猕猴桃柠檬汁

【材料】

猕猴桃200克，青柠檬50克，百香果100克，铁观音10克，蜂蜜适量。

【做法】

1.铁观音用沸水冲泡，放凉待用。

2.猕猴桃去皮切块，青柠洗净，切片去籽，百香果肉掏出备用。

3.将所有食材倒入杯中，用擀面杖捣10多下，加入蜂蜜、泡好的茶水，搅拌均匀即可饮用。

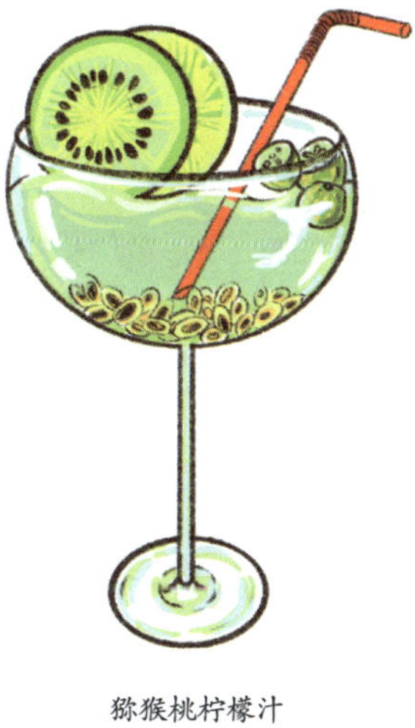

猕猴桃柠檬汁

白菜鸡蛋汤

【材料】

白菜400克，鸡蛋2个，葱1根，盐适量。

【做法】

1.白菜洗净切块，鸡蛋打入碗中，搅散备用，葱切末备用。

2.砂锅中倒入适量清水，水开后下入白菜，转小火煮15分钟。

3.火开大，慢慢倒入鸡蛋，然后关火，撒上葱花和盐，搅拌均匀即可盛出食用。

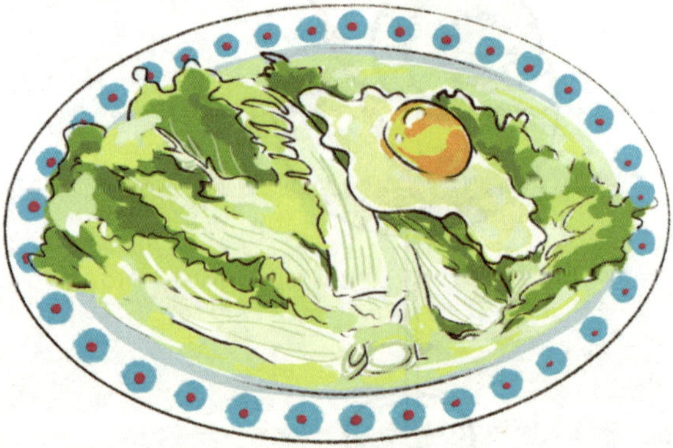

白菜鸡蛋汤

荷兰豆炒里脊

【材料】

荷兰豆300克，猪里脊80克，姜3片，蒜3瓣，盐、生抽各适量。

【做法】

1.姜、蒜切末，荷兰豆洗净，去头尾和筋，焯水沥干备用。

2.猪里脊切片，放生抽和玉米油抓匀腌制10分钟。

3.锅内倒油，油热下姜蒜，炒香后下里脊，炒至变色，倒入荷兰豆，调入少许食盐，翻炒均匀即可出锅。

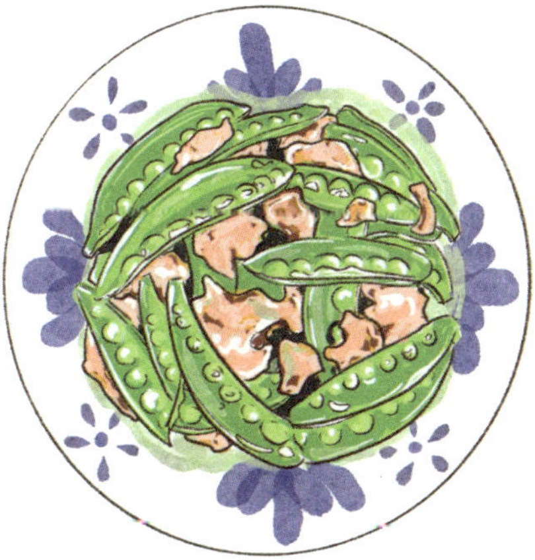

荷兰豆炒里脊

蒜薹烧豆腐

【材料】

蒜薹250克，豆腐100克，西红柿80克，猪瘦肉50克，姜、蒜末各少许，蚝油、生抽、盐各适量。

【做法】

1.西红柿去皮切块，蒜薹洗净切段，豆腐切块备用。

2.平底锅放油烧热，放入豆腐煎至两面金黄。

3.另起一锅，锅内放油烧热，倒入姜、蒜、肉片炒出香味，倒入西红柿，翻炒一会儿。

4.将煎好的豆腐倒入锅中，加适量的蚝油、盐、生抽，倒入蒜薹和少许清水，炖煮3分钟即可出锅。

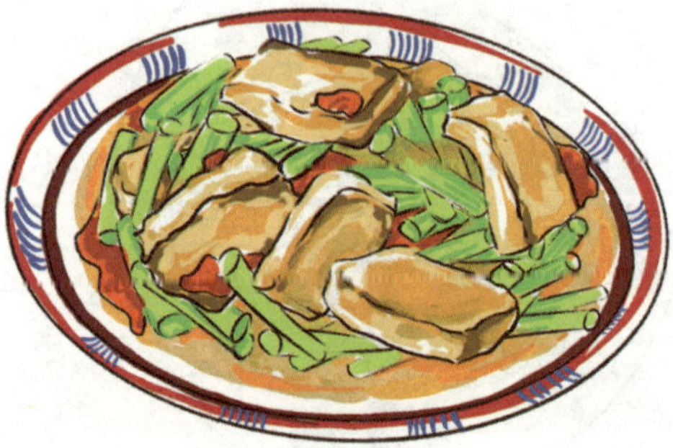

蒜薹烧豆腐

第七章 高血压特殊人群饮食调养

一、儿童高血压

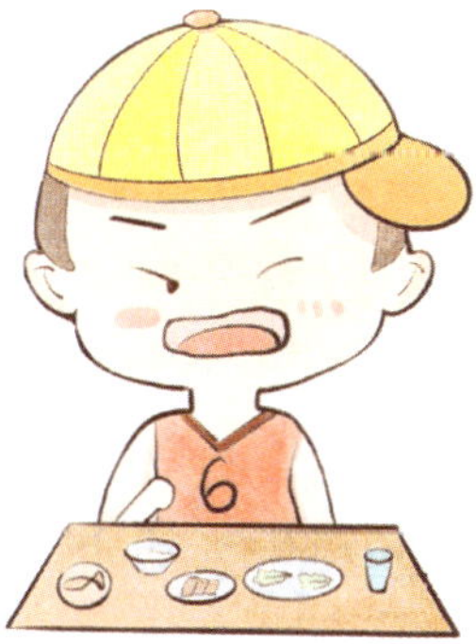

随着现在家庭物质生活水平的迅速提升，我国儿童及青少年的体重指数也在迅速攀升，超重、肥胖已经成为家长之间最热门的健康话题，但随之而来的即是高血压发病率的逐年上升。但由于儿童的血管弹性良好，身体代谢快，血压增高幅度较小，因此儿童高血压的治疗通常从改变生活方式开始，例如饮食调养、改变作息习惯等等。

（一）杜绝肥胖才是从根源解决

在儿童阶段，肥胖成为高血压最常见的诱因，尤其是体重增长超过身高增长速度的儿童，是高血压最容易发生的人群之一。因此，在孩子体重超过正常指标20%时，必须引起家长们的注意。

虽然儿童时期是孩子发育的重要时段，体重和身高都会有大幅增长，多吃一些食物也是无可厚非，但一些家长，尤其是爷爷奶奶，总是担心孩子吃得少、没营养，于是想方设法给孩子“投喂”，造成了肥胖、营养过剩等健康问题。事实上，对于当代的儿童来说，营养过剩问题要远比营养不足更加严重，而家长则更应关心的并非孩子营养跟不上、饭量不够，而是应在每一餐控制孩子的摄入，避免过度饮食。

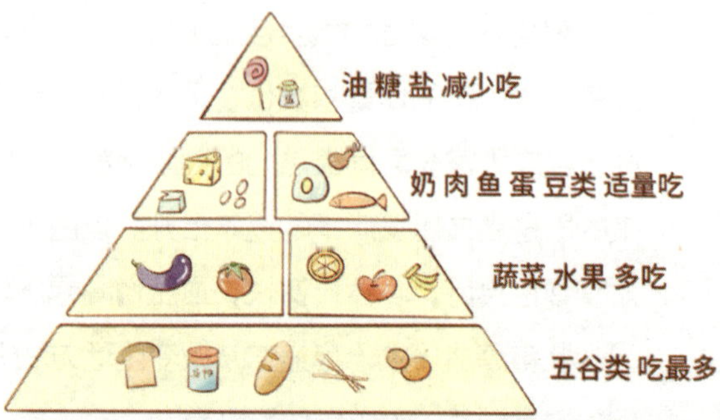
油糖盐减少吃
奶肉鱼蛋豆类适量吃
蔬菜水果多吃
五谷类吃最多

儿童饮养金字塔

（二）饮食搭配：牢记高营养、低脂肪

家长在给孩子进行膳食搭配时，应遵循高营养、低脂肪的饮食原则，具体可解释为高膳食纤维、高维生素、低脂肪、低胆固醇。

和普通的高血压群体一样，未成年患者也需要在日常饮食中多吃新鲜蔬菜、水果以及豆制品，适当摄入瘦肉、鸡肉、鱼肉、牛奶等富含优质蛋白且含钙质丰富的食物；吃饭需定时定量，戒掉在吃饭时看手机的习惯，不暴饮暴食，暴饮暴食会使“胃不和，则卧不安”，也可能使高血压患儿的血压升高；增加食物的多样性，可以量少但是种类丰富，在进餐时搭配蔬菜、水果、坚果、肉类、蛋类、海鲜等多种食材，不仅能解决孩子维生素摄入的问题，也可以提高吃饭的积极性、趣味性。

（三）低盐饮食

与成人相比，儿童的体重较小，故盐的摄入量应比成人更低，且随着年龄增长，盐的摄入量也可以发生变化。对此，《中国居民膳食指南》中建议：4～7岁儿童每天的钠摄入量应在900毫克之内，1～4岁儿童每天700毫克，6～12个月儿童每天350毫克，0～6个月每天170毫克，对于6个月以内的婴儿，已经可从母乳中获取足够钠离子，故饮食中不应加盐。所以在购买食品时，父母应该认真检查食品标签中的钠含量，以确保盐摄入量在推荐标准范围内。

（四）适量摄入优质蛋白

优质蛋白不仅可以从海鱼、海虾、精肉、鸡蛋、牛奶等肉蛋奶类中摄取，豆类蛋白也是对儿童非常好的营养来源，不仅能降低血浆胆固醇浓度，还可以控制高血压的发生、发展。在儿童的膳食计划中，可每周进食3次海鱼类、禽类蛋白质，有利于改善血管弹性和通透性，增加钠盐的排出，进而起到降压作用。此外，牛奶、鸡蛋、豆类等也需适量摄入，但一定要控制总量，避免摄入过多引起儿童消化不良。

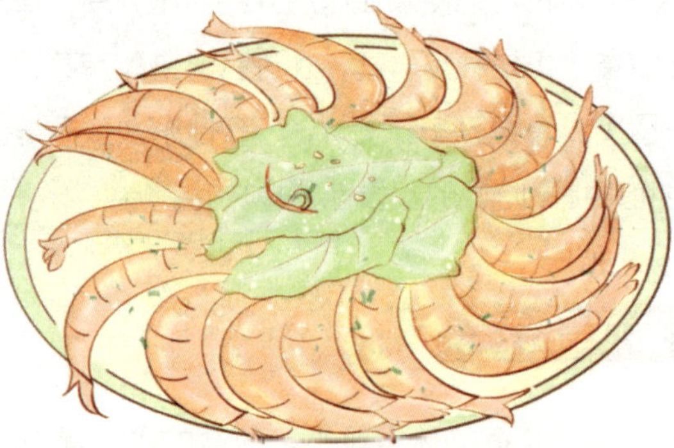

（五）增加微量元素摄入

钾元素的摄取对于高血压患儿来说是十分必要的，可促进钠盐排出，继而降低血压，含钾高的食物有菠菜、韭菜、油菜、空心菜、芋头、山药、香菇、银耳、蘑菇、紫菜、海带、木耳、木瓜、橘子、杏、哈密瓜、莲子等。

儿童时期，钙的摄入量每天应为600～1500毫克。在使用药物治疗期间还需补充身体流失的镁元素，每天每千克体重对应8毫克。此外，适当补充锌对儿童也有一定好处，可通过口服的方法每日摄入50～200毫克。

（六）零食选择需谨慎

挑选零食作为家长头疼的问题存在已久，虽然大部分零食都能满足孩子的口味和喜好，但里面的高糖、高盐、高油无一不是损害儿童健康的“隐形杀手”，可孩子们却偏偏钟爱于薯片、薯条、各类膨化食品，使得家长因疼爱孩子，被迫让薯条、薯片、冰淇淋演变成了很多儿童的家常便饭，导致其正常进餐中的蛋白质、碳水、维生素及矿物质的摄入缺乏，从而引发了肥胖、高血压、糖尿病等疾病，甚至会对心、肾造成严重伤害。

（七）让儿童远离各类快餐

现如今，快餐产业在我国高度发达，很多孩子都喜欢炸鸡、汉堡、比萨、方便面等快餐食品，但这些高盐、高脂、高糖食品，都是引发儿童高血压的危险因素。据我国的健康组织调查，由于快餐中调味料运用较复杂，每进食一次快餐，其摄入的盐分就会超过每日标准摄盐量的1倍多，在加工过程中使用的油脂、糖分也远超于一般人的身体需求。因此，快餐虽然美味、便捷，但对于儿童，尤其是肥胖合并高血压的患儿来说，远离这类食品是势在必行的。

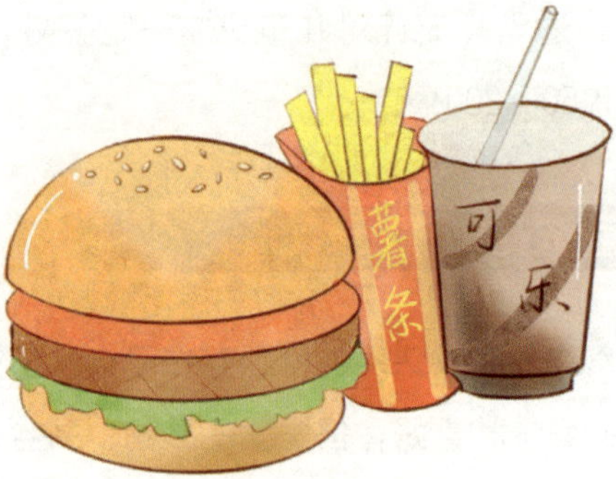

（八）注重精神健康

尤其是处于青春期的儿童，除了身体发育因素之外，由于情绪不稳定、经常熬夜、暴饮暴食等因素，会出现青春期血压升高。同时，青少年在高压学习的环境下，精神高度紧张，大脑皮层功能紊乱，皮层下血管的收缩舒张失去正常的调节，引起小动脉紧张性增强，外周循环阻力上升，于是出现血压增高。作为家长，可以帮助孩子舒缓压力，例如帮助孩子将情绪宣泄出来，多听孩子诉说，利用其他的活动来转移孩子的注意力等，以此更有利于孩子的心理健康。

（九）饮料切勿当水喝

市面上的碳酸饮料和各类果汁因为颜色和味道，受到孩子们的喜欢，但其中糖分含量都非常高，不论儿童还是成人都可从中获得不少热量，对身体百利而无一害，长期下来不仅影响进食，胖、高血压等疾病的重要诱因。作为家长，除了杜绝碳酸饮料和果汁之外，还可以培养孩子喝水的习惯，例如在水里加些柠檬片改变味道、用一些形状可爱的杯子装水等等，若孩子特别想喝饮料时，不要购买有包装的成品，可用榨汁机自制果蔬汁，在解馋的同时，让孩子从中获得丰富的营养。

宜吃

食用油类：玉米油、花生油、橄榄油、菜籽油等

杂粮：小米、豆类、高粱米、白薯、紫薯、山药等

蔬菜：西红柿、胡萝卜、芹菜、马蹄、黄瓜、芦笋、海带、木耳、洋葱、香菇等

水果：苹果、香蕉、西瓜、山楂等

肉类：海鱼、虾、鸡肉、瘦肉等

其他类：牛奶、酸奶、鸡蛋等

忌吃

高胆固醇食物：动物内脏、鱼子、蟹黄、动物油等

高钠食品：薯片、薯条、鱿鱼丝、肉干等

饮料：碳酸饮料、果汁等高糖饮品

肉类：油炸食品、肥肉、火腿、香肠、腊肉、午餐肉、肉松等

胡萝卜炒西兰花

【材料】

西兰花1颗，胡萝卜半根，蒜4瓣，生抽、盐、淀粉各适量。

【做法】

1.西兰花洗净切好，放入盐水中浸泡10分钟，胡萝卜切片，大蒜切末备用。

2.生抽加少许盐，放入少许淀粉用清水搅匀。

3.烧一锅开水，加入适量盐，下西兰花焯水1分钟，胡萝卜焯水半分钟捞出。

4.起锅烧油，下蒜末炒出香味后，倒入西兰花、胡萝卜翻炒，放入料汁翻炒入味，即可盛出食用。

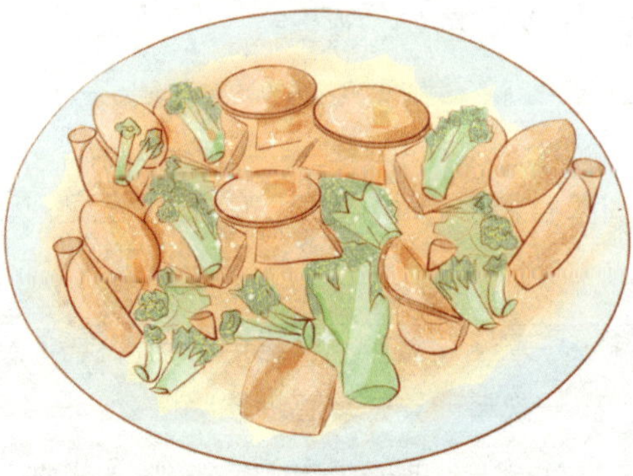

胡萝卜炒西兰花

家常炒豆皮

【材料】

豆皮2张，青椒50克，葱白1根，生抽、盐适量。

【做法】

1.豆皮切手指头粗细，长短随意，青椒洗净切块，葱白切丝备用。

2.锅中倒入适量清水，水开下豆皮焯2分钟捞出，过凉水。

3.起锅烧油，油热下入葱丝炒香，接着下入青椒，翻炒片刻加入豆皮，放入适量的盐、生抽调味，翻炒均匀即可出锅。

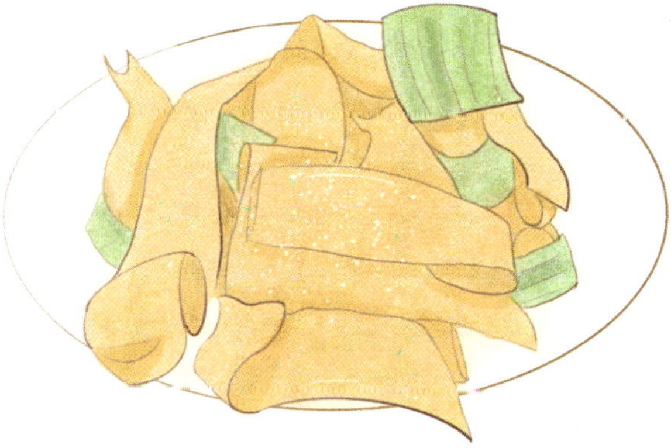

家常炒豆皮

腐乳花菜

【材料】

花菜400克，干辣椒4个，大蒜2瓣，小葱1根，番茄酱2勺，腐乳汁3勺，盐适量。

【做法】

1.花菜清洗干净后，切成小朵，浸泡在淡盐水中20分钟，准备下锅前捞出沥水备用。

2.大蒜去皮后切末；干辣椒切小段；小葱洗净切葱花，备用。

3.热锅冷油，加入蒜末、葱末、干辣椒爆香，倒入沥干水的花菜，大火爆炒。

4.炒至花菜发软，表面有些微焦，倒入腐乳汁、番茄酱和盐，继续翻炒。

5.炒至汤汁变浓稠，撒入葱绿，翻炒均匀，即可出锅。

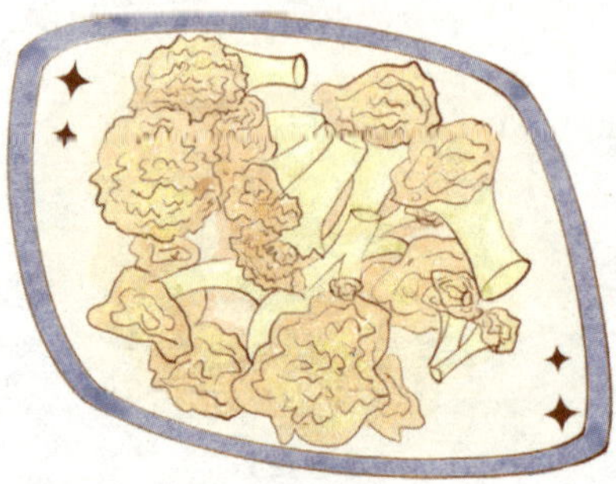

腐乳花菜

蔬菜卷

【材料】

胡萝卜1根，包菜200克，土豆150克，腐皮2张，淀粉、盐、素蚝油、香油各适量。

【做法】

1.土豆、胡萝卜、包菜切丝，在开水中汆烫2分钟，捞出控干水分，用盐、香油搅拌均匀。

2.腐皮裁方正，码上蔬菜丝，边上抹淀粉水封口。

3.取一口蒸锅，锅开后放入腐皮卷，蒸制5分钟。

4.最后将素蚝油混入水淀粉，在锅中煮至浓稠，浇在腐皮卷上即可食用。

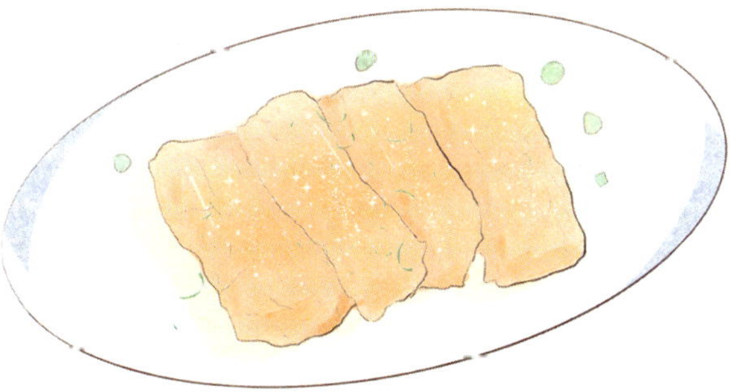

蔬菜卷

虾仁滑蛋

【材料】

鸡蛋4枚，鲜虾14只，小葱2根，淀粉5克，盐、料酒各适量。

【做法】

1.大虾挑去虾肠，掐头去尾剥壳，入少许盐和淀粉，顺时针轻揉，揉出虾仁身上的黏液，清洗后沥干水分，小葱切末备用。

2.鸡蛋磕入碗中，加入盐和少许料酒打散，放入葱花，淀粉加入水搅拌均匀备用。

3.炒锅倒油，油温四成，入虾仁滑至变色捞出。

4.锅中热油，下入蛋液和虾仁，待底部定型后即可搅拌，待鸡蛋全部炒熟即可盛出，撒上葱花即可食用。

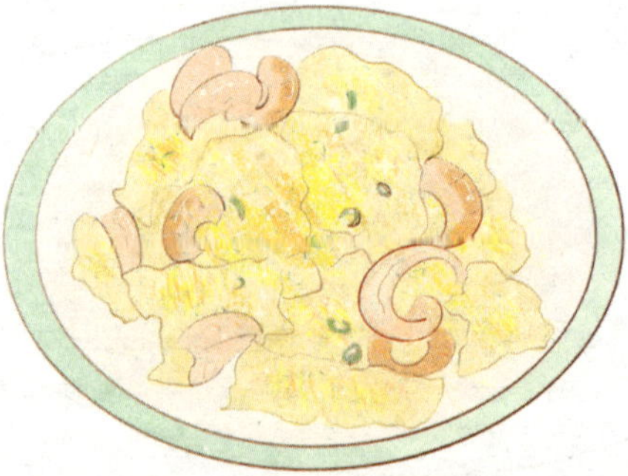

虾仁滑蛋

芦笋炒口蘑

【材料】

芦笋300克，口蘑150克，食用油、盐各适量。

【做法】

1.芦笋洗净，斜切成3～5cm长段，口蘑洗净，切薄片备用。

2.烧一锅开水，将芦笋、口蘑下锅，放入少许盐，焯水30秒左右。

3.起锅烧油至八分热，下入焯过水的芦笋和口蘑，翻炒2分钟，加入盐调味，即可出锅。

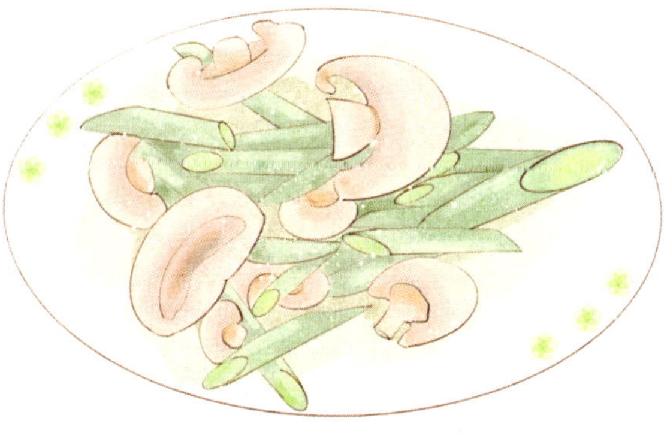

芦笋炒口蘑

清蒸鲈鱼

【材料】

鲈鱼1条，葱1根，姜4片，味精、糖、胡椒、料酒各适量。

【做法】

1.处理好的鲈鱼洗净，从中间划开，表面切花刀；葱姜切丝备用。

2.将鲈鱼放入盘中，底下放葱，上面放葱、姜丝。

3.将盘放入蒸锅，大火蒸制10分钟端出。

4.将味精、糖、胡椒、料酒混合倒在鲈鱼上，鱼背上放葱丝，将热油泼在葱丝上，即可食用。

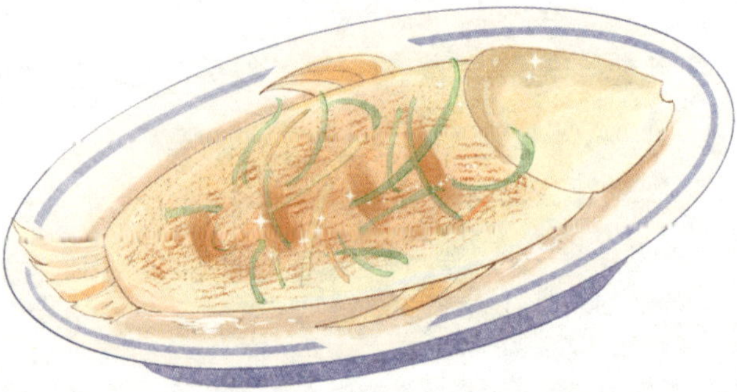

清蒸鲈鱼

什锦砂锅

【材料】

蛤蜊250克，虾80克，老豆腐100克，茼蒿100克，蟹味菇50克，油豆腐30克，海带结40克，葱白15克，芝麻5克，黄酒、盐、生抽、醋、白砂糖各适量。

【做法】

1.蛤蜊用淡盐水浸泡，虾剪须挑去背筋，蟹味菇去根分成小朵，大葱葱白切碎备用。

2.将水倒入锅中，煮沸后放入虾、海带、蟹味菇、老豆腐和油豆腐，再次煮沸后放入蛤蜊，倒入黄酒、盐去腥调味，最后放入茼蒿，关火。

3.取一个蘸碟，放入生抽、醋、白砂糖、芝麻和葱花搅匀，作为蘸料配食。

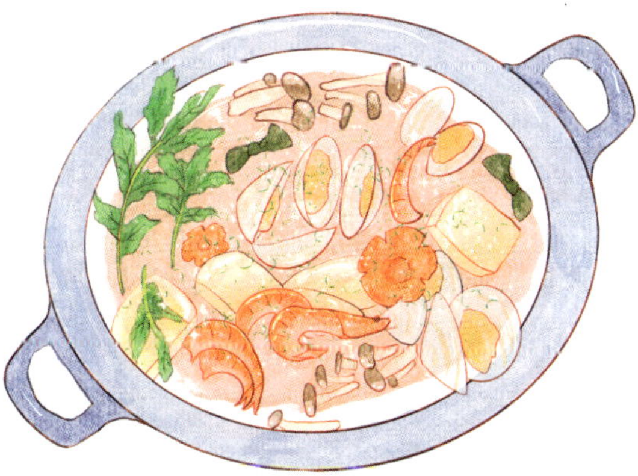

什锦砂锅

二、妊娠高血压

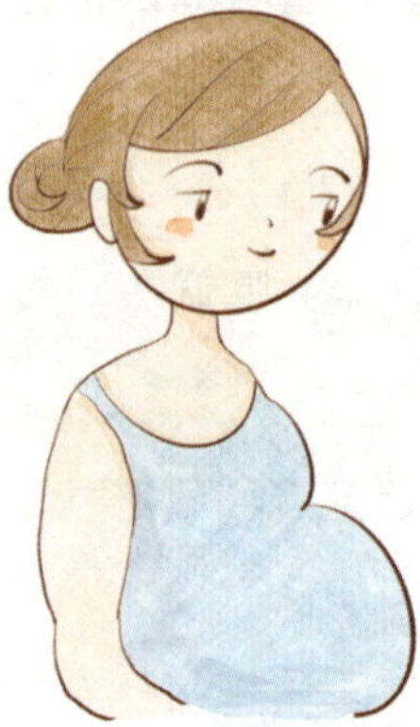

妊娠高血压是产科常见疾患，占全部妊娠疾病的5%～10%，是严重危害孕妇和胎儿健康的常见疾病之一，是孕产妇死亡的第二大原因，尤其是随着妊娠期间过度补养，妊娠高血压的发病率逐年高升，因此妊娠期高血压的防治也就变得更加重要。

（一）切忌体重增加过快，把控热量摄入

体重过重的女性在妊娠期出现高血压的风险要高于一般体重的女性，因此怀孕期间一定要控制食物的摄取，遵循“粗细搭配，荤素兼备，少食多餐，品种多样”的原则。妊娠女性摄入热量应以每周增加体重500克为准，对于肥胖的妊娠期女性，则应每周增重250克为宜。

不同体型孕期建议体重增加值

孕前BMI	体型	建议体重增加值（千克）
<18.5	消瘦	12.5～18
18.5～23.9	正常	11.5～16
24～27.9	超重	7.5～11.5
≥28	肥胖	6～6.8

（二）改变重口味习惯

低盐饮食是防治高血压过程中很关键的一步。许多孕妇在怀孕期间，为了增加食欲，会选择一些较咸的食物，但若每天食入过多钠，会加速血管收缩，致使血压升高，从而身体内水分积留，引起身体的局部水肿，还大大增加孕妇心脏的负担，引起一系列问题。因此患有妊娠高血压的孕妈妈，应该注意饮食清淡，盐的摄入量应每天限制在3～5克，包括每天食用的零食等餐外饮食，尽量少吃咸鱼、咸蛋、泡菜、火腿、酸菜、香肠等高钠食物。

（三）优质蛋白质要多摄取

蛋白质对于人体非常重要，大脑的日常活动不可缺少蛋白质的参与，如果胎儿的蛋白质供应不足，则会引起大脑发育障碍，严重者可影响生育后的智力水平。但由于患妊娠高血压的妊娠女性，尤其是重度者，在尿中丢失大量蛋白，常患有低蛋白血症，故应及时补充优质蛋白，来维持胎儿的正常生长发育。含有丰富蛋白质的动物性食材有猪肉、牛肉、鸡肉、动物肝类、鱼类、虾类、蛋类、牛奶、乳酪等；植物性食材有豆类、豆腐、豆粉以及其他制品。

（四）适当补充矿物质

在妊娠期间高血压的患者，要保证机体获得充足的微量元素，例如钾、钙、铁、锌、铜等，能够帮助稳定血压、提高智力、构成骨骼等，还具有维持体内代谢平衡的作用，是身体必需的营养物质。

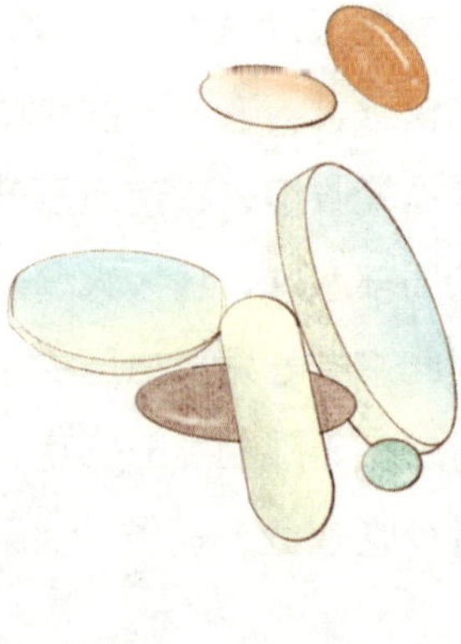

钙是形成骨骼与牙齿的主要成分，它是胎儿发育过程中不可缺少而且用量较多的一种主要物质，对于妊娠高血压患者来说，它还能稳定血压或使血压有所下降。另外，钙离子还可以增强母体血液的凝固性，和缓精神，解除疲劳，对产后的哺乳也有一定好处。从孕前开始，我们就可以大量补充钙，食用含钙丰富的食品，例如豆制品、奶制品、鱼虾类、芝麻等。

钾离子可以对抗钠元素过剩导致的血压升高，并有助于消除其带来的不利影响，对保护血管有一定作用。建议妊娠高血压的女性平时可多吃一些高钾食物，像芹菜、豌豆、菠菜、韭菜、红薯、西蓝花、山药、芋头、香蕉等。

身体内镁离子不足时，孕妇往往出现情绪急躁不安、容易激动的情况，从而让出现妊娠高血压、水肿等情况的风险增加。所以在平时，患者可适当多摄取一些含镁的食物，如荞麦、桑葚、无花果、裙带菜、紫菜、绿叶蔬菜、菇类、豆类等。

锌元素对人体的新陈代谢活动有重大影响，妊娠高血压者血清中的含锌量往往较低，会导致味觉及食欲减退，影响胎儿生长发育，影响营养物质的吸收。在饮食中摄入充足的锌，能够增强产妇免疫力，因此，可适量多吃一些豆类、小米、大白菜、萝卜、牡蛎、羊排、牛肉、仔鸡等富含锌的食物。

（五）保证蔬菜和水果多样性

丰富而新鲜的水果和蔬菜对妊娠高血压的康复至关重要，能够补充维生素、膳食纤维和矿物质，还能够解决妊娠期便秘的问题，有利于妊娠高血压的防治，例如人体对钙的吸收，就少不了维生素D的作用；维生素C能够维持内分泌的平衡，提高机体免疫力，增强对细菌的抵抗力等。建议妊娠高血压患者可以在饮食中多添加下面的蔬菜或水果。

蔬菜类	水果类
芹菜、菠菜、莲藕、莴笋、豆芽、番茄、海带、紫菜、冬瓜、南瓜、茄子、黄瓜、西葫芦、黄花菜、茭白、苦瓜、豌豆苗、苋菜等	梨、鲜枣、苹果、柑橘、香蕉、西瓜、草莓、猕猴桃、树莓、无花果等

（六）早上一杯“降压”水

妊娠高血压患者在早起喝一杯温白开水能够帮助肃清肠道，清洁人体器官，不仅可以补充在夜间丢失的水分，还会降低血液黏稠度，预防脑血栓和心肌梗死的发生，对晨起血压高也有一定的调节作用。对于饮水量，可以控制在250～350毫升，水温宜在25℃左右。

宜吃	忌吃
食用油：橄榄油、大豆油、菜籽油等 杂粮：黑米、燕麦、小米、紫薯、黑豆、红小豆、红薯、山药等 蔬菜：菠菜、豇豆、茄子、油菜、芥蓝、番茄、木耳、银耳、香菇、黄瓜、冬瓜、洋葱、海带等 水果：苹果、雪梨、西瓜、桃子等 肉类：鱼、鸡肉、瘦肉等 其他类：鸡蛋、豆制品、牛奶、酸奶等	高盐：腊肉、咸蛋、腊肠、泡菜、咸菜、酱菜等 高脂肪及高胆固醇食物：肥肉、动物内脏、蛋黄、鱼子、鱿鱼、奶酪等

清炒猪血

【材料】

猪血500克，姜5克，植物油30毫升，料酒、盐各适量。

【做法】

1.将猪血切成大块，放入沸水中汆烫，捞出沥干水分，切小块；姜洗净，切丝备用。

2.锅内放油后，烧至七分热，倒入姜丝爆香，下入猪血。

3.锅中倒入少许料酒去腥，翻炒片刻，最后调入少许食盐，即可出锅食用。

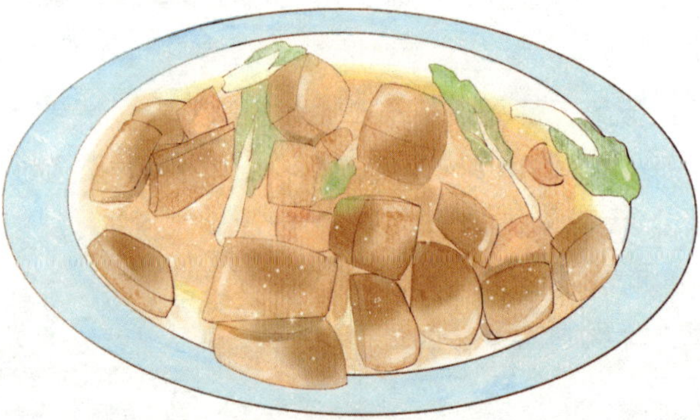

清炒猪血

虾皮拌菠菜

【材料】

菠菜500克，麻酱25克，盐、虾皮、醋、白糖各适量。

【做法】

1.将菠菜择净洗好，用开水焯一下，捞出挤干水分，切成3厘米长的段，放入盘内备用。

2.虾皮用温水浸泡10分钟，捞出备用。

3.将菠菜与虾皮倒入盆中，根据个人口味加适量盐、白糖、醋、麻酱搅拌均匀，即可食用。

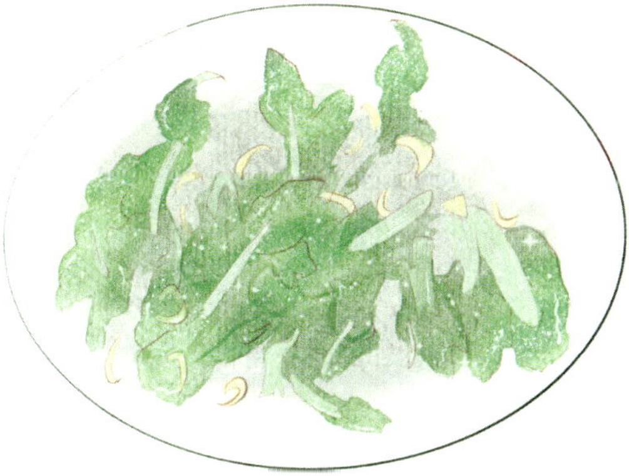

虾皮拌菠菜

冬瓜鸭肉汤

【材料】

鸭子半只，冬瓜500克，盐、白胡椒粉各适量。

【做法】

1.鸭肉洗净切块，冬瓜去皮，切成小块，洗净备用。

2.锅中加入适量的矿泉水烧开，倒入鸭肉炖煮20分钟，煮至汤底变白。

3.加入切好的冬瓜继续炖煮，直至冬瓜透明，加入适量的盐和白胡椒粉调味即可出锅。

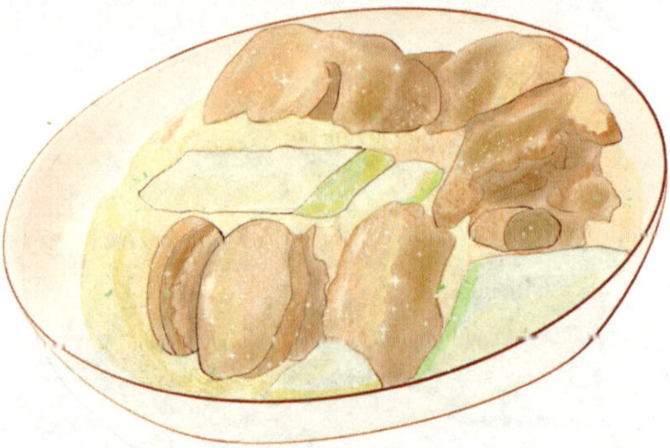

冬瓜鸭肉汤

红烧鲫鱼

【材料】

鲫鱼1条，大蒜4瓣，葱、姜适量，植物油、盐、料酒、老抽、生抽各适量。

【做法】

1.将鲫鱼处理好，沥干水分，姜切片，葱、蒜切末备用。

2.锅中倒油，油热后放入少许盐防止粘锅，将鱼煎至两面焦黄，倒入料酒去腥增香。

3.加入适量开水，放蒜末、姜片、盐、生抽、老抽，继续中火炖煮12分钟，出锅前撒上葱花即可。

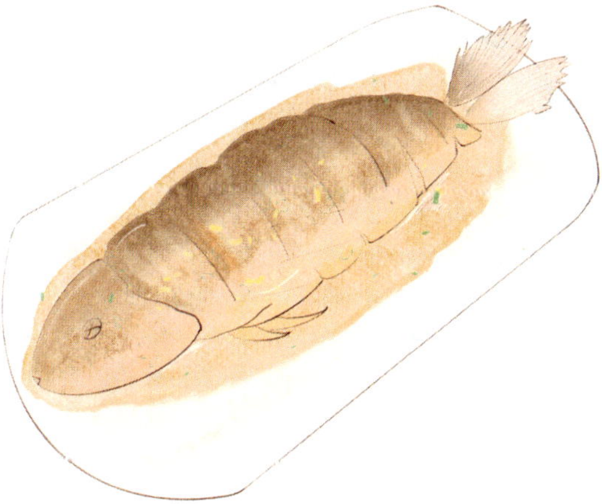

红烧鲫鱼

香蕉蓝莓奶昔

【材料】

香蕉1根，蓝莓80克，牛奶200毫升，酸奶50毫升。

【做法】

1.将蓝莓洗净，香蕉去皮切小块备用。

2.把备好的食材放入搅拌机，加入酸奶，搅打3分钟。

3.最后倒入牛奶，继续搅打1分钟，即可饮用。

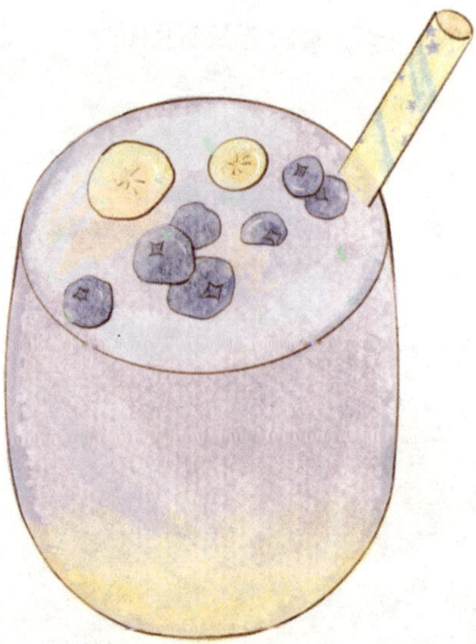

香蕉蓝莓奶昔

茄汁鸡肉

【材料】

鸡胸肉120克，卷心菜150克，洋葱50克，青椒50克，蒜片5克，盐、生抽、番茄酱、白糖、胡椒粉各适量。

【做法】

1.鸡肉、洋葱、卷心菜、辣椒洗净，切成一口入的块状，鸡肉加盐、胡椒粉和淀粉拌匀备用。

2.锅中热油，倒入大蒜片爆香，下入鸡肉煎炒出焦色，之后下洋葱煎至颜色变透明。

3.将辣椒和卷心菜倒入锅中翻炒，加番茄酱、水，大火煮沸后改中火煮5分钟，倒入胡椒粉、生抽、白糖调味后即可出锅装盘。

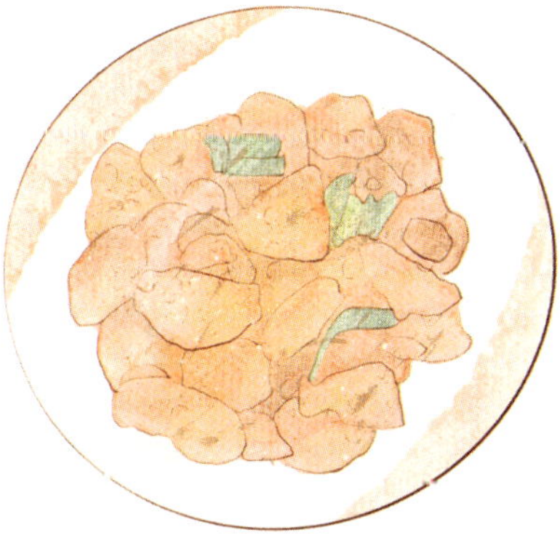

茄汁鸡肉

香烤时蔬

【材料】

杏鲍菇100克，西兰花100克，大蒜3瓣，黄油10克，生抽、胡椒粉各适量。

【做法】

1.西兰花洗净，花去根分成小朵；杏鲍菇洗净切成厚片备用。

2.将一半的黄油放入平底锅中，放入大蒜小火煎香，倒入西兰花、杏鲍菇片，盖上锅盖煎烧2分钟。

3.最后倒入剩下的黄油、酱油、胡椒粉，拌匀装盘即可。

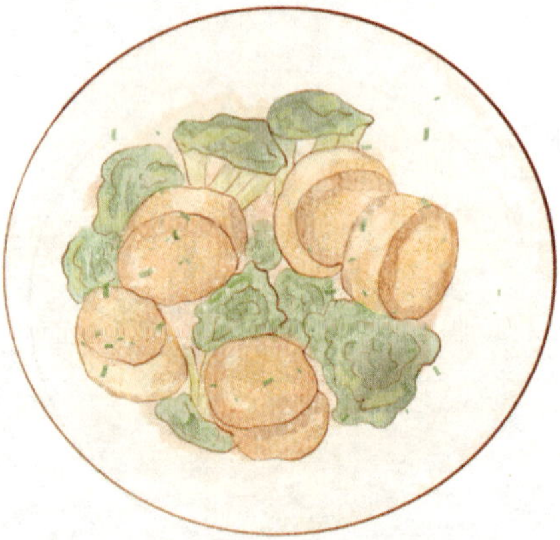

香烤时蔬

三、老年高血压

老年人（年龄≥65岁）目前依旧是我国高血压的主要群体，主要是由于大动脉内膜和中层变性，脂质、钙质、胶原等物质的增加，造成动脉弹性减弱，顺应性降低，继而出现血压升高，过去人们认为这是随年龄增长而出现的生理现象，不必干预治疗，但长此以往，高血压成为危害老年人寿命及生活质量的重要因素，在临床中，经常发生脑卒中等重要心血管事件，因此对于老年人的血压升高现象，更应该进行及时的调整干预。

（一）做菜不要“以盐增味”

老年人的味觉细胞随着年龄上升不断萎缩，功能渐渐下降，对食物味道逐渐不敏感，所以出现了味觉减退的现象，在进食清淡食物时往往觉得淡而无味，于是不知不觉中就放多了盐。因此在厨房烹饪时应主动避开一些含有高盐的调味料，如生抽、老抽、浓汤膏、鸡精、蚝油、豆瓣酱、甜面酱、辣酱、韭菜花、虾酱、腐乳等，尽量使用限盐勺，以防止在不经意的情况下调入过量的盐。另外，注意一些隐形盐分的摄入，例如生活中经常食用的零食，像鱼片、蔬菜脆片、饼干、点心、肉干、海苔、奶酪等食物中都含有不少的盐分。

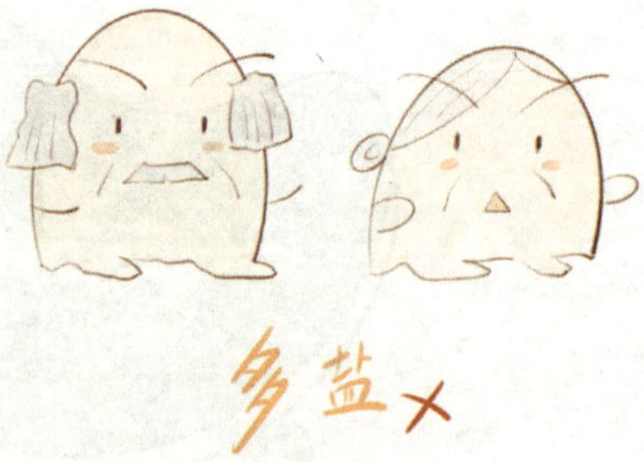
多盐×

（二）吃好吃少，每餐八分饱

消化功能较弱的老年高血压患者，如果吃饭过饱的话，不但会引起消化不良，还会使胃肠道负担增加，而在这期间肠胃需要供血，一方面身体血液要更多分布到消化道，心、脑供血相对减少，有引发脑卒中的风险，另一方面也会使膈肌位置上移，心脏收缩加强，导致血压有所升高。所以老年人应该杜绝暴饮暴食，吃饭到八分饱即停，可以少食多餐，饭后适当休息，避免剧烈运动，以防止血压升高。

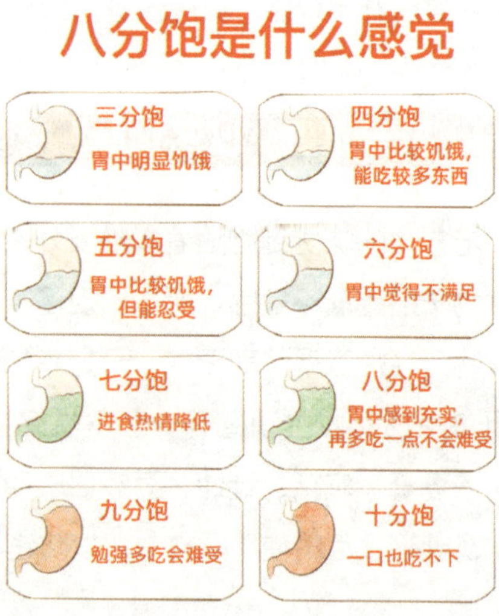
八分饱是什么感觉
三分饱
胃中明显饥饿
四分饱
胃中比较饥饿，能吃较多东西
五分饱
胃中比较饥饿，但能忍受
六分饱
胃中觉得不满足
七分饱
进食热情降低
八分饱
胃中感到充实，再多吃一点不会难受
九分饱
勉强多吃会难受
十分饱
一口也吃不下

（三）控制体重，减少热量摄入

老年人由于身体机能的下降，运动通常较少，热量消耗也就变低，出现肥胖的比例也随之上升。但肥胖是高血压病的危险因素之一，而老年人中又尤其多发向心性肥胖，更易引发高血压。因此，对于老年高血压患者来说，控制热量摄入，维持良好体重是防治高血压非常重要的一环。

（四）少吃辛辣刺激食物

老年高血压患者或高血压病情较严重的人，往往血压相对敏感，很多因素都会导致血压不稳定。像辣椒、芥末这些刺激性强的食材，会对人体产生许多影响，所以对于老年高血压患者来说，辣椒还是要少吃甚至不吃。

（五）自己做饭才健康

影响血压高低的重要因素是钠，而饮食中的钠主要来源于盐、味精、鸡精等调味品。由于我国的健康科普工作越来越完善，很多老年高血压患者在家烹饪、进餐时已经开始注意到要限盐、限油，可一在外面下馆子，这些限制就被完全打破了。餐馆为了菜品口感更好、口味丰富、外观更有食欲，饭店里的厨师通常会在做菜时加很多的盐和油脂，但多油和多盐恰恰是高血压最忌讳的，因此建议大家尽量每天在家烹饪，控制对调味料和油脂的摄入，防止高血压病情反复。

（六）维持钙质摄入

老年人每日在膳食中摄入800～1000毫克钙质，可防止血压升高。在流行病学调查中显示，每日摄入钙较少的人群比摄入钙达标的人群，患高血压病的风险要高出2倍。在日常饮食中，高血压老年人患者可适当饮用牛奶，牛奶能够提供丰富的钙和维生素D，还能够为身体补充优质蛋白，对于高血压人群来说是很好的饮品。在牛奶的选择上，以脱脂纯牛奶更佳。如果是对乳糖不耐受或不喜欢喝牛奶的高血压患者，应注意在其他方面补充钙和维生素D，来达到营养均衡的目的。

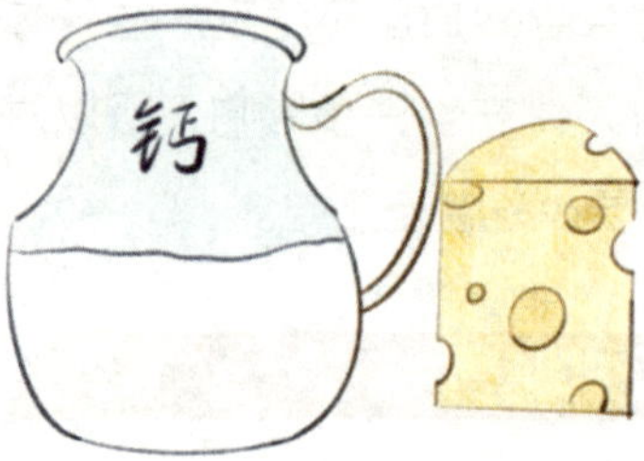

（七）通过食物摄取维生素C

关于高血压病的研究中曾显示，老年高血压病患者中，血液维生素C含量较高者，血压相对较低，而维生素C可以通过减轻过氧化损伤，对血管内皮产生保护作用，使血管结构更加稳定，促使血压下降。常见富含维生素C的食物一般为蔬菜和水果，包括青椒、菜花、茼蒿、卷心菜、草莓、山楂、柑橘、沙棘等。

（八）养成低脂肪做菜习惯

烹饪食材的选择，决定了我们脂肪摄入的多少，因此食物脂肪的热量比应控制在25%左右，最多不超过30%。食用油可以选择富含不饱和脂肪酸的植物油，如橄榄油、花生油、葵花籽油、茶油等。食材方面也宜选用低饱和脂肪酸、低脂肪、低胆固醇的食物，如蔬菜、水果、全谷类、鱼类、去皮禽类、精瘦肉等。少食用肥肉及各种动物油脂、动物内脏等，控制高胆固醇食物的摄入。

（九）控制饮酒量

过量饮酒除了使血压升高，还会触发诸多疾病，一方面可使老年高血压患者胃黏膜萎缩，造成炎症和出血，另一方面，还容易引起肝硬化。如果饮酒，那么一定要控制饮酒量，每日不超过50克，同时最好选择度数比较低的酒，如葡萄酒、米酒、黄酒等。

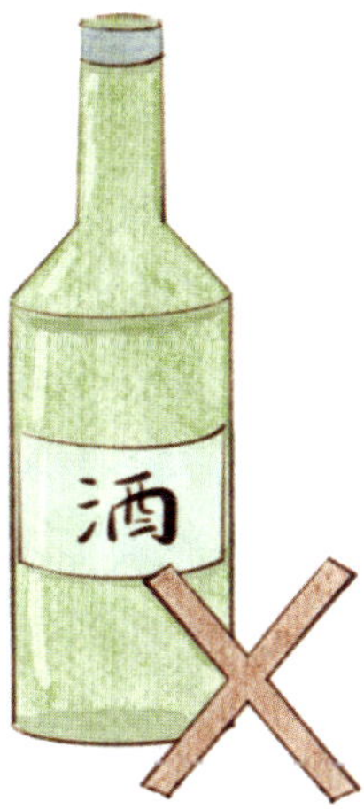

（十）多食用高纤食材

膳食纤维的主要来源为蔬菜、水果和全谷物，中老年人在日常饮食中可以增加一些高膳食纤维的食物摄入，不仅有利于抑制胆固醇的吸收，还可预防动脉硬化的发生，解决老年人便秘的问题，对降低体重、改善血糖、调节血压都有一定帮助。

宜吃	忌吃
食用油：橄榄油、葵花籽油、玉米油等植物油 谷物类：大米、小米、麦芽、青稞、豆类、高粱米、荞麦、燕麦等 鱼肉蛋类：牛瘦肉、猪瘦肉、三文鱼、秋刀鱼、带鱼、鲈鱼、鸡蛋、鸭蛋、羊奶、牛奶等 蔬菜：圆白菜、菠菜、油菜、白萝卜、番茄、莴笋、百合、南瓜、茄子、荷兰豆、黄瓜、香菇、海藻、紫菜等 水果：苹果、桃、木瓜、樱桃、橘子、草莓、凤梨、桃子、香蕉、梨、葡萄、西瓜等	高脂肪类：动物油、奶酪、油炸加工食品类等 肉蛋类：五花肉、动物皮脂、动物内脏、无鳞鱼、香肠等肉类加工品、咸鸭蛋、松花蛋等 淀粉类：调味过重的饼干、面包、蛋糕、膨化食品等

口蘑焖豆腐

【材料】

口蘑60克，豆腐200克，蒜4瓣，葱半根，盐、鸡粉、料酒、生抽、淀粉各适量。

【做法】

1.将口蘑切片；豆腐切小方块；葱、蒜切末备用。

2.锅中加水烧开，放入口蘑，焯水1分钟捞出；倒入豆腐块，煮1分钟，去除酸涩味，捞出备用。

3.起锅烧油，油热加入蒜末爆香，倒入口蘑，炒匀；注入适量清水，倒入豆腐块。

4.加生抽、盐、鸡粉翻炒均匀；盖上盖焖2分钟；揭盖，大火收汁，倒入水淀粉勾芡，盛入盘中，撒上葱花即可。

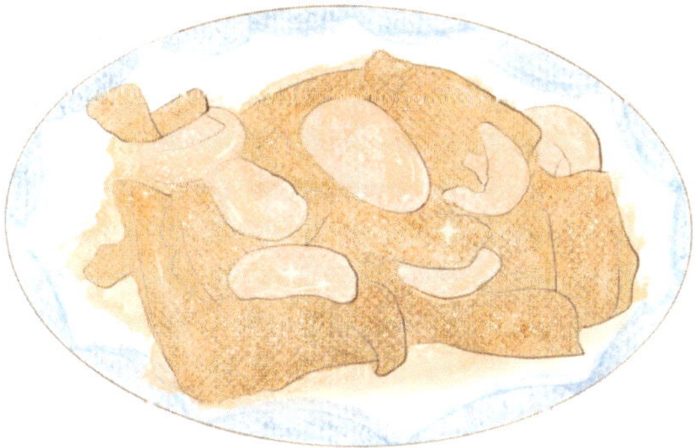

口蘑焖豆腐

芦笋烩冬瓜

【材料】

冬瓜300克，芦笋150克，蒜4瓣，盐、淀粉、香油各适量。

【做法】

1.芦笋洗净，用斜刀切段；冬瓜洗净去皮，切成小块备用。

2.锅中水烧开，倒入冬瓜和少许食用油拌匀，煮半分钟捞出；倒入芦笋，煮半分钟捞出。

3.起锅烧油，用蒜末爆香，倒入材料炒匀。

4.翻炒片刻后，加入盐，倒入少许清水，炒匀，用大火煨煮约半分钟，至食材熟软。

5.倒入适量水淀粉勾芡，淋上芝麻油拌炒均匀，至食材入味，关火后盛出即可食用。

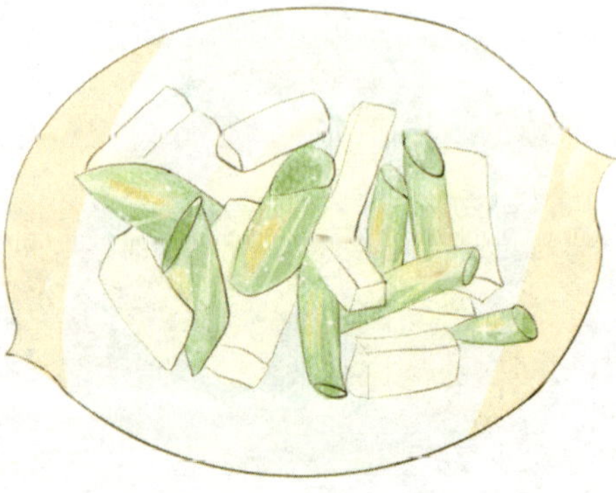

芦笋烩冬瓜

芝麻拌木耳

【材料】

水发黑木耳100克，彩椒50克，香菜20克，白芝麻10克，盐、鸡粉、陈醋、香油、生抽各适量。

【做法】

1.将黑木耳、彩椒分别切小块；香菜切段备用。

2.锅中烧开水，放入盐、食用油，倒入黑木耳，焯水半分钟。

3.开水中倒入彩椒块，拌匀煮半分钟至食材熟透，捞出黑木耳，和彩椒一起装入碗中。

4.在上述食材中加入盐、鸡粉，放入香菜段，淋上陈醋，倒入香油、生抽，搅拌均匀。

5.盛入盘中，撒上少许白芝麻，即可食用。

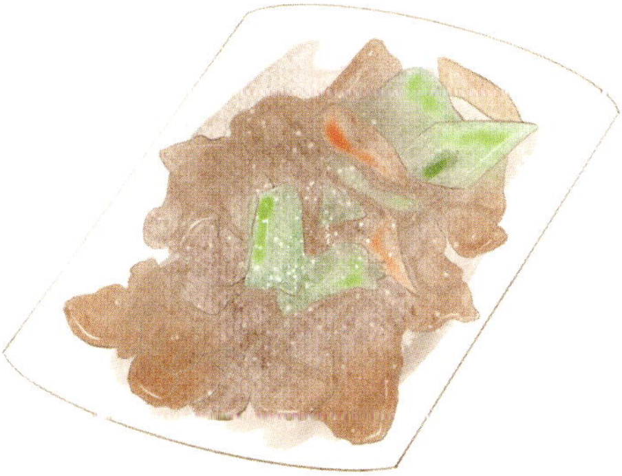

芝麻拌木耳

香菇炖竹荪

【材料】

香菇80克，菜心100克，水发竹荪50克，盐、鸡粉各适量。

【做法】

1.将竹荪切成段，香菇切上十字花刀备用。

2.锅中加水烧开，加少许盐和食用油，倒入菜心，搅拌均匀，焯水1分钟后捞出。

3.香菇倒入沸水锅中，煮半分钟，加入竹荪，再煮半分钟捞出。

4.取一口砂锅，倒入适量清水，煮沸后加盐，倒入香菇和竹荪。

5.煮至香菇熟透后，调入少许鸡粉，即可盛出食用。

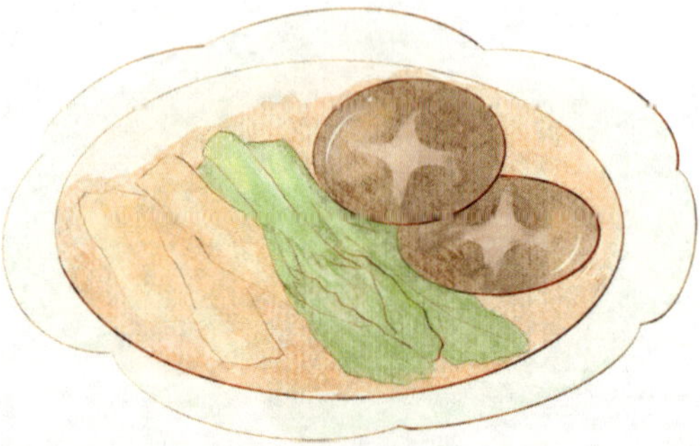

香菇炖竹荪

西红柿炒洋葱

【材料】

西红柿150克，洋葱100克，蒜3瓣，葱半根，盐、鸡粉、淀粉各适量。

【做法】

1.将西红柿洗净，切成小块；洋葱去皮洗净，切成小片；葱、蒜切末备用。

2.起锅烧油，油热倒入少许蒜末，爆香后放入洋葱片，快速炒出香味。

3.倒入切好的西红柿，翻炒片刻，至其析出水分。

4.加盐，继续翻炒，然后放入适量鸡粉，翻炒至食材断生。

5.倒入适量水淀粉，快速翻炒一会儿，关火后盛出炒好的食材，装入盘中，撒上少许葱花即可。

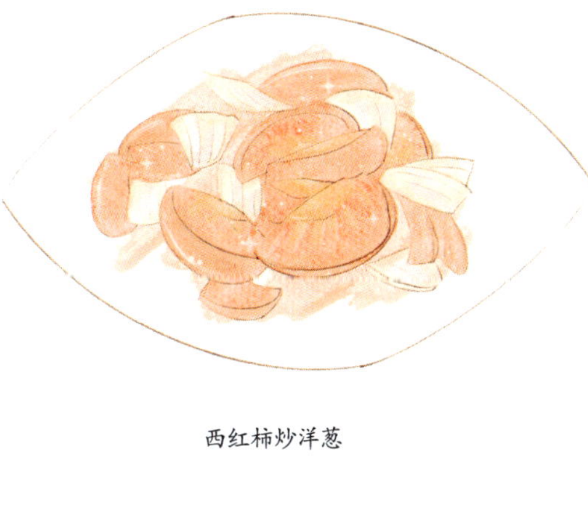

西红柿炒洋葱

蒸白萝卜

【材料】

白萝卜1根，小葱1根，盐、蚝油、香油各适量。

【做法】

1.长条白萝卜去皮，切成薄片，码入盘中；香葱切碎备用。

2.将白萝卜放入蒸锅，水烧开后大火蒸10分钟左右离火。

3.将盘子里蒸出的萝卜汤汁倒入一小碗里，根据个人口味加入盐、蚝油、香油。

4.将调好的调料汁浇在萝卜片上，撒上香葱碎，即可享用美味。

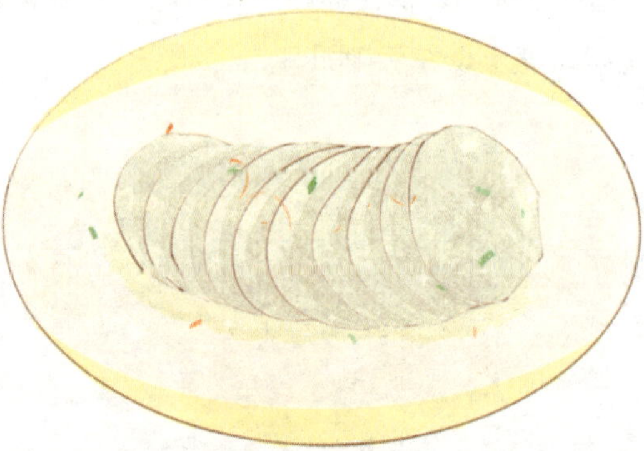

蒸白萝卜

香煎三文鱼

【材料】

三文鱼200克，淀粉15克，食用油、盐各适量。

【做法】

1.三文鱼洗净，切成2厘米厚的长条，表面拍少许淀粉。

2.锅底少许油，七八成热时，下鱼，鱼皮朝下小火先煎，然后翻面，各个面都煎到变色，大概需三五分钟。

3.最后，手捏少许盐，均匀撒上即可出锅。

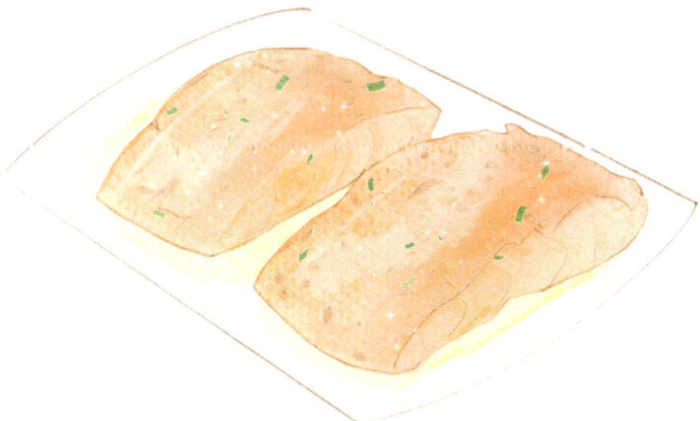

香煎三文鱼

鸡蛋蒸豆腐

【材料】

老豆腐200克，鸡蛋2个，金针菇50克，小葱1根，生抽、盐、香油、胡椒粉各适量。

【做法】

1.将老豆腐碾碎，金针菇洗净切碎，小葱切末备用。

2.往老豆腐里打入2个鸡蛋，加入切碎的金针菇和生抽拌匀。

3.将混好的鸡蛋液盖上保鲜膜，放入微波炉高火加热3分钟，最后撒上小葱，淋上香油即可食用。

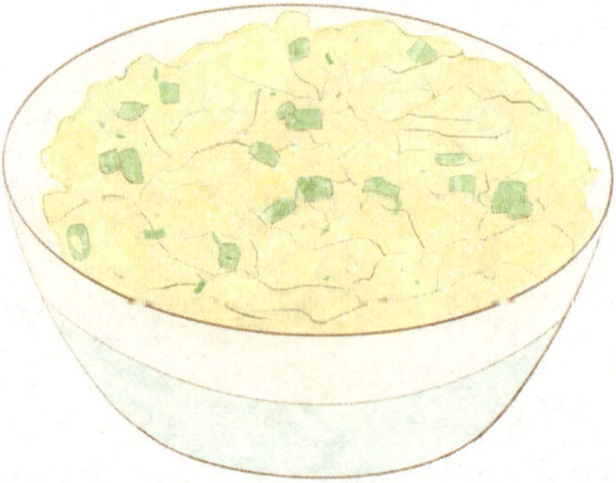

鸡蛋蒸豆腐

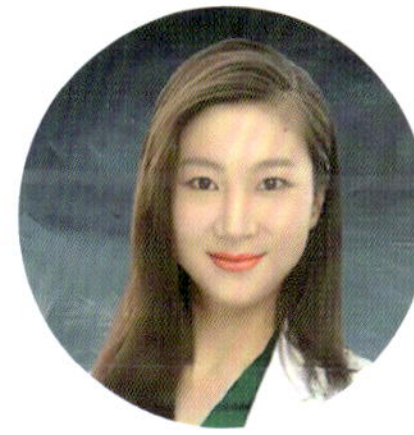

分册主编　窦　攀

《高血压那些事 · 营养食谱篇》

北京大学第一医院临床营养科副主任医师，中国营养学会理事，北京医学会临床营养分会委员，北京市健康科普专家，中国科协“青年人才托举工程”托举人才，第七届“敬佑生命 · 荣耀医者”科普人文奖获得者。

高血压那些事

策　　划：乌鸦医学科普

策 划 人：杨开才　曾彩平　张永青

樊理论　杨依婕　杨小雅

插　　画：郭雨田　吴雨轩

封面设计：徐乐

常看备查
权威通俗

从预防到康复，从症状到方案

疾病难题一查就知

您健康的得力助手

常备，常查，常看

国内权威专家编写

把深奥的医学知识通俗化

再也不用为疾病担心和发愁了……

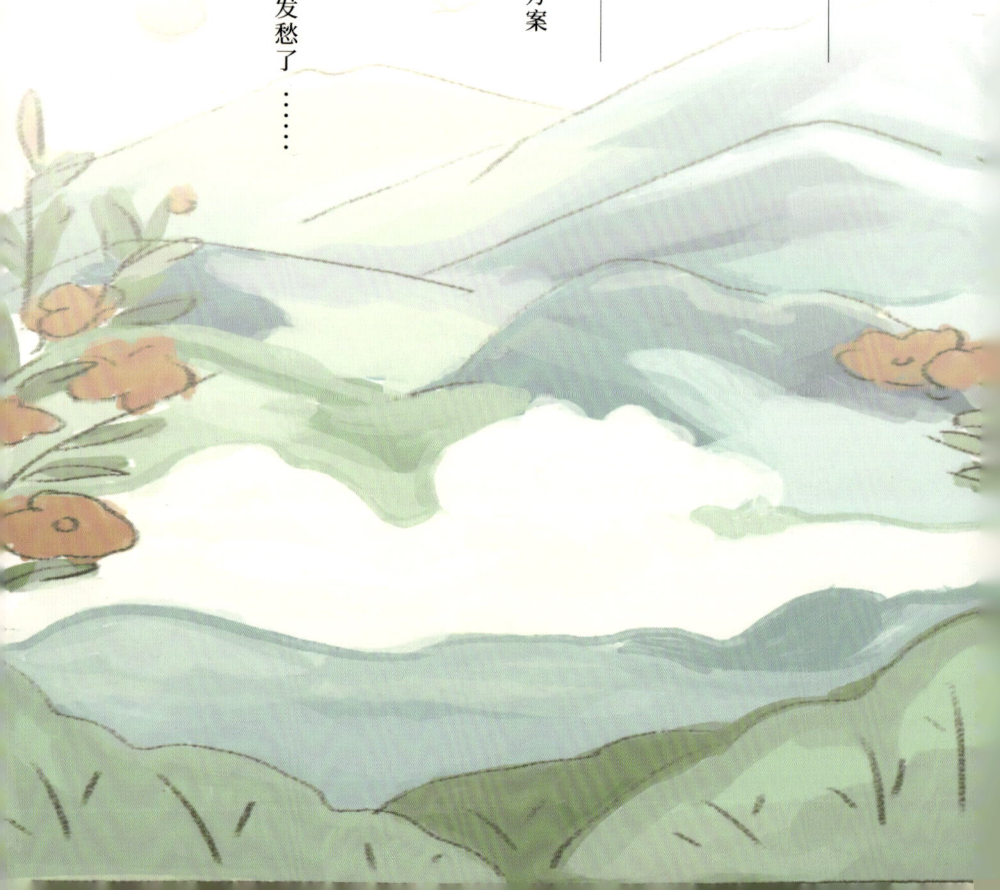